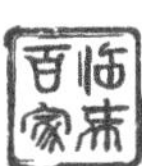

中国医学临床百家·病例精解

帕金森病与运动障碍疾病疑难病例精解

马凌燕　冯　涛　主编

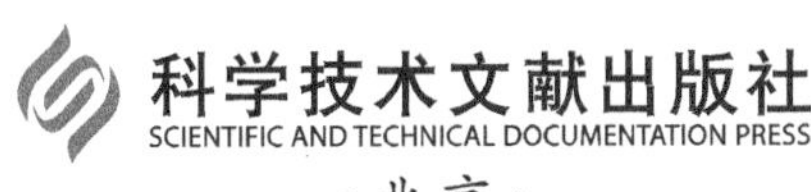

科学技术文献出版社
SCIENTIFIC AND TECHNICAL DOCUMENTATION PRESS
·北京·

图书在版编目（CIP）数据

帕金森病与运动障碍疾病疑难病例精解 / 马凌燕，冯涛主编. —北京：科学技术文献出版社，2023. 12（2025. 1重印）

ISBN 978-7-5235-1104-6

Ⅰ. ①帕… Ⅱ. ①马… ②冯… Ⅲ. ①帕金森综合征—疑难病—病案 ②运动障碍—疑难病—病案 Ⅳ. ① R742.5 ② R745.1

中国国家版本馆 CIP 数据核字（2023）第 221699 号

帕金森病与运动障碍疾病疑难病例精解

策划编辑：帅莎莎　责任编辑：帅莎莎　责任校对：张微　责任出版：张志平

出 版 者　科学技术文献出版社
地　　址　北京市复兴路15号　邮编 100038
编 务 部　（010）58882938，58882087（传真）
发 行 部　（010）58882868，58882870（传真）
邮 购 部　（010）58882873
官方网址　www.stdp.com.cn
发 行 者　科学技术文献出版社发行　全国各地新华书店经销
印 刷 者　北京虎彩文化传播有限公司
版　　次　2023 年 12 月第 1 版　2025 年 1 月第 2 次印刷
开　　本　787 × 1092　1/16
字　　数　212千
印　　张　15.5
书　　号　ISBN 978-7-5235-1104-6
定　　价　98.00元

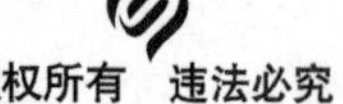

《帕金森病与运动障碍疾病疑难病例精解》

编委会

主　　编　马凌燕　冯　涛

编　　者　（按姓氏笔画排序）

王　展　甘亚文　刘亘梁　闫　睿　李芳菲

李思明　杨　晨　张俊姣　张智瑾　罗　铃

金佳宁　曹双双　寇文怡　蔡慧慧

前 言

帕金森病与相关疾病属于运动障碍性疾病范畴。基于全球疾病负担数据库的分析显示帕金森病是神经系统疾病中疾病负担增长最快的疾病。近年来，帕金森病和相关疾病的发病机制、生物标志物、诊断方法、神经调控治疗和药物研发等领域研究取得了较大进展。运动障碍性疾病包括的疾病种类多样，涉及多种运动模式，如震颤、舞蹈样症状、肌张力障碍、抽动等。在临床实际工作中，帕金森病、不典型帕金森综合征、不同运动障碍疾病之间症状可能相似、交叉和重叠，给临床医生诊断及制定治疗策略带来挑战。

首都医科大学附属北京天坛医院神经病学中心运动障碍性疾病科是由国际著名神经病学专家、北京天坛医院院长王拥军教授倡议建立的，是中国第一个以帕金森病和运动障碍疾病为主要诊疗范围的临床专科，在国内著名帕金森病及运动障碍疾病专家冯涛教授的带领下走过了9个年头。9年的风雨征程，造就了一个团结向上、立足临床、专注科研的团队。本书的编写，是整个运动障碍性疾病科团队，包括全体研究生共同努力的结果，特别是马凌燕博士为本书的编写做出了突出贡献。

我们希望通过本书向临床医生和学习者展示我们在帕金森病及相关运动障碍疾病诊断和治疗方面的经验和思路。同时，我们也希望能够与广大读者共同分享和交流经验，共同进步，为患者提供更好的医疗服务。本书主要分为三个部分：基础篇、进阶篇、实战篇。每个章节均有自身特色。基础篇主要针对低年资专科医生，通过对典型疾病的临床表现、查体、辅助检查及治疗进行总结分析，全面阐述疾病特征，有助于医生夯实临床基础。进阶篇主要针对具有一定临床经验的专科医生，纳入相对少见的疾病或常见疾病的少见临床表现，能开拓思路，提高临床诊断及治疗水平。实战篇从主诉、查体到定位及定性诊断，通过一步步分析，综合判断，展示临床思维在实际病例中的应用。读者在层层递进的临床分析中，仿佛置身于病例之中，亲身参与诊断和治疗过程，加深对病例的理解和提升应用技能。本书所有病例均来自首都医科大学附属北京天坛医院神经病学中心运动障碍性疾病科，包含了多种不同类型的运动障碍疾病病例，涵盖了帕金森病、不典型帕金森综合征、特发性震颤、亨廷顿舞蹈症等常见疾病，以及一些罕见病例。每个病例都提供了详细的病史、体格检查、影像学和实验室检查结果，以及诊断和治疗过程，能帮助读者了解疾病的全貌和临床决策的过程。

本书是《冯涛教授团队帕金森与运动障碍疾病病例精解》的续篇，是我们团队临床工作和研究的又一个阶段性总结。在此，我们要感谢所有参与本书编写的团队成员的辛勤努力和无私奉献，以及所有支持和关注本书的读者。“雄关漫道真如铁，而今迈步从头越”，医学道路上的探索永无止境，让我们共勉。

冯涛

目录

基础篇

进阶篇

实战篇

基础篇

病例 1　帕金森病

病例介绍

【主诉】

患者，男，65 岁，主诉："运动迟缓、抖动 11 年，加重伴姿势步态异常、肢体发僵 5 年。"

【现病史】

患者 11 年前无明显诱因开始出现右侧肢体不自主抖动，紧张时加重，睡眠时消失；同时出现运动迟缓，主要表现为精细动作缓慢（系纽扣、穿衣服、刷牙、转身缓慢），起初症状轻，未重视。此后逐渐加重，7 年前就诊于外院，诊断为帕金森综合征，口服多巴丝肼、吡贝地尔后肢体抖动症状较前明显减轻。5 年前患者出现肢体僵硬，右侧肢体为著，晨起后加重，书写困难，伴姿势步态异常，行走时上肢摆臂动作减少，下肢稍拖曳，走路右偏。同时患者出现焦虑、抑郁情绪，便秘（大便 8 天左右 1 次），尿频、尿急，偶有小便失禁。调整药物后（具体服药种类及剂量不详），患者自觉姿势步态异常及肢体发僵症状部分缓解，但药效持续时间缩短，每次服药后维持 3 ～ 4 小时。3 年前患者出现睡眠行为异常，主要表现为睡眠过程中大喊大叫、肢体舞动。2 年前患者出现幻视、幻听。近 1 年患者出现言语不清、语调变低，行走时小碎步、前冲步态，向后跌倒 2 次，服药 1 小时左右出现头及肢体不自主扭动，每次服药后药效维持 2 ～ 3 小时，药效过后肢体僵硬明显，行走困难。患者近 3 个月运动迟缓、肢体发僵症状较前加重，不能自行翻身，目前口服药物多巴丝肼 250 mg，4 次 / 日；金刚烷胺 50 mg，4 次 / 日。分别为

6：00、10：00、14：00、18：00，为进一步调整药物、减轻症状收入院。

【既往史、个人史、家族史】

脑梗死病史 10 年，遗留右侧面部感觉减退。患者有短时农药（除草剂）接触史。否认高血压、冠心病、糖尿病病史，否认肝炎、疟疾、结核病史，否认手术史、外伤史、输血史，否认过敏史，预防接种史不详。

患者生于北京，久居本地，无疫区、疫情、疫水接触史，无牧区、矿山、高氟区、低碘区居住史，无其他化学性物质、放射性物质、有毒物质接触史，无工业毒物、粉尘接触史。吸烟史 25 年，平均 20 支 / 日，饮酒史 20 年，150 g/d。否认家族性遗传病史。

【入院查体】

（服药后 2 小时）右侧卧位血压 129/76 mmHg，心率 76 次 / 分；右侧立位即刻血压 135/83 mmHg，心率 80 次 / 分。内科系统查体未见异常。神经系统查体：神志清楚，构音障碍，时间、地点、人物定向力正常，记忆力正常，计算力下降。双侧瞳孔等大等圆，直径 3.0 mm，双侧瞳孔直接及间接对光反射灵敏。右侧面部针刺觉减退，双侧角膜反射可正常引出，双侧咀嚼对称有力。双侧额纹对称，右侧鼻唇沟变浅，闭目及示齿有力。双耳粗测听力可，Weber 征居中，Rinne 试验双侧气导＞骨导。双侧软腭上抬有力，双侧咽反射存在。双侧转颈、耸肩有力，伸舌居中，未见舌肌纤颤。四肢肌容积正常，四肢肌力 5 级，四肢肌张力增高，右侧为著。双侧指鼻、跟膝胫试验稳准，闭目难立征阴性。四肢可见静止性震颤。行走时躯干前倾，步子小，右上肢联带动作减少，右下肢行走拖曳，后拉试验阴性。右侧针刺觉减退，双侧音叉振动觉对称。四肢腱反射对称引出。双侧掌颏反射阳性，双侧 Hoffmann 征阴性。双侧 Babinski 征阴性。颈软，脑膜刺激征阴性。

【院前辅助检查】

简易精神状态检查（mini-mental state examination，MMSE）评分：25 分（计算力 –1 分，回忆 –1 分，命令 –1 分，书写 –1 分，结构 –1 分）。

蒙特利尔认知评估量表（Montreal cognitive assessment，MoCA）评分：22 分（视空间与执行功能 –2 分，注意 –1 分，抽象 –1 分，延迟回忆 –4 分，高中学历）。

【初步诊断】

一、定位诊断

1. 锥体外系（黑质 – 纹状体系统）

患者临床表现为运动迟缓、震颤，姿势步态异常、肢体发僵，查体可见四肢肌张力增高，四肢可见静止性震颤，行走时躯干前倾，右上肢联带动作减少，右下肢行走拖曳，符合锥体外系受累表现，定位于黑质 – 纹状体系统。

2. 自主神经系统

患者尿频、尿急、尿失禁、便秘，定位于自主神经系统。

3. 大脑皮质

患者临床有计算力下降表现，查体显示高级皮质功能粗测下降，MMSE 评分：25 分，MoCA 评分：22 分，故考虑患者存在大脑皮质受累。

4. 左侧三叉丘系、皮质脑干束

既往脑梗死病史 10 年，查体显示右侧面部针刺觉减退，双侧角膜反射可正常引出，双侧咀嚼对称有力，定位左侧三叉丘系。双侧额纹对称，右侧鼻唇沟变浅，双侧掌颏反射阳性，考虑中枢性面瘫，定位左侧皮质脑干束。

二、定性诊断

患者主要表现为运动迟缓、姿势异常、步态异常，查体可见动作缓慢、姿势步态异常体征。患者具备运动迟缓和肌强直，可纳入帕金森综合征的诊断标准。根据 2015 年国际 MDS 帕金森病诊断标准及中国的帕金森病诊断标准（2016 版），要求临床确诊帕金森病需同时符合：无绝对排除标准，至少 2 条支持标准，无警示征象；要求临床可能的帕金森病需满足：无绝对排除标准，1 条警示征象需对应，1 条支持标准抵消，不超过 2 条警示征象。

1. 支持标准

（1）对多巴胺能药物治疗具有明确且显著的有效应答，可定义为以下两种情况：①治疗后 MDS-UPDRS Ⅲ评分改善超过 30% 或主观描述确定；②明确且显著的“开 – 关”期波动，有可预测的剂末现象。

（2）出现左旋多巴诱导的异动症。

（3）存在单个肢体静止性震颤。

（4）以下辅助检测阳性：存在嗅觉丧失，或头颅超声显示黑质异常高回声，或心脏间碘苄胍闪烁显像法显示心脏去交感神经支配。

2. 绝对排除标准

（1）明确的小脑功能异常。

（2）向下的垂直性核上性凝视麻痹。

（3）在发病的前 5 年内，诊断为高度怀疑的行为变异型额颞叶痴呆或原发性进行性失语。

（4）发病超过 3 年帕金森综合征的表现仍局限在下肢。

（5）采用多巴胺受体阻滞剂或多巴胺耗竭剂治疗。

（6）尽管病情为中等严重程度，仍对高剂量的左旋多巴治疗缺乏显著的治疗应答。

（7）明确的皮质性的感觉丧失，明确的肢体观念运动性失用或者进行性失语。

（8）分子神经影像学检查突触前多巴胺能系统功能正常。

（9）明确记录的可导致帕金森综合征或疑似与患者症状相关的其他疾病。

3. 警示征象

（1）发病 5 年内出现快速进展的步态障碍，需要使用轮椅。

（2）发病 5 年或 5 年以上，运动症状完全没有进展，除非病情稳定与治疗相关。

（3）发病 5 年内出现严重的发音困难或构音障碍、吞咽困难。

（4）发病 5 年内出现吸气性呼吸功能障碍。

（5）发病 5 年内出现严重的自主神经功能障碍，包括直立性低血压，血压下降至少 30/20 mmHg；严重的尿潴留、尿失禁或勃起功能障碍。

（6）发病 3 年内由于平衡障碍反复（＞ 1 次 / 年）跌倒。

（7）发病 10 年内出现不成比例的颈部前倾或手足挛缩。

（8）发病 5 年内未出现任何一种常见的非运动症状。

（9）其他原因不能解释的锥体束征。

（10）双侧对称的帕金森综合征。

结合上述诊断标准，该患者没有绝对排除标准，符合支持标准的第 1 条（对多巴胺能药物治疗具有明确且显著的有效应答），第 2 条（出现左旋多巴诱导的异动症），第 3 条（存在单个肢体静止性震颤），无警示征象，故诊断为临床确诊的帕金森病。入院后进一步完善相关检查，进行运动症状及非运动症状如肛门括约肌肌电图、多巴胺能药物测评等以明确诊断。

【鉴别诊断】

1. 多系统萎缩

多系统萎缩（multiple system atrophy，MSA）是一组原因不明的累及锥体外系、锥体系、小脑和自主神经系统等多部位的神经系统变性疾病。患者自主神经系统通常早期受累，头颅 MRI 可见壳核、小脑、脑干萎缩，部分患者可见脑干典型"十字征"。该患者表现为运动迟缓、震颤、姿势步态异常、肢体发僵，查体可见四肢肌张力增高，四肢可见静止性震颤，行走时躯干稍前倾，右上肢联带动作减少，右下肢行走稍拖曳，有锥体外系统、自主神经系统受累证据。根据 2022 年《多系统萎缩诊断标准中国专家共识》，患者满足散发、进展性、成年起病（＞ 30 岁）的基本特征，存在 MSA 的核心临床表现，即典型的帕金森综合征，并具有怀疑自主神经障碍的至少一项特征表现（无法单纯用前列腺增大解释的尿失禁），具有姿势畸形，考虑 MSA 的可能性；但是患者对左旋多巴反应良好，病程中口服多巴丝肼及多巴胺受体激动剂有效，且病程为 10 年，目前多巴胺能药物仍有效，出现剂末现象及异动症，故不符合 MSA 的诊断。

2. 进行性核上性麻痹

进行性核上性麻痹（progressive supranuclear palsy，PSP）是一种比较常

见的帕金森叠加综合征，其特征性临床表现为垂直性核上性眼肌麻痹伴姿势不稳、易跌倒，头颅 MRI 可出现“蜂鸟征”等以中脑萎缩为主的特征性表现。但 PSP 的临床表现变异较大，有部分患者以帕金森综合征、纯少动伴冻结步态起病，故有时难以与帕金森病（Parkinson’s disease，PD）相鉴别。患者病程中出现姿势步态异常、反复跌倒，需考虑 PSP 的可能，但患者病程长，且对多巴胺能药物持续有效，出现剂末现象及异动症，不支持 PSP 的诊断。

3. 皮质基底节变性

皮质基底节变性（corticobasal degeneration，CBD）是一种罕见的 Tau 蛋白病，临床可表现为进行性非对称性起病的帕金森综合征和肌张力障碍，并可出现认知障碍和精神症状，有时较难与 PD 进行鉴别。但是 CBD 震颤为姿势性或动作性，可伴有肌阵挛，且对左旋多巴反应差，可伴有皮质感觉缺失及异己肢现象等。该患者表现为典型的静止性震颤，左旋多巴反应性良好，不支持 CBD 的诊断。

4. 路易体痴呆

路易体痴呆（dementia with Lewy bodies，DLB）的临床特征是波动性认知障碍、PD 样症状、反复出现生动的视幻觉和快速眼动睡眠行为障碍。该患者具有帕金森综合征的核心症状，包括运动迟缓、静止性震颤和肌强直；且存在轻度认知障碍和反复出现的视幻觉，需考虑路易体痴呆的可能。但该患者尚未出现痴呆，且认知障碍发生在帕金森综合征出现之后，进展缓慢，故不支持 DLB 的诊断。

5. 继发性帕金森综合征

患者具有帕金森综合征的表现，存在农药（除草剂）接触史，且脑梗死病史 10 年，需要考虑继发性帕金森综合征，尤其是血管性帕金森综合征的可能。但是脑梗死发生于运动症状出现之后，且患者单侧、上肢起病，对多巴胺能药物反应性良好，故考虑继发性帕金森综合征的可能性小。

【院内辅助检查】

血常规、术前 8 项病毒筛查、红细胞沉降率、心肌梗死 3 项 + 脑钠肽（brain natriuretic peptide，BNP）、糖化血红蛋白、凝血全套、类风湿因子、抗链球菌溶血素 O、甲状腺功能未见明显异常。

生化 35 项：同型半胱氨酸 36.8 μmol/L ↑；余项正常范围。

肿瘤标志物：细胞角蛋白 19 片段 4.58 ng/mL ↑；余项正常范围。

尿常规：尿酮体↑（±）；余项正常范围。

腹部超声：胆囊多发结石。

泌尿系超声：前列腺大小为 5.3 cm × 4.6 cm × 3.7 cm，前列腺增大伴钙化斑形成。

残余尿超声：残余尿量＜ 5 mL。

颈部血管超声：双侧颈动脉内 – 中膜增厚，右侧锁骨下动脉起始处内 – 中膜增厚。

心脏超声：二尖瓣、三尖瓣少量反流，左室舒张功能减低。

黑质超声：黑质回声强度Ⅲ级，中脑面积约 4.7 cm^2，单侧黑质强回声面积约 0.36 cm^2，双侧黑质强回声总面积 / 中脑总面积（S/M）约 7.6%。

头颅 MRI：右侧基底节软化灶伴边缘含铁血黄素沉积；左侧小脑半球微出血；MRA：右侧大脑前动脉 A1 段细；右侧椎动脉颅内段纤细（图 1-1）。

多巴丝肼 250 mg 测评：基线 MDS-UPDRS Ⅲ评分 33 分，卧位血压 146/91 mmHg，立位血压 128/87 mmHg，右侧对指计数 139 次 / 分，左侧对指计数 140 次 / 分；服药后 1 小时 MDS-UPDRS Ⅲ评分 21 分，改善率 36%，卧位血压 116/73 mmHg，立位血压 104/72 mmHg，右侧对指计数 157 次 / 分，左侧对指计数 141 次 / 分；服药后 2 小时 MDS-UPDRS Ⅲ评分 24 分，改善率 27%，卧位血压 115/65 mmHg，立位血压 100/64 mmHg，右侧对指计数 131 次 / 分，左侧对指计数 144 次 / 分；服药后 3 小时 MDS-UPDRS Ⅲ评分 29 分，改善率 12%，卧位血压 118/71 mmHg，立位血压 118/79 mmHg，右侧对指计数 157 次 / 分，

左侧对指计数 150 次 / 分。

量表评估：汉密尔顿焦虑量表（HAMA）8 分，提示被试人可能有焦虑症状。汉密尔顿抑郁量表（HAMD）14 分，提示被试人轻度抑郁。匹兹堡睡眠质量指数（Pittsburgh Sleep Quality Index，PSQI）总分 8 分，提示睡眠尚可。Epworth 嗜睡量表（Epworth Sleepiness Scale，ESS）量表总分 6 分，提示轻度嗜睡；快速眼动睡眠行为障碍筛查表总分 1 分，提示患者无快速眼动睡眠行为障碍。

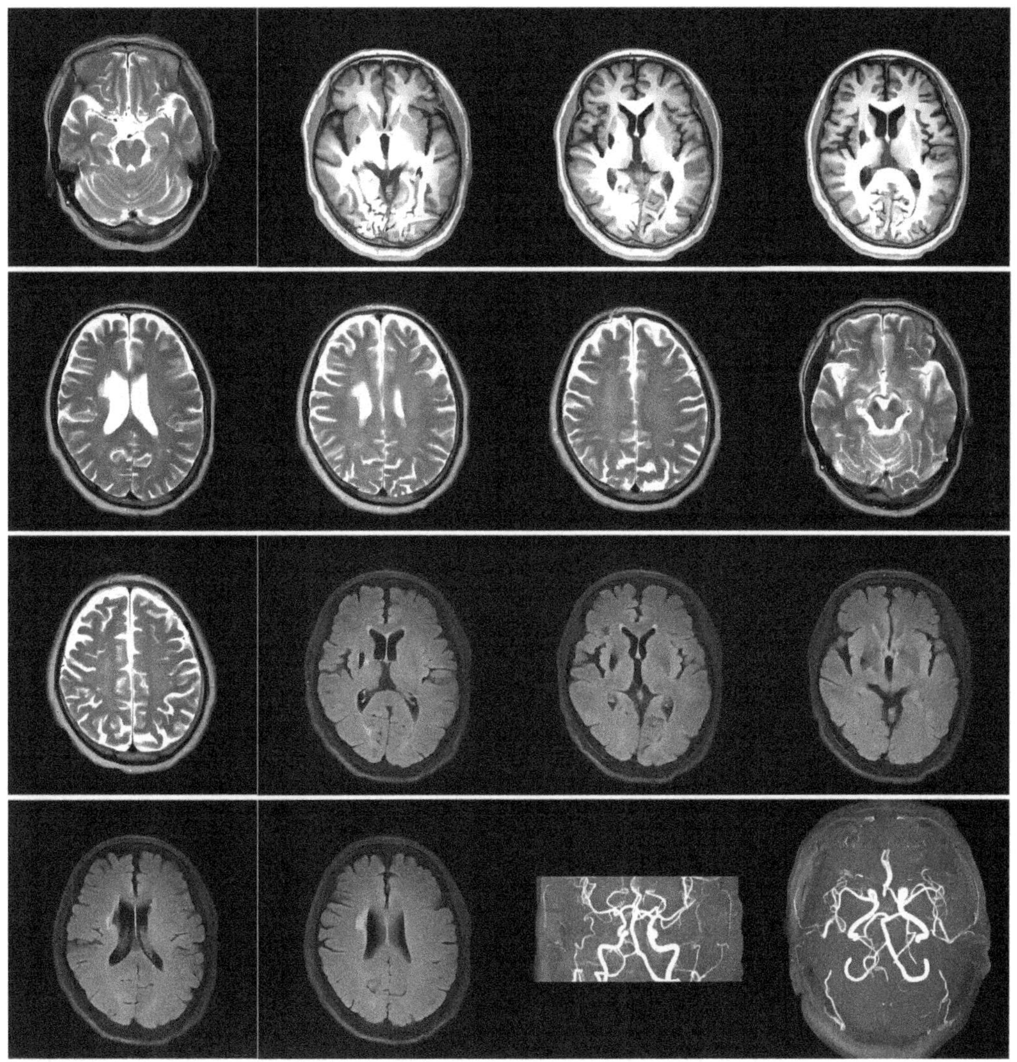

头颅 MRI：右侧基底节软化灶伴边缘含铁血黄素沉积，左侧小脑半球微出血；MRA：右侧大脑前动脉 A1 段细，右侧椎动脉颅内段纤细。

图 1-1　头颅 MRI+MRA

【治疗过程】

患者主因运动迟缓、震颤11年，姿势步态异常、肢体发僵5年入院，入院完善相关检查，结合患者临床症状、病史诊断为帕金森病。考虑患者病程长，病程中出现认知功能减退及幻觉，且金刚烷胺可加重幻觉，予以金刚烷胺适当减量，加用卡左双多巴，针对帕金森病运动症状，药物调整后方案为：多巴丝肼 250 mg，4 次 / 日（6：00、11：00、15：00、18：00）；125 mg，1 次 / 日（21：30）；金刚烷胺片 50 mg，2 次 / 日（6：00、14：00）；卡左双多巴半片，3 次 / 日（8：30、13：30、21：30）；以改善肌强直、运动迟缓、抖动等症状。口服莫沙必利片 5 mg，3 次 / 日（三餐前 1.5 小时），以改善胃肠动力；患者存在幻觉，焦虑抑郁，有自杀倾向，给予患者草酸艾斯西酞普兰自 2.5 mg，1 次 / 日，逐渐加量至 10 mg，1 次 / 日，富马酸喹硫平 0.025 g（睡前），同时对患者进行心理疏导，加强看护。患者剂末现象的出现时间较前明显缩短，住院期间未再出现幻觉。

【最终诊断】

帕金森病

H-Y 分期（开期 2 期，关期 3 期）

剂末现象

异动症

轻度认知障碍

脑梗死后遗症

焦虑抑郁状态

【出院时情况】

患者经住院治疗后病情平稳，经调整药物剂量及服药时间，患者乏力、肢体僵硬感较前减轻，剂末现象的出现时间较前明显缩短，但仍有异动；在非运动症状方面，患者存在焦虑、抑郁状态，较前减轻，睡眠较前改善。神经系统查体：四肢肌力 5 级，四肢肌张力增高。双侧指鼻、跟膝胫试验稳准，闭目难立征阴性。四肢可见静止性震颤。行走时躯干前倾，右上肢联带动作减少，右下肢行走拖曳，后拉试验阴性。

讨论与分析

【病例特点】

1. 老年男性，隐匿起病，慢性进展性病程，病程 11 年。

2. 主要临床症状：运动症状有肢体震颤、僵硬，姿势步态异常，逐渐加重，出现言语障碍，应用多巴胺能药物有效；非运动症状有焦虑、抑郁、夜间睡眠行为异常、便秘、小便失禁、认知功能减退、幻视、幻听；运动并发症有剂末现象及异动症。

3. 神经系统查体：神志清楚，构音障碍，时间、地点、人物定向力正常，记忆力正常，计算力下降。右侧面部针刺觉减退，双侧额纹对称，右侧鼻唇沟变浅。四肢肌张力增高，四肢可见静止性震颤。行走时躯干前倾，步子小，右上肢联带动作减少。

4. 多巴胺能药物测评提示基线 MDS-UPDRS Ⅲ评分 33 分，250 mg 多巴丝肼最佳改善率为 36%。

5. 头 MRI：双侧额叶皮质下、右侧基底节、放射冠、脑室旁可见点片状 T_1WI 低信号，T_2WI 高信号，FLAIR 高 / 低信号影，部分边界模糊，部分清晰。SWI 序列右侧基底节见条片状低信号，左侧小脑半球见斑点状低信号。

【诊疗思路与疾病分析】

本例患者帕金森病诊断明确，病程长，出现运动症状、非运动症状及运动并发症，属于进展期帕金森病。运动症状表现为肢体静止性震颤、僵硬、姿势步态异常、言语障碍；非运动症状表现为焦虑、抑郁、夜间睡眠行为异常、便秘、小便失禁、认知功能减退、幻视、幻听；运动并发症表现为随着病情进展逐渐出现的剂末现象和异动症。

帕金森病的运动并发症常出现在疾病的中晚期，长期接受左旋多巴治疗后，其发生机制可能与黑质多巴胺能神经元进行性丢失、脑内多巴胺的储存能力和含量持续降低及左旋多巴的非生理性给药方式有关。研究表明，在使用左旋多巴治疗帕金森病 4 年后，有 8% ～ 64% 的概率出现异动症，12% ～ 60% 的概率出现症状波动，且运动并发症的发生率随着病程增加逐年上升，左旋多巴治疗 10 年后运动并发症的发生率高达 90%。针对服用左旋多巴患者的剂末现象，其治疗应在原有给药基础上制定个性化给药方案：COMT 抑制剂恩托卡朋、托卡朋和 MAO-B 抑制剂雷沙吉兰均可缩短患者每天关期的时间，长效多巴胺受体激动剂（如普拉克索和吡贝地尔等）则能够减少患者的关期时间和降低关期的症状严重程度。同时，选用左旋多巴控释片或小剂量、高频率服药也能改善剂末现象，但后者可能随着疾病进展逐渐失效。针对剂峰异动，治疗策略应以降低左旋多巴的峰值浓度为主，在多药联合治疗时，可首先停用 MAO-B 抑制剂、COMT 抑制剂或抗胆碱能药物，或改为小剂量、高频率服药。也有研究表明，金刚烷胺和氯氮平可能对异动症有效。晚期帕金森病患者可存在症状波动和异动症共存的情况，其治疗难度较大，原则是持续、稳定地使用左旋多巴类药物，在此基础上进行尝试性用药，如加用长效多巴胺受体激动剂，改用左旋多巴控释片，以减少关期时间，推迟异动症的发生。此外，脑深部电刺激（deep brain stimulation，DBS）手术对异动症和剂末现象也有一定效果。

帕金森病的非运动症状包括感觉症状、睡眠障碍、自主神经系统症状和精神神经症状。中晚期帕金森病患者最常见的非运动症状依次为记忆力下降、便秘及抑郁，且与疾病早期相比，兴趣缺乏及错觉、幻觉症状会更加明显。研究认为，非运动症状可能与病理性 α- 突触核蛋白累及了不同的神经系统有关。近 1/2 存在抑郁症状的帕金森病患者会伴随焦虑、易激惹，这可能是边缘系统的多巴胺能及肾上腺素能转运体分泌减少的缘故。艾司西酞普兰等选择性 5- 羟色胺再摄取抑制剂对于帕金森病抑郁有明确的安全性和疗效，此外，由于部分帕金森病抑郁和运动症状的波动相关，普拉克索、罗匹尼罗等部分多巴胺受体激动剂能够在改善运动症状波动的同时缓解抑郁症状。幻觉亦是中晚期帕金森病的常见精神症状，27% ～ 50% 的患者会出现视幻觉，可能与病变累及杏仁核（外侧基底部）、海马旁区、额叶、顶叶、颞叶（下部）皮质有关。此外，金刚烷胺及苯海索可能会加重幻觉。当 PD 患者出现幻觉时，可考虑减少上述药物的使用，并加用喹硫平等能够有效改善幻觉症状的药物。当患者的丘脑、延髓或脑桥受累时，患者可出现睡眠障碍。约 1/3 的患者可出现快速眼球运动睡眠期行为障碍（rapid eye movement sleep behavior disorder，RBD），这可能与调节快速眼动睡眠肌张力的脑干下部核团选择性受累有关。目前主要通过口服氯硝西泮来治疗帕金森病患者的睡眠行为障碍，若疗效不佳，则可试用喹硫平、氯氮平或佐匹克隆等。便秘是帕金森病患者最为常见的自主神经功能症状之一，与迷走神经背核受累、运动量减少及常见多巴胺能药物（多巴丝肼、卡左双多巴）的使用有关。为改善便秘症状，患者除了要维持健康饮食、必要时口服乳果糖等药物之外，可对帕金森病药物的使用进行调整。帕金森病患者的泌尿系统症状可能与脑桥的排尿中枢受累相关，发生率为 57% ～ 83%，与年龄和病程正相关。目前对于帕金森病患者的泌尿系统症状尚无有效的治疗方法。总体来讲，进展期帕金森病的治疗是帕金森病治疗的难点，也是未来我们需要努力解决的方向。

（李思明　马凌燕）

参考文献

[1] 中华医学会神经病学分会帕金森病及运动障碍学组，中国医师协会神经内科医师分会帕金森病及运动障碍专业委员会 . 中国进行性核上性麻痹临床诊断标准 . 中华神经科杂志，2016，49（4）：272-276.

[2] 中华医学会神经病学分会帕金森病及运动障碍学组，中国医师协会帕金森病及运动障碍专业委员会 . 皮质基底节变性诊断标准及治疗中国专家共识 . 中国神经免疫学和神经病学杂志，

2019，26（4）：240-245.

[3] 中国微循环学会神经变性病专业委员会 . 中国路易体痴呆诊断与治疗指南 . 中华老年医学杂志，2021，40（12）：1473-1484.

[4] 中华医学会神经病学分会帕金森病及运动障碍学组，中国医师协会神经内科医师分会帕金森病及运动障碍专业委员会 . 中国血管性帕金森综合征诊断与治疗专家共识 . 中华神经科杂志，2017，50（5）：326-331.

[5] 任红丹，闫咏梅，周粉峰 . 帕金森病运动并发症的影响因素及预防研究进展 . 预防医学，2021，33（4）：364-368.

[6] 刘振国，万赢 . 帕金森病运动并发症的治疗策略与挑战 . 中国神经免疫学和神经病学杂志，2012，19（5）：328-331.

[7] 桂小红，王黎萍，吴承龙，等 . 早期与中晚期帕金森病非运动症状的比较以及对生活质量的影响 . 临床神经病学杂志，2019，32（1）：13-16.

[8] 张贺，姜立刚 . 帕金森病非运动症状研究现状 . 中国实用神经疾病杂志，2021，24（1）：72-76.

[9] 蒋岩岩，苏闻 . 帕金森病抑郁的治疗新进展 . 神经疾病与精神卫生，2019，19（1）：25-28.

[10] POSTUMA R B，BERG D，STERN M，et al. MDS clinical diagnostic criteria for Parkinson's disease. Mov Disord，2015，30（12）：1591-1601.

[11] 中华医学会神经病学分会帕金森病及运动障碍学组，中国医师协会神经内科医师分会帕金森病及运动障碍专业委员会 . 中国帕金森病的诊断标准（2016 版）. 中华神经科杂志，2016，49（4）：268-271.

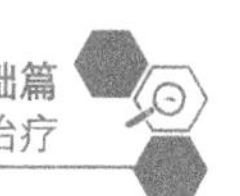

病例 2　帕金森病脑深部电刺激手术治疗

病例介绍

【主诉】

患者，女，76 岁，主诉："运动迟缓 5 年，行走困难 3 年，加重 1 个月。"

【现病史】

患者 5 年前无明显诱因出现行走时左侧摆臂减少，左上肢精细动作变慢，穿衣系扣困难，于当地医院就诊考虑为帕金森病，予多巴丝肼（125 mg，3 次 / 日，三餐前 1 小时）、普拉克索（0.25 mg，2 次 / 日）口服后症状可改善。此后症状缓慢进展，右侧逐渐出现运动变慢。患者 3 年前出现行走变慢、行走时躯干前倾、行走拖曳、时有小碎步，症状严重时伴有静卧不能、烦躁不安，调整药物为多巴丝肼（125 mg，3 次 / 日，三餐前 1 小时）、卡左双多巴（半片，2 次 / 日，早餐前 1 小时 + 睡前）、普拉克索（0.25 mg，2 次 / 日，午、晚餐前 1 小时）、司来吉兰（5 mg，2 次 / 日，早、中饭后）后症状改善，药效维持 4 ～ 5 小时。此后症状逐渐加重，服药 1 ～ 2 小时出现上肢及颈部不自主扭动，且药物维持时间逐渐缩短为 3 ～ 4 小时，下一次服药之前行走困难、运动迟缓明显，极其影响生活。1 个月前患者症状加重，说话语调变低，药效过后不能独立行走，不能翻身，伴有全身不适、腹胀、心慌，自行调整药物剂量，多巴丝肼（125 mg 或 187.5 mg，6 次 / 日）、卡左双多巴（半片，4 次 / 日）、普拉克索（0.25 mg，3 次 / 日，午、晚餐前 1 小时及睡前），司来吉兰（5 mg，2 次 / 日，早、中饭后），药效维持 2 ～ 3 小时，后出现腹胀、恶心。病程中伴有嗅觉减退、便秘、尿频、尿急，睡眠时有大喊大叫、肢体舞动症状。现为调整药物及进行 DBS 术前评估收入院。

【既往史、个人史、家族史】

2 型糖尿病病史 7 年余，平素口服阿卡波糖片（50 mg，2 次 / 日，午、晚餐中）、格列齐特缓释片（30 mg，1 次 / 日），血糖控制情况不详。右下肢外伤术后 7 年。否认脑外伤、脑炎、脑血管病病史，否认服用抗精神病药物及一氧化碳中毒史。否认类似家族史。

【入院查体】

服用多巴丝肼 125 mg 后 2 个小时：右侧卧位血压 128/75 mmHg，心率 76 次 / 分，内科系统查体未见异常。神经系统查体：神志清楚，面具脸，构音障碍，时间、地点、人物定向力正常，计算力正常，记忆力减退。双侧瞳孔等大等圆，直径 3.0 mm，双侧瞳孔直接及间接对光反射灵敏，眼球各项运动充分，未见眼震。双侧面部针刺觉对称，双侧角膜反射可正常引出，双侧咀嚼对称有力。双侧额纹、面纹对称，闭目及示齿有力。双耳粗测听力可，Weber 征居中，Rinne 试验双侧气导＞骨导。双侧软腭上抬有力，双侧咽反射存在。双侧转颈、耸肩有力，伸舌居中，未见舌肌纤颤。四肢肌容积正常，四肢肌力 5 级，四肢肌张力升高，左侧为著。双侧指鼻、跟膝胫试验稳准，闭目难立征阴性。患者行走时躯干前倾，小碎步，转身困难，双上肢联带动作减少，后拉试验阳性。双侧针刺觉及音叉振动觉对称。四肢腱反射对称。双侧掌颏反射、Hoffmann 征阴性。双侧 Babinski 征阴性。颈软，脑膜刺激征阴性。

【院前辅助检查】

卧立位血压和心率：卧位血压 128/75 mmHg，心率 76 次 / 分；立位即刻血压 114/68 mmHg，心率 83 次 / 分；立位 1 分钟血压 127/73 mmHg，心率 84 次 / 分；立位 3 分钟血压 135/76 mmHg，心率 86 次 / 分；立位 5 分钟血压 135/77 mmHg，心率 85 次 / 分。

MMSE 评分（文化程度：文盲）：25 分（注意力和计算力 –1 分，回忆能力 –3 分，结构能力 –1 分）。

MoCA 评分（文化程度：文盲）：21 分（视空间与执行功能 –5 分，延迟

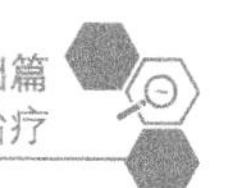

回忆 –5 分，学历 +1 分）。

【初步诊断】

一、定位诊断

1. 锥体外系（黑质 – 纹状体系统）

患者临床表现为运动迟缓、姿势异常、步态异常，查体可见动作缓慢、姿势步态异常，符合锥体外系受累表现，定位于黑质 – 纹状体系统。

2. 自主神经系统

患者有尿频、尿急、便秘，不排除自主神经受累的可能，需进一步检查明确诊断。

二、定性诊断

患者主要表现为运动迟缓、姿势异常、步态异常，查体可见动作缓慢、姿势步态异常体征。患者具备运动迟缓和肌强直，可纳入帕金森综合征的诊断标准。根据 2015 年国际 MDS 帕金森病诊断标准及中国的帕金森病诊断标准（2016 版）。

1. 支持标准

（1）对多巴胺能药物治疗具有明确且显著的有效应答，可定义为以下两种情况：①治疗后 MDS-UPDRS Ⅲ评分改善超过 30% 或主观描述确定；②明确且显著的“开 – 关”期波动，有可预测的剂末现象。

（2）出现左旋多巴诱导的异动症。

（3）存在单个肢体静止性震颤。

（4）以下辅助检测阳性：存在嗅觉丧失，或头颅超声显示黑质异常高回声，或心脏间碘苄胍闪烁显像法显示心脏去交感神经支配。

2. 绝对排除标准

（1）明确的小脑功能异常。

（2）向下的垂直性核上性凝视麻痹。

（3）在发病的前 5 年内，诊断为高度怀疑的行为变异型额颞叶痴呆或原发性进行性失语。

（4）发病超过 3 年帕金森综合征的表现仍局限在下肢。

（5）采用多巴胺受体阻滞剂或多巴胺耗竭剂治疗。

（6）尽管病情为中等严重程度，仍对高剂量的左旋多巴治疗缺乏显著的治疗应答。

（7）明确的皮质性的感觉丧失，明确的肢体观念运动性失用或者进行性失语。

（8）分子神经影像学检查突触前多巴胺能系统功能正常。

（9）明确记录的可导致帕金森综合征或疑似与患者症状相关的其他疾病。

3. 警示征象

（1）发病 5 年内出现快速进展的步态障碍，需要使用轮椅。

（2）发病5年或5年以上，运动症状完全没有进展，除非病情稳定与治疗相关。

（3）发病 5 年内出现严重的发音困难或构音障碍、吞咽困难。

（4）发病 5 年内出现吸气性呼吸功能障碍。

（5）发病 5 年内出现严重的自主神经功能障碍，包括直立性低血压，血压下降至少 30/20 mmHg；严重的尿潴留、尿失禁或勃起功能障碍。

（6）发病 3 年内由于平衡障碍反复（＞1 次 / 年）跌倒。

（7）发病 10 年内出现不成比例的颈部前倾或手足挛缩。

（8）发病 5 年内未出现任何一种常见的非运动症状。

（9）其他原因不能解释的锥体束征。

（10）双侧对称的帕金森综合征。

结合上述诊断标准，该患者没有绝对排除标准，符合 2 项支持标准（第 1、第 2 条），无警示征象，故诊断为临床确诊的帕金森病。入院后进一步完善相关检查，如肛门括约肌肌电图、多巴胺能药物测评等以明确诊断。

【鉴别诊断】

帕金森叠加综合征：主要包括皮质基底节变性、多系统萎缩、进行性核上性麻痹及路易体痴呆等。上述疾病多进展迅速，早期可累及锥体外系及其他脑

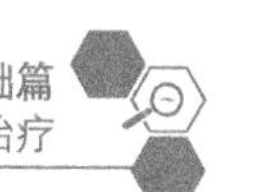

功能系统（皮质、锥体束、脑干、小脑及自主神经功能系统）。尤以多系统萎缩多见。本例患者为慢性病程，无明显的皮质、脑干、小脑及自主神经功能系统受累表现，对多巴胺能药物反应良好，并出现剂末现象及异动症，故考虑帕金森叠加综合征可能性不大，需进一步完善残余尿彩超及肛门括约肌肌电图以进一步明确诊断。

【院内辅助检查】

血常规、尿常规、便常规、凝血全套、甲状腺功能、病毒筛查、肿瘤标志物检查未见明显异常。

糖化血红蛋白：糖化血红蛋白 7.7% ↑。

生化：葡萄糖 9.23 mmol/L ↑，总胆固醇 6.2 mmol/L ↑，低密度脂蛋白胆固醇 4.1 mmol/L ↑。

肛门括约肌肌电图：未见神经源性损害。

黑质超声：黑质超声显示不清。

心脏超声、肝胆胰脾超声、泌尿系超声、妇科超声未见明显异常。

头颅 MRI：脑内散在缺血性白质病变（改良 Fazekas 1 级）；老年性脑改变（图 2-1）。MRA 检查未见明显异常。

汉密尔顿焦虑量表（Hamilton anxiety scale，HAMA）评分：11 分；汉密尔顿抑郁量表（Hamilton depression scale，HAMD）评分：10 分。

临床痴呆评定量表评分：0.5 分。

多巴胺能药物测评（多巴丝肼 187.5 mg）：基线 MDS-UPDRS Ⅲ评分 56 分，卧位血压 149/69 mmHg，立位血压 157/95 mmHg，右侧对指计数 158 次 / 分，左侧对指计数 109 次 / 分；服药后 1 小时 MDS-UPDRS Ⅲ评分 33 分，改善率 41%，卧位血压 149/60 mmHg，立位血压 102/50 mmHg，对指计数不配合；服药后 2 小时 MDS-UPDRS Ⅲ评分 34 分，改善率 39.2%，卧位血压 125/54 mmHg，立位血压 101/54 mmHg，对指计数不配合；服药后 3 小时 MDS-UPDRS Ⅲ评分 34 分，改善率 39.2%，卧位血压 135/68 mmHg，立位血压 97/58 mmHg，对指

计数不配合；服药后 4 小时 MDS-UPDRS Ⅲ评分 55 分，改善率 1.7%，卧位血压 124/60 mmHg，立位血压 102/55 mmHg，对指计数不配合。

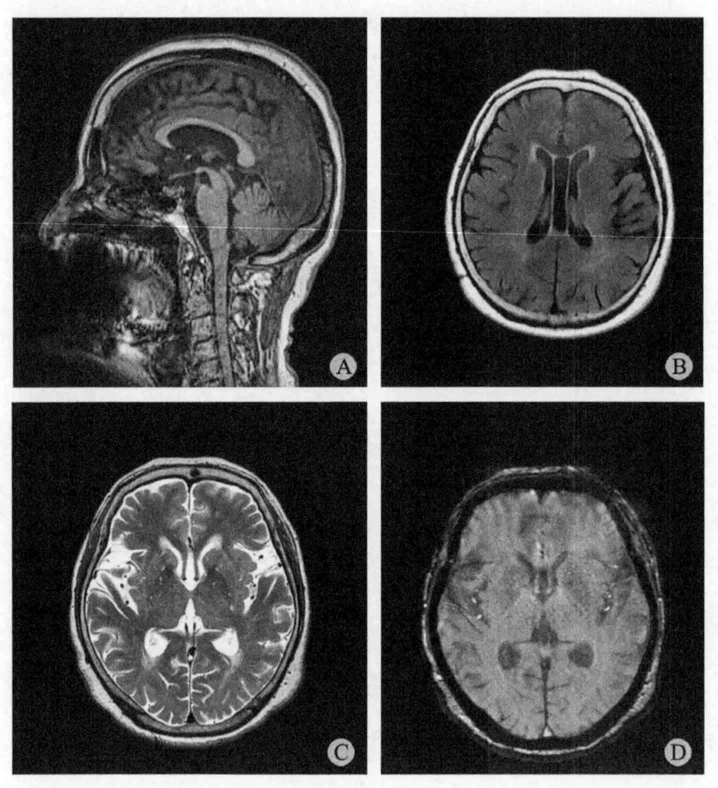

A：T_1 相矢状位，未见中脑萎缩；B：T_2 FLAIR 示脑室旁白质病变；C：T_2 示基底节少量混杂信号；D：SWI 序列轴位。

图 2-1 头颅 MRI：脑内散在缺血性白质病变（改良 Fazekas 1 级）；老年性脑改变

【治疗过程】

患者入院后完善多巴胺能药物阶梯式测评及影像学检查。多巴丝肼 187.5 mg 测评：基线 MDS-UPDRS Ⅲ评分为 56 分，服药后最大改善率为 41%（1 小时），对多巴胺能药物治疗具有明确且显著的有效应答。患者病程中出现服药后不自主活动，考虑剂峰异动。患者没有绝对排除标准，符合 2 项支持标准（第 1、第 2 条），无警示征象，故诊断为临床确诊的帕金森病。住院期间观察到患者存在幻觉，持续 10 余分钟后症状好转。

功能神经外科会诊后，患者帕金森病诊断明确，对复方左旋多巴反应良好；药物疗效已显著减退，剂末现象明显，剂末时卧床，出现异动症，影响患者的

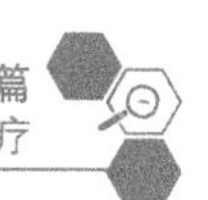

生活质量；用药后腹胀不适明显，且存在直立性低血压，无法耐受药物不良反应；患者无严重认知、神经心理障碍，一般情况较好。患者无手术禁忌证，存在手术指征，遂于局部麻醉＋全身麻醉下行双侧脑深部电极植入术＋刺激器植入术（双侧 STN-DBS），术中记录双侧丘脑底核（subthalamic nucleus，STN）典型电信号，术中测试效果满意。术后予以补液、对症支持等治疗。

患者出院时口服药物：结合药物测评结果及非运动症状（幻觉），调整药物为多巴丝肼（187.5 mg，三餐前 1 小时＋睡前；125 mg，13：00）、卡左双多巴（半片，4 次 / 日）、普拉克索（0.25 mg，早餐后；0.125 mg，晚饭后）、司来吉兰（5 mg，2 次 / 日，早、中饭后）改善运动症状。患者剂末时腹胀不适，给予莫沙必利促进胃肠蠕动、促进药物吸收，给予乳果糖通便。予以艾司唑仑改善睡眠。嘱患者出院后继续服用治疗帕金森病的药物，1 个月后来院开机程控。

【最终诊断】

帕金森病

H-Y 分期（开期 3 级，关期 5 级）

剂末现象

异动症

脑深部电刺激术后

【出院时情况】

DBS 术中测试效果满意，术后切口愈合良好，无渗血渗液，体温正常，复查血常规及生化大致正常，暂继续行药物治疗，1 个月后开机。

【随访情况】

患者 1 个月后开机，参数为左侧电压 1.5 V、脉宽 60 μs、频率 130 Hz，右侧电压 1.5 V、脉宽 60 μs、频率 130 Hz，同时调整药物用量为多巴丝肼（125 mg，三餐前 1 小时＋睡前）、卡左双多巴（半片，3 次 / 日）、司来吉兰（5 mg，2 次 / 日，早、中饭后），患者剂末时间较前明显缩短，一天中均可自行活动，仍有剂峰异动，异动轻微，患者可耐受，对症状改善表示满意。

讨论与分析

【病例特点】

1. 老年女性，隐匿起病，慢性进展性病程。

2. 以运动迟缓、肌肉发僵为主要运动症状；存在焦虑、抑郁、快速眼动睡眠行为障碍、便秘、幻觉等非运动症状；存在明显剂末现象、异动症等运动并发症。

3. 神经系统检查：面具脸，构音障碍，记忆力减退，四肢肌张力增高，左侧为著。行走时躯干前倾，小碎步，转身困难，双上肢联带动作减少，后拉试验阳性。

4. 多巴胺能药物测评提示基线 MDS-UPDRS Ⅲ评分为 56 分，187.5 mg 多巴丝肼最佳改善率为 41%。

5. 头颅 MRI：脑内散在缺血性白质病变，余未见明显异常。

【诊疗思路与疾病分析】

该患者帕金森病诊断明确 [没有绝对排除标准，符合 2 项支持标准（第 1、第 2 条），无警示征象]，对复方左旋多巴反应良好；药物疗效已显著减退，剂末现象明显，剂末时卧床，出现异动症，影响患者的生活质量；口服药物剂量大，用药后腹胀不适明显，且存在直立性低血压，无法耐受药物不良反应；无严重认知、神经心理障碍，一般情况较好。符合帕金森病脑深部电刺激适应证，无禁忌证。

脑深部电刺激术是在脑内核团或特定脑区植入刺激电极，通过脉冲电刺激调控相关核团或脑区的功能，达到改善症状的目的。1987 年，法国 Benabid 将 DBS 应用于运动障碍性疾病的治疗，至今已 30 余年。该疗法于 1998 年在我国首次使用，目前在国内已得到广泛开展。对于在优化药物治疗后症状无法得到有效改善、运动并发症严重（如严重运动波动、异动症、开 – 关现象、冻结等）且优化药物治疗疗效不显著或药物治疗产生严重非运动不良反应（如直立

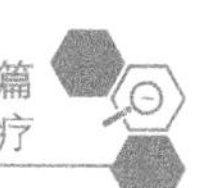

性低血压、幻觉、冲动控制障碍性疾病）的患者，有必要进行 DBS 手术评估。

1. 适应证、禁忌证的把握

根据《中国帕金森病脑深部电刺激疗法专家共识（第二版）》，DBS 手术适应证包括：①原发性 PD、遗传性 PD、各种基因型 PD，对复方左旋多巴反应良好；②药物疗效已显著减退或出现明显的运动并发症影响患者的生命质量；③出现不能耐受的药物不良反应，影响到药物疗效；④存在药物无法控制的震颤。禁忌证为严重的共存疾病：①有明显的认知功能障碍；②有严重（难治性）抑郁、焦虑、精神分裂症等精神类疾病；③有影响手术或生存期的医学共存疾病。

其中，认知功能减退是评估 DBS 指征的重要因素之一，15% ～ 20% 的患者术后可能出现认知功能减退，可能是由术中神经解剖结构破坏或术后电刺激造成的。认知障碍与 DBS 的关系尚不清楚，一项纳入帕金森病、原发性震颤、肌张力障碍患者的DBS术后结果的Meta分析表明，31%的患者认知能力改善，12% 恶化，13% 保持不变，主要的认知影响包括痴呆、执行功能障碍和轻度记忆障碍。既往回顾性研究发现，轻度认知障碍不影响 DBS 预后，受损认知域类型与不良反应发生相关，注意力障碍患者往往术后住院时间较长，术后谵妄发生率增高。该患者 MMSE 评分为 25 分，MoCA 评分为 21 分，CDR 评分为 0.5 分，存在认知功能减退，但程度不重，考虑到患者 76 岁高龄，且手术意愿强烈，可行 DBS 手术，但应警惕术后认知障碍、精神症状等不良反应。

2. 手术时机的选择

我国 DBS 专家共识对病程、病情严重程度、年龄进行了推荐。原则上，病程≥ 5 年的 PD 患者建议行 DBS 手术治疗。病程＜ 5 年，但符合原发性 PD 临床确诊标准的患者，手术适应证明确，建议病程放宽至 4 年。以震颤为主的 PD 患者，经规范的药物治疗后震颤改善不理想且震颤严重影响患者的生命质量，经过评估后建议放宽至 3 年。根据病情严重程度，有开－关现象的症状波动患者，关期的 Hoehn-Yahr 分期为 2.5 ～ 4 期可以考虑手术治疗。手术患者年龄通常＜75岁，我国专家共识建议若患者身体状况良好，可适当放宽年龄限制。既往研究随访术后患者发现，年龄越大生活质量改善越小，年龄与淡漠、抑郁症状正相关，且脑出血风险更大。

DBS手术时机对年龄没有严格限制，多数观点认为高龄患者DBS术后谵妄、步态困难、出血、性格改变、癫痫发作和感染等不良反应发生率更高，但75岁以上老年人行DBS手术治疗者较少，缺乏研究数据。然而，随着人口老龄化，高龄患者对DBS手术的需求增加。目前有研究发现，65岁以下与65岁以上老年人DBS术后运动评分、关期时间、异动时间改善无明显差别。一项队列研究发现，进行STN-DBS的75岁以上老年人电极植入1年后运动评分改善30.8%，2.5年后改善27.3%，与60岁左右患者术后改善（25%～46%）相似。且植入4年后运动症状、剂末现象、异动仍有显著改善，左旋多巴等效剂量可减少50%。虽然高龄患者术后短暂谵妄较为常见，但该研究中未出现严重不良事件。因此，在高龄患者中开展DBS手术可能依然安全、有效。

该患者病程5年，关期Hoehn-Yahr分期为5期，运动症状较重，年龄76岁，年龄偏大，但全身状况相对较好，可进行DBS手术。

3. 手术靶点的选择

靶点选择是手术治疗的重要一环，可根据患者需要、治疗目的进行选择。位于基底核环路的丘脑底核（subthalamic nucleus，STN）、苍白球内侧部（globus pallidus internus，GPi）是治疗PD的最常用靶点。随机对照试验表明，选用两者均能改善PD的运动症状，选用两者在改善药物疗效波动引起的运动障碍症状和提高患者生命质量方面同样有效。一项Meta分析发现，STN-DBS可减少MDS-UPDRS Ⅲ评分22.1分（约50.5%），GPi-DBS可减少13.0分（约29.8%）。STN靶点可改善震颤、肌强直、运动迟缓，可更有效地减少多巴胺能药物用量。目前临床试验更多选用STN靶点，已开展10年随访研究，有长期临床治疗有效性证据。STN-DBS所需刺激电压较低，节省电池耗电量，可减少治疗成本。而GPi-DBS改善异动、语义流畅度、构音障碍效果相对较好，

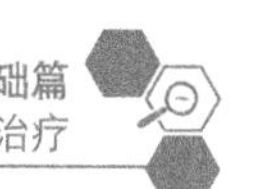

更适合合并认知功能减退或情绪障碍的患者。此外程控相对简单，药物调整灵活性更高。STN-DBS 与 GPi-DBS 各自优势总结见表 2-1。

表 2-1　STN-DBS 与 GPi-DBS 优势比较

STN-DBS	GPi-DBS
改善震颤、肌强直、运动迟缓	改善异动效果好
减少多巴胺能药物用量更有效	改善语义流畅度、构音障碍更佳
临床试验更丰富，应用更多	适合合并认知功能减退或情绪障碍患者
已开展 10 年随访研究，有长期证据	适合年龄大、病程长的患者
节省电池耗电量，减少成本	程控相对简单，药物调整灵活

丘脑腹中间核（ventralis intermedius nucleus，Vim）和脚桥核（pedunculopontine nucleus，PPN）也是 DBS 的重要靶点。丘脑腹中间核是治疗各种震颤，包括 PD 震颤的重要靶点。但 Vim DBS 对 PD 患者的其他症状如肌强直、运动迟缓及药物引起的异动症等无明显的治疗作用。脚桥核参与了运动的起始和维持，目前研究表明，选用该靶点对 PD 的步态障碍和跌倒可能有效，但对姿势稳定性的影响尚不明确。

该患者为老年女性，76 岁，以运动迟缓、肌强直为主要运动症状，存在焦虑、抑郁、快速眼动睡眠行为障碍、便秘、幻觉等非运动症状，认知下降不明显，存在明显剂末现象、异动症等运动并发症，剂末现象较为严重，关期卧床。既往最大药物用量为左旋多巴等效剂量 900 mg，对减少药物用量、改善剂末现象有较大需求，故考虑选择 STN 作为刺激靶点。

（闫睿　马凌燕）

参考文献

[1] 中华医学会神经外科学分会功能神经外科学组，中华医学会神经病学分会帕金森病及运动障碍学组，中国医师协会神经内科医师分会帕金森病及运动障碍学组，等．中国帕金森病脑深部电刺激疗法专家共识（第二版）．中华神经外科杂志，2020，36（4）：325-337.

[2] REICH M M，HSU J，FERGUSON M，et al. A brain network for deep brain stimulation induced cognitive decline in Parkinson's disease. Brain，2022，145（4）：1410-1421.

[3] APPLEBY B S，DUGGAN P S，REGENBERG A，et al. Psychiatric and neuropsychiatric adverse events associated with deep brain stimulation：a meta-analysis of ten years' experience. Mov Disord，2007，22（12）：1722-1728.

[4] BLOCK C K，PATEL M，RISK B B，et al. Patients with cognitive impairment in parkinson's disease benefit from deep brain stimulation：a case-control study. Mov Disord Clin Pract，2023，10（3）：382-391.

[5] ABBOUD H，FLODEN D，THOMPSON N R，et al. Impact of mild cognitive impairment on outcome following deep brain stimulation surgery for Parkinson's disease. Parkinsonism Relat Disord，2015，21（3）：249-253.

[6] ORY-MAGNE F，BREFEL-COURBON C，SIMONETTA-MOREAU M，et al. Does ageing influence deep brain stimulation outcomes in Parkinson's disease？ Mov Disord，2007，22（10）：1457-1463.

[7] BOUWYN J P，DERREY S，LEFAUCHEUR R，et al. Age limits for deep brain stimulation of subthalamic nuclei in Parkinson's disease. J Parkinsons Dis，2016，6（2）：393-400.

[8] SHARMA V D，LYONS K E，NAZZARO J M，et al. Deep brain stimulation of the subthalamic nucleus in Parkinson's disease patients over 75 years of age. J Neurol Sci，2019，399：57-60.

[9] RUGHANI A，SCHWALB J M，SIDIROPOULOS C，et al. Congress of neurological surgeons systematic review and evidence-based guideline on subthalamic nucleus and globus pallidus internus deep brain stimulation for the treatment of patients with Parkinson's disease：executive summary. Neurosurgery，2018，82（6）：753-756.

[10] LACHENMAYER M L，MÜRSET M，ANTIH N，et al. Subthalamic and pallidal deep brain stimulation for Parkinson's disease-meta-analysis of outcomes. NPJ Parkinsons Dis，2021，7（1）：77.

[11] HARTMANN C J，FLIEGEN S，GROISS S J，et al. An update on best practice of deep brain stimulation in Parkinson's disease. Ther Adv Neurol Disord，2019，12：1756286419838096.

[12] POSTUMA R B，BERG D，STERN M，et al. MDS clinical diagnostic criteria for Parkinson's disease. Mov Disord，2015，30（12）：1591-1601.

[13] 中华医学会神经病学分会帕金森病及运动障碍学组，中国医师协会神经内科医师分会帕金森病及运动障碍专业委员会．中国帕金森病的诊断标准（2016 版）．中华神经科杂志，2016，49（4）：268-271.

病例 3　多系统萎缩 – 帕金森型

病例介绍

【主诉】

患者，女，59 岁，主诉："姿势步态异常 3 年，加重 1 年。"

【现病史】

患者 3 年前无明显诱因出现姿势步态异常、步态不稳，表现为行走缓慢伴左下肢拖曳，程度较轻，尚可自己行走，未就诊。此后上述症状逐渐进展，1 年前患者出现肢体僵硬感，运动变慢，步态不稳加重。运动迟缓表现为穿衣系鞋带等精细动作缓慢，伴吐字不清、流涎、刷牙时找不到准确位置向等，偶有饮水呛咳；肢体僵硬表现为四肢、颈部及躯干僵硬；步态不稳、步态障碍表现为难以自行站立，步态不稳感加重，弯腰、屈膝及扭头转身动作困难，需要借助拐杖才可行走。半年前患者出现完全无法行走，生活几乎不能自理，半年内跌倒 3 次，伴尿频、尿急，偶尔尿失禁；伴体位性头晕，站立时头晕明显，平躺可缓解；伴偶尔呼吸费力、喘不上气；偶有肢体抖动（行走时双下肢为著）。病程中有焦虑（服用度洛西汀）、便秘、睡眠中大喊大叫、轻度近记忆力下降等症状，否认嗅觉减退等症状。外院就诊考虑帕金森综合征，目前药物服用方案为多巴丝肼 3 次 / 日（187.5 mg，三餐前 1 小时），金刚烷胺 2 次 / 日（50 mg，早、午餐前，曾服用 100 mg 后出现上唇肿胀后减量），普拉克索 3 次 / 日（0.375 mg，三餐前 1 小时）。患者自诉起初用药时稍有效果，目前服药后疗效不佳。现患者为改善步态不稳等症状入院。

【既往史、个人史、家族史】

高血压病史 4 年，最高 160/90 mmHg，曾服用降压药（具体不详），后因血压低停药。3 年前有一次脑血管病发作史，表现为左侧肢体无力，当地医院考虑脑梗死，目前服用阿司匹林肠溶片 100 mg，1 次 / 日；瑞舒伐他汀 5 mg，1 次 / 晚。脂肪肝病史 1 年。乳腺结节切除术后。否认家族性遗传病史。

【入院查体】

卧立位血压：左侧卧位血压 127/79 mmHg，心率 79 次 / 分；立位即刻血压 120/88 mmHg，心率 81 次 / 分；立位 1 分钟血压 121/81 mmHg，心率 90 次 / 分；立位 3 分钟血压 117/76 mmHg，心率 78 次 / 分；立位 5 分钟血压 117/77 mmHg，心率 81 次 / 分。双下肢轻度凹陷性水肿，小腿后侧可见灰色网状青斑，其余内科查体未见异常。神经系统查体：神志清楚，构音障碍，双侧瞳孔等大等圆，直径 2.5 mm，双侧瞳孔直接及间接对光反射灵敏，眼球各向运动充分，双眼向左、右凝视时可见眼震。双侧角膜反射可正常引出，双侧咀嚼对称有力。双侧额纹、面纹对称，闭目及示齿有力。双侧软腭上抬有力，双侧咽反射可引出。双侧转颈、耸肩有力，伸舌居中，可见舌肌震颤。左侧肢体肌力 5– 级、右侧肢体肌力 5 级，四肢肌张力增高，以左侧为著。四肢腱反射对称存在。双侧指鼻试验欠稳准，双侧对指、双侧轮替、双侧跟膝胫试验动作缓慢，闭目难立征查体不合作（因患者无法自行站立）。上下肢可见姿势性及动作性震颤。深浅感觉未见异常。双侧掌颏反射可疑阳性，双侧 Hoffmann 征阴性。双侧 Babinski 征阴性。行走时需要搀扶，上肢联带动作减少，身体前倾，步伐小，胆小不敢迈步。脑膜刺激征阴性。

【院前辅助检查】

血常规：嗜酸性粒细胞绝对值 0.74×10^{9}/L ↑，嗜酸性粒细胞相对值 12% ↑，红细胞绝对值 5.12×10^{12}/L ↑，血红蛋白 155 g/L ↑。

MMSE 评分：27 分（绘图 –1 分，书写 –1 分，计算力 –1 分）。

MoCA 评分：22 分（视空间与执行功能 –5 分，抽象 –1 分，延迟回忆 –2 分）。

【初步诊断】

一、定位诊断

1. 锥体外系

临床表现为运动迟缓、肌强直，查体可见舌肌震颤，四肢动作性及姿势性震颤，四肢肌张力增高，左侧为著，行走时上肢联带动作减少，身体前倾，故定位于锥体外系。

2. 前庭小脑及其联系纤维

患者临床表现为步态不稳，查体可见双眼凝视时眼震、双侧指鼻试验欠稳准，故定位于前庭小脑及其联系纤维。

3. 自主神经系统

患者临床表现为尿频、尿失禁、直立性头晕及便秘，故定位于自主神经系统。

4. 右皮质脊髓束

患者查体可见左侧肌力 5– 级，左侧掌颏反射可疑阳性，定位于右侧皮质脊髓束。

二、定性诊断

患者为老年女性，缓慢起病，进展性病程，临床主要表现为姿势步态异常、运动迟缓、步态不稳及尿频、尿急、尿失禁，对多巴胺能药物反应欠佳，磁共振检查提示双侧壳核萎缩伴铁沉积、小脑萎缩伴双侧桥臂高信号，否认家族史，根据 2022 年国际运动障碍协会制定的多系统萎缩（multiple system atrophy，MSA）诊断标准和 2022 年《多系统萎缩诊断标准中国专家共识》，没有排除标准，符合临床确诊的多系统萎缩，属于 MSA-P 型，故诊断。MSA 的诊断分为神经病理确诊的 MSA、临床确诊的 MSA 和临床很可能的 MSA 及前驱期可能的 MSA（研究使用），其中确诊的 MSA 需通过脑组织尸检病理学证实在少突胶质细胞胞质内存在以 α- 突触核蛋白为主要成分的嗜酸性包涵体。临床确诊的 MSA 及临床很可能的 MSA 诊断条件如下。

1. 临床确诊的 MSA

散发、进展性，成年（30 岁以上）起病，同时具有核心临床表现，至少存在 2 项支持性临床表现，至少存在 1 项 MRI 标志，不存在排除性的临床表现。

（1）核心临床表现

至少包括以下 1 项。

1）左旋多巴反应不良的帕金森综合征。

2）小脑综合征（至少包括步态共济失调、肢体共济失调、小脑性构音障碍、小脑性眼动障碍中的 2 项）。

3）自主神经功能障碍，至少包括以下 1 项：①无法解释的排尿困难，残余尿≥ 100 mL；②无法解释的急迫性尿失禁；③站立 / 直立倾斜试验 3 分钟内出现神经源性直立性低血压（血压下降≥ 20/10 mmHg）。

（2）支持性临床表现

至少存在下述 2 项。

1）运动症状：①运动症状在出现后 3 年内迅速进展；②运动症状出现后 3 年内中度到重度的姿势障碍；③在没有明显肢体异动的情况下，存在左旋多巴诱发或加重的头颈部肌张力障碍；④运动症状出现后 3 年内重度言语障碍；⑤运动症状出现后 3 年内重度吞咽困难；⑥无法解释的 Babinski 征；⑦肌阵挛样姿势性或动作性震颤；⑧姿势畸形。

2）非运动症状：①喘鸣；②吸气性叹息；③冷手冷脚、肤色青紫和（或）按压后苍白不易回色；④勃起功能障碍（对于临床很可能的 MSA 要求＜ 60 岁）；⑤强哭强笑。

（3）MRI 标志

临床确诊的 MSA 至少存在 1 项 MRI 标志。1 处脑区萎缩或弥散系数增加或该脑区同时存在萎缩和弥散系数增加均为 1 个 MRI 标志。

1）脑区萎缩：①壳核（磁敏感序列上信号可降低）；②小脑中脚；③脑桥；④小脑。

2）十字征。

3）脑区弥散系数增加：①壳核；②小脑中脚。

（4）排除性临床表现

1）多巴胺药物药效显著并持续有效。

2）嗅觉测试时无法解释的嗅觉减退。

3）认知波动伴注意力和警觉性的明显变化，早期出现视觉感知能力减退。

4）起病后3年内非药物诱发的反复视幻觉。

5）起病后3年内符合《精神障碍诊断与统计手册（第五版）》（DSM-Ⅴ）诊断的痴呆。

6）下视性核上性麻痹或垂直扫视变慢。

7）MRI提示其他诊断（如进行性核上性麻痹、多发性硬化、血管性帕金森综合征、症状性小脑疾病等）。

8）记录显示存在其他导致自主神经功能障碍、共济失调或帕金森综合征的原因（MSA相似疾病，包括遗传性或症状性共济失调和帕金森综合征），与患者的症状相似。

注意：①根据首发运动症状和（或）运动症状严重程度分为帕金森型MSA（MSA-P型）和小脑型MSA（MSA-C型）；②勃起功能障碍不能单独作为支持性临床表现；③小脑萎缩不能单独作为MSA-C型临床确诊的MRI标志；④小脑中脚弥散系数增加不能单独作为MSA-C型临床确诊的MRI标志。

2. 临床很可能的MSA

散发、进展性，成年（30岁以上）起病，同时具有核心临床表现，至少存在1项支持性临床表现，不要求MRI标志，不存在排除性的临床表现。

（1）核心临床表现（此处核心表现与临床确诊的MSA存在差异）

至少包括其中2项。

1）帕金森综合征。

2）小脑综合征（至少包括步态共济失调、肢体共济失调、小脑性构音障碍、小脑性眼动障碍中的 1 项）。

3）自主神经功能障碍，至少包括以下 1 项：无法解释的排尿困难，伴残余尿；无法解释的急迫性尿失禁；站立 / 直立倾斜试验 10 min 内出现神经源性直立性低血压（血压下降≥ 20/10 mmHg）。

（2）支持性临床表现（同临床确诊的 MSA）

至少存在其中 1 项。

（3）排除性临床表现（同临床确诊的 MSA）

患者主要表现为运动迟缓、姿势步态异常、尿频、尿急、尿失禁，慢性进展性病程，符合 2022 年国际运动障碍协会制定的多系统萎缩 MSA 诊断标准和 2022 年《多系统萎缩诊断标准中国专家共识》中临床确诊的 MSA 核心临床表现：①左旋多巴反应不良的帕金森综合征；②小脑综合征（至少包括步态共济失调、肢体共济失调、小脑性构音障碍、小脑性眼动障碍中的 2 项）；③无法解释的急迫性尿失禁。支持性临床表现：①运动症状在出现后 3 年内迅速进展；②运动症状出现后 3 年内中度到重度的姿势障碍；③肌阵挛样姿势性或动作性震颤。MRI 标志：脑区萎缩（壳核萎缩、小脑中脚萎缩、脑萎缩）。目前患者诊断为临床确诊的 MSA，根据患者首发运动症状和（或）运动症状严重程度，目前考虑患者为多系统萎缩 – 帕金森型。

【鉴别诊断】

1. 帕金森病

帕金森病临床表现为静止性震颤、运动迟缓、肌强直及姿势步态异常，应用多巴胺能药物的疗效明确显著。该患者临床上符合运动迟缓、肌强直及姿势步态异常表现，但震颤主要为姿势性与动作性震颤、早期出现姿势平衡障碍、尿频、尿急、尿失禁，且应用多巴胺能药物疗效欠佳，为不支持点。故需进一步完善 MRI、直立倾斜试验、左旋多巴疗效评定明确诊断。

2. 进行性核上性麻痹

进行性核上性麻痹主要表现为垂直核上性凝视麻痹、姿势不稳伴早期出现

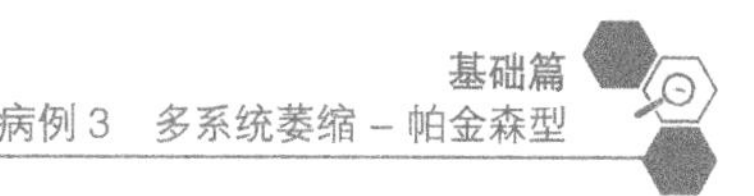

跌倒、认知功能障碍及应用多巴胺能药物疗效不佳。该患者符合早期出现姿势不稳及跌倒、应用多巴胺能药物疗效不佳，但该患者眼球运动无异常、认知功能轻度下降，存在明显自主神经功能损害，为不支持点。

3. 路易体痴呆

路易体痴呆临床表现为波动性认知障碍，有反复发作的视幻觉及帕金森综合征症状。该患者存在帕金森综合征症状为支持点，但无痴呆、波动性认知障碍与视幻觉症状，且早期出现进展性的严重自主神经功能障碍，为不支持点。

4. 皮质基底节综合征

临床主要表现为非对称性肢体强直和运动迟缓、肌张力障碍、肌阵挛，同时可伴失用及异己肢现象。患者临床表现中无明显的不对称肢体强直、肌张力障碍、肌阵挛等症状，且患者出现明显的自主神经功能损害，为不支持点。

【院内辅助检查】

血常规：嗜酸性粒细胞绝对值 0.74×10^9/L ↑，嗜酸性粒细胞相对值 12% ↑，红细胞绝对值 5.12×10^{12}/L ↑，血红蛋白 155 g/L ↑。

肿瘤标志物（女性）：神经元特异性烯醇化酶 20.06 ng/mL ↑。

凝血 6 项：活化部分凝血活酶时间 24.9 s ↓。

术前 8 项病毒筛查：乙肝核心抗体 S/CO ↑。

甲状腺功能 8 项：促甲状腺激素 5.071 μIU/mL ↑。

生化 35 项：甘油三酯 1.87 mmol/L ↑，同型半胱氨酸 19.04 μmol/L ↑，间接胆红素 13.5 μmol/L ↑。

尿常规：尿亚硝酸盐↑，尿白细胞↑。

贫血 3 项：叶酸 5.08 ng/mL ↓。

DR 胸部正位（筛查）：两肺纹理重；右下肺炎症？心影大。

腹部超声（泌尿系＋膀胱残余尿）：双肾、膀胱未见明显异常、残余尿量约 17 mL。

血管超声（颈动脉＋椎动脉＋锁骨下动脉）：双侧颈动脉内－中膜增厚伴

斑块形成（目前考虑非易损性斑块）、右侧锁骨下动脉起始处斑块形成。

肛门括约肌肌电图：①肛门括约肌未见神经源性损害；②交感皮肤反应：四肢波形分化尚可，重复性尚可，潜伏期正常。

震颤分析如下。

检测部位：双上肢，腕屈肌－腕伸肌（表 3-1）。

表 3-1 腕屈肌－腕伸肌震颤分析

	峰频率（Hz）		波幅（μV）		收缩型式	
	右侧	左侧	右侧	左侧	右侧	左侧
静止性	6.8	可见细小抖动，无规律	46 ～ 97	/	同步	/
姿势性	6.3	6.1	219 ～ 708	263 ～ 311	同步	同步
意向性	7.2	7.0	244 ～ 488	317 ～ 348	同步	同步
姿势性	8.3	7.2	213 ～ 293	390 ～ 506	同步	同步

检测部位：双下肢，胫前肌－腓肠肌（表 3-2）。

表 3-2 胫前肌－腓肠肌震颤分析

	峰频率（Hz）		波幅（μV）		收缩型式	
	右侧	左侧	右侧	左侧	右侧	左侧
静止性	6.6	可见细小抖动，无规律	71 ～ 118	/	同步	/
姿势性	6.5	7.0	219 ～ 341	317 ～ 537	同步	同步

检测部位：下颌部（表 3-3）。

表 3-3 下颌部震颤分析

	峰频率（Hz）	波幅（μV）	收缩型式
闭口	6.5	71 ～ 118	同步
张口	5.8	97 ～ 201	同步

腹部超声（肝胆胰脾）：脂肪肝。

经颅黑质超声：黑质超声显示不清。

直立倾斜试验：患者由平卧位改为斜立位时出现血压下降，心率未见明显下降。考虑发作原因有自主神经功能异常、交感神经抑制——直立性低血压。

MRI 头部成像 +MRA（基础平扫 +FLAIR+DWI+SWI+MRA）（图 3-1）：脑内散在少量点状高信号；MRA 未见明显异常。自阅片：T_2 序列提示双侧壳

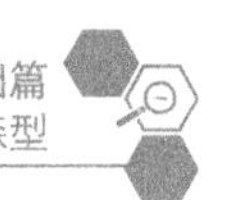

核萎缩，双侧桥臂高信号，SWI 序列提示双侧壳核尾部低信号。

多巴胺能药物测评（多巴丝肼 250 mg）：基线 MDS-UPDRS Ⅲ评分 83 分，卧位血压 163/82 mmHg，立位血压 126/85 mmHg，右侧对指计数 77 次 / 分，左侧对指计数 30 次 / 分；服药后 1 小时 MDS-UPDRS Ⅲ评分 78 分，改善率 6.02%，卧位血压 133/86 mmHg，立位血压 109/80 mmHg，右侧对指计数 50 次 / 分，左侧对指计数 26 次 / 分；服药后 2 小时 MDS-UPDRS Ⅲ评分 82 分，改善率 1.2%，卧位血压 113/76 mmHg，立位血压 88/66 mmHg，右侧对指计数 52 次 / 分，左侧对指计数 27 次 / 分。

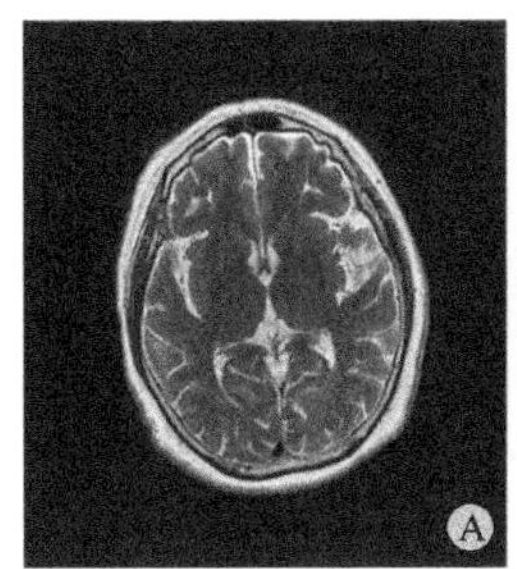

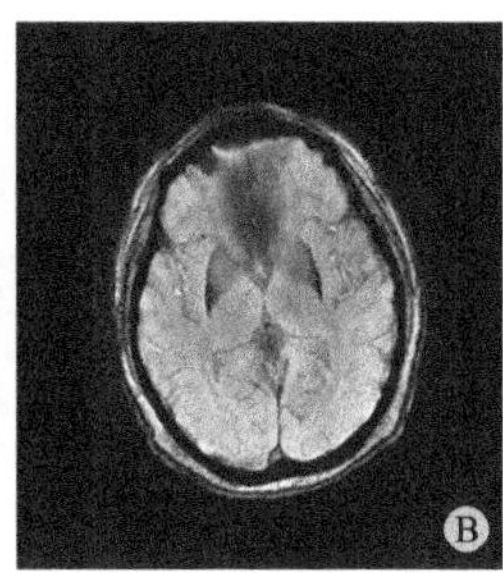

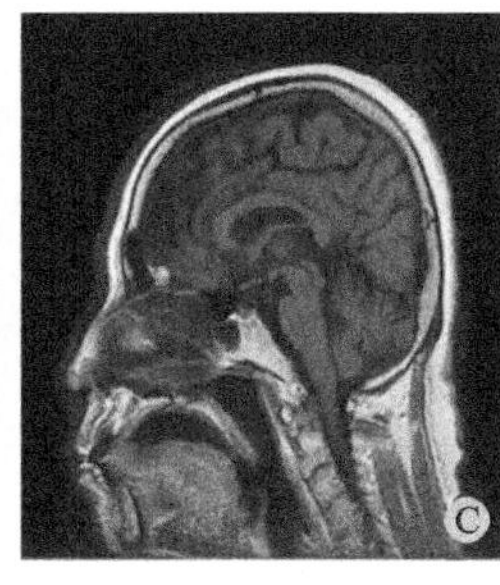

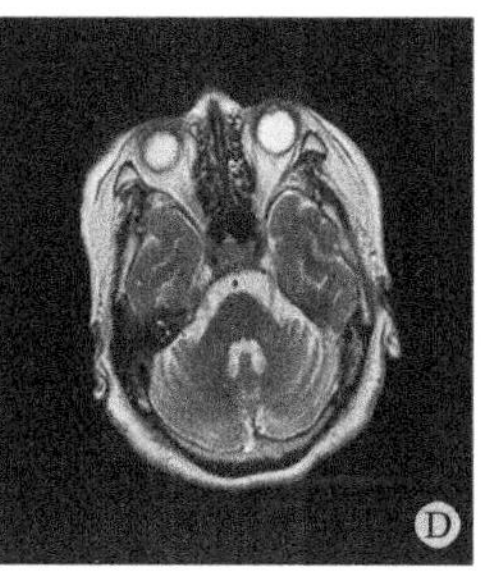

A：T_2 序列横断位提示双侧壳核萎缩；B：SWI 横断位提示双侧壳核尾部低信号，铁沉积；C：T_1 矢状位上提示小脑萎缩；D：T_2 序列横断位提示双侧桥臂高信号。

图 3-1 患者磁共振图像

【治疗过程】

入院后给予神经内科一级护理，普食；完善头部磁共振检查提示双侧壳核萎缩伴铁沉积；完善直立倾斜试验提示自主神经功能异常，交感神经抑制，存在直立性低血压，给予弹力袜及腹带；完善残余尿彩超提示膀胱残余尿 17 mL；完善多巴胺能药物 250 mg 测评提示最大改善率 6.02%，提示应用多巴胺能药物疗效欠佳；结合患者临床表现及检查结果考虑为临床确诊的多系统萎缩－帕金森型。入院后根据药物测评结果调整治疗方案为多巴丝肼 3 次 / 日（早、晚餐前 1 小时 187.5 mg，午餐前 1 小时 125 mg），普拉克索 3 次 / 日（早、午餐前 1 小时 0.375 mg，晚餐前 1 小时 0.25 mg），金刚烷胺 1 次 / 日（早餐前 1 小时 50 mg），恩他卡朋 2 次 / 日（早、午餐前 0.1 g），恩他卡朋双多巴 1 次 / 日（睡前 1 片），盐酸苯海索 1 次 / 日（早餐后 1 mg）；同时给予经颅磁刺激

M_1 区 5 Hz。患者病情稳定后出院。

【最终诊断】

临床确诊的多系统萎缩－帕金森型

【出院时情况】

患者走路不稳、运动迟缓等症状较前稍有改善。出院查体：双眼向左、右凝视时可见眼震。左侧肢体肌力 5– 级、右侧肢体肌力 5 级，四肢肌张力增高（以左侧为著）。双侧指鼻试验欠稳准，双侧对指、双侧轮替、双侧跟膝胫试验动作缓慢。上下肢可见姿势性及动作性震颤。深浅感觉未见异常。双侧掌颏反射可疑阳性，行走时需要搀扶，上肢联带动作减少，身体前倾，步伐小。

讨论与分析

【病例特点】

1. 老年女性，慢性进展性病程。

2. 临床主要表现为帕金森样症状、小脑性共济失调及自主神经受累症状，对多巴胺能药物反应欠佳。

3. 患者头部磁共振检查提示双侧壳核萎缩伴铁沉积、小脑萎缩伴双侧桥臂高信号。

【诊疗思路与疾病分析】

本患者主要表现为帕金森样症状、小脑性共济失调及自主神经受累症状，对多巴胺能药物反应欠佳，综合临床表现及辅助检查，诊断为多系统萎缩－帕金森型。

多系统萎缩是一种散发、逐渐进展的神经变性疾病，其典型病理改变是少突胶质细胞的 α- 突触核蛋白异常聚集形成胶质细胞包涵体。帕金森综合征、小脑综合征、泌尿系统功能障碍及心血管自主神经功能障碍是 MSA 的核心临床表现。此外，MSA 也可存在喘鸣、快速眼动睡眠行为障碍、吸气性叹息、勃起

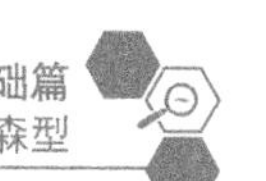

功能障碍、口面部肌张力障碍、咽喉肌运动障碍及肌阵挛样姿势性或动作性震颤等症状。MSA 患者临床表现异质性大，因此 MSA 诊断及早期诊断十分困难。

目前研究发现利用蛋白质错误折叠循环扩增 / 实时震动诱导转换技术扩增脑脊液中的突触核蛋白寡聚体，MSA 患者的硫磺素 T 荧光显著低于帕金森病和路易体痴呆患者，可作为诊断 MSA 的体液生物标志物。此外，神经丝轻链（neurofilament light chain，NfL）是神经元和轴索损伤的标志物，在 MSA 患者中显著高于 PD 患者和健康对照患者。但目前利用生物标志物诊断 MSA 的灵敏度和特异度仍需进一步提高。病理研究发现按照 2008 年 Neurology 发表的 MSA 第 2 版诊断标准，其诊断 MSA 的准确率只有 62% ～ 79%，首次诊断为可能的 MSA 的敏感度为 41%，首次诊断为很可能的 MSA 的敏感度为 18%，且缺乏早期诊断标准。基于以上背景，2022 年国际运动障碍协会制定了新的 MSA 诊断标准。2022 年诊断标准与 2008 年诊断标准存在以下区别：①诊断精确度提高。2008 年的诊断标准将 MSA 分为确诊的 MSA、很可能的 MSA 和可能的 MSA 3 个等级，2022 年的诊断标准将 MSA 分为神经病理确诊的 MSA、临床确诊的 MSA、临床很可能的 MSA 和前驱期可能的 MSA 4 个等级。确诊的 MSA 被神经病理确诊的 MSA 取代，但神经病理上的诊断未变。临床确诊的 MSA 是为了服务于临床和患者的诊断确定性的需求，保证最大的特异性和可接受的敏感性。临床很可能的 MSA 是为了平衡敏感性和特异性而设计的。此外，2022 年诊断标准新增的前驱期可能的 MSA，是为了在早期阶段发现患者，但特异性较低。②自主神经受累中纳入尿潴留及残余尿。③降低直立性低血压标准，由站立 3 分钟收缩压下降≥ 30 mmHg 和（或）舒张压下降≥ 15 mmHg 变为站立或直立倾斜试验后 3 分钟内发生神经性直立性低血压（血压下降≥ 20/10 mmHg）。④将头磁共振弥散值增加纳入临床确诊的 MSA 诊断标准。2022 年诊断标准旨在提高诊断的准确性，特别是在疾病早期阶段，但目前仍需要在前瞻性的临床研究和临床病理学研究中进行验证。

目前对于多系统萎缩无特异性的治疗手段，主要是对症治疗，其中包括药物治疗和非药物治疗。MSA-P 型患者可给予帕金森病药物改善运动症状，但 MSA-C 型患者应用帕金森病药物无疗效。屈昔多巴和米多君可用于改善直立性低血压，但需警惕卧位高血压出现。抗胆碱能药物可用于治疗急迫性尿失禁，使用时需注意认知功能下降。此外还可以采取肉毒素注射来改善局部肌张力障碍和流涎症状。非药物治疗主要包括重复经颅磁刺激、给予弹力袜、避免快速改变体位。研究发现重复经颅磁刺激可提高大脑皮质的兴奋性和促进小脑的激活，改善 MSA 患者运动部分得分情况。MSA 进展迅速，预后较差，我国研究显示 MSA 患者中位生存期约为 6 年。呼吸道感染和猝死是 MSA 患者常见的死因。

（罗铃　马凌燕）

参考文献

[1] 中华医学会神经病学分会帕金森病及运动障碍学组，中国医师协会神经内科医师分会，帕金森病及运动障碍学组．多系统萎缩诊断标准中国专家共识（2022）．中华神经科杂志，2023，56（1）：15-29.

[2] FANCIULLI A，WENNING G K. Multiple-system atrophy. N Engl J Med，2015，372（3）：249-263.

[3] LIN C H，LI C H，YANG K C，et al. Blood NfL：a biomarker for disease severity and progression in Parkinson disease. Neurology，2019，93（11）：e1104-e1111.

[4] MIKI Y，FOTI S C，ASI Y T，et al. Improving diagnostic accuracy of multiple system atrophy：a clinicopathological study. Brain，2019，142（9）：2813-2827.

[5] KOGA S，AOKI N，UITTI R J，et al. When DLB，PD，and PSP masquerade as MSA：an autopsy study of 134 patients . Neurology，2015，85（5）：404-412.

[6] OSAKI Y，BEN-SHLOMO Y，LEES A J，et al. A validation exercise on the new consensus criteria for multiple system atrophy. Mov Disord，2009，24（15）：2272-2276.

[7] WENNING G K，STANKOVIC I，VIGNATELLI L，et al. The movement disorder society criteria for the diagnosis of multiple system atrophy. Mov Disord，2022，37（6）：1131-1148.

[8] WANG H，LI L，WU T，et al. Increased cerebellar activation after repetitive transcranial magnetic stimulation over the primary motor cortex in patients with multiple system atrophy. Ann Transl Med，2016，4（6）：103.

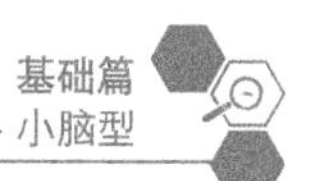

病例 4　多系统萎缩 - 小脑型

病例介绍

【主诉】

患者，男，48 岁，主诉:“体位性头晕 7 年，步态不稳伴尿失禁 3 年。”

【现病史】

患者 7 年前无明显诱因出现体位性头晕，表现为站立时有时眼前发黑，剧烈活动、上楼时出现，餐后加重，卧位休息可缓解，无视物旋转，曾于活动后出现 1 次一过性意识丧失，约数十秒后神志转清。同时出现睡眠中大喊大叫、肢体舞动症状，自觉嗅觉轻微减退，自测立位血压最低 80/50 mmHg，就诊于当地医院诊断为直立性低血压，未予特殊诊治。3 年前患者长距离行走时出现步态不稳、身体左右摇晃，同时出现右手不灵活，写字不稳准，伴尿频、尿急，偶有排尿困难、尿失禁，存在性功能障碍，出现情绪低落、焦虑，就诊于外院诊断为多系统萎缩，予患者米多君 2.5 mg，2 次 / 日；艾地苯醌 1 片，3 次 / 日；丁螺环酮 1 片，3 次 / 日口服。自述立位血压较前有所上升，步态不稳无明显改善，后停用丁螺环酮。2 年余前自觉步态不稳加重，出现运动迟缓，迈步、起步困难，转弯缓慢，不灵活，体位性头晕频繁，同时出现吐字不清症状，近记忆力减退，影响日常生活，就诊于我院诊断为很可能的多系统萎缩 - 小脑型，调整米多君 2.5 mg，3 次 / 日。行经颅磁刺激治疗 10 次后自觉步态不稳稍有改善。近 3 个月患者步态不稳、饮水呛咳加重，出现声音嘶哑症状。患者否认病程中有便秘、幻觉等。现为进一步治疗收入我科。

【既往史、个人史、家族史】

胃息肉切除术后 8 年；冠心病病史 7 年，无明显症状，未规律服药。否认肝炎、疟疾、结核病史，否认外伤史、输血史，否认过敏史，预防接种史不详。否认吸烟史，饮酒史 20 年，隔日饮 350 ～ 400 g，已戒 3 年。否认家族中有类似表现。

【入院查体】

卧立位血压及心率：右侧卧位血压 135/94 mmHg，心率 68 次 / 分；立位即刻血压 78/55 mmHg，心率 81 次 / 分；立位 1 分钟血压 70/51 mmHg，心率 80 次 / 分（头晕明显、无法忍受）。双肺呼吸音清，未闻及干湿啰音，心律齐，未闻及明显杂音。腹软，无压痛及反跳痛，肝脾肋下未触及。神经系统查体：神志清楚，构音障碍，时间、地点、人物定向力正常，记忆力、计算力正常。双侧瞳孔等大等圆，直径 3.0 mm，双侧瞳孔直接及间接对光反射灵敏，眼球各向运动充分，未见眼震。双侧面部针刺觉对称，双侧角膜反射可正常引出，双侧咀嚼对称有力。双侧额纹、面纹对称，闭目及示齿有力。双耳粗测听力可，Weber 征居中，Rinne 试验双侧气导＞骨导。双侧软腭上抬有力，双侧咽反射存在。双侧转颈、耸肩有力，伸舌居中，未见舌肌纤颤。四肢肌容积正常，四肢肌力 5 级，四肢肌张力正常。双侧指鼻、跟膝胫试验欠稳准，双侧轮替试验笨拙，闭目难立征睁闭眼均不稳。未见静止性、姿势性、意向性震颤。患者行走时躯干稍前倾，步基增宽，直线行走困难，转弯缓慢，后拉试验阳性。双侧针刺觉及音叉振动觉对称，双侧位置觉对称存在。四肢腱反射对称存在。双侧掌颏反射阳性，双侧 Hoffmann 征阴性。双侧 Babinski 征阴性。颈软，脑膜刺激征阴性。

【院前辅助检查】

经颅黑质超声（1 年半前）：黑质回声强度Ⅱ级。经颅黑质超声（1 年前）：黑质回声强度Ⅱ级。

腹部超声（膀胱残余尿）（3 年前）：残余尿约 108 mL。腹部超声（泌尿系 + 残余尿）（2 年前）：双肾、输尿管、膀胱及前列腺未见明显异常，残余尿

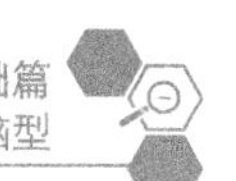

约 103 mL。腹部超声（泌尿系 + 残余尿）（1 年前）：左肾囊肿，膀胱尿潴留，前列腺稍增大，残余尿约 299 mL。腹部超声（泌尿系 + 残余尿）（半年前）：左肾囊肿，前列腺增大伴钙化斑形成，残余尿约 260 mL。

基因检测：未见明确致病突变。

MRI 头部成像 +MRA（基础平扫 +FLAIR+DWI+SWI+MRA）（2 年前）：脑桥可见竖线，小脑体积缩小，脑沟裂增宽、加深。MRI 头部成像 +MRA（基础平扫 +FLAIR+DWI+SWI+MRA）（1 年半前）：双侧小脑脑沟增宽，脑桥可见竖线。MRI 头部成像 +MRA（基础平扫 +FLAIR+DWI+SWI+MRA）（1 年前）：双侧小脑脑沟增宽，脑桥可见竖线（图 4-1）。

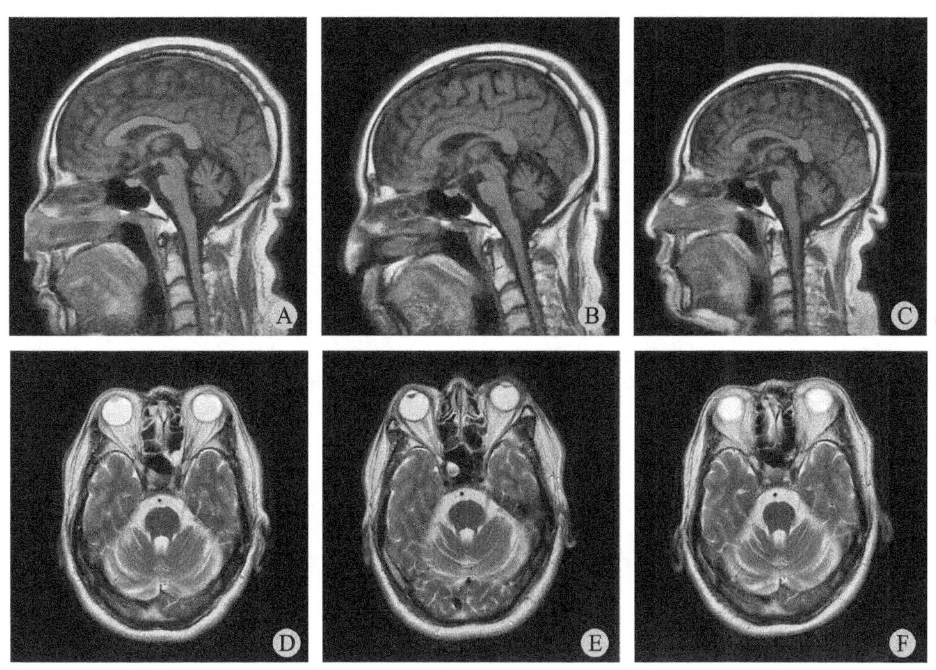

A、D：2 年前 MRI；B、E：1 年半前 MRI；C、F：1 年前 MRI。

图 4-1　头颅 MRI 示小脑体积缩小，脑沟裂增宽、加深；脑桥体积逐渐缩小，可见竖线

【初步诊断】

一、定位诊断

1. 小脑及其联络纤维

患者表现为步态不稳、写字不稳、吐字不清，查体可见构音障碍，双侧指

鼻、跟膝胫试验欠稳准，轮替试验笨拙，宽基底步态，走直线困难，考虑小脑及其联络纤维受累。

2. 锥体外系

患者存在迈步、起步困难，转弯缓慢，不灵活，考虑累及锥体外系。

3. 自主神经系统

患者有明确直立性低血压，有尿频、尿急、尿潴留，故定位于自主神经系统。

二、定性诊断

患者为中年男性，缓慢起病，进展性病程，主要表现为直立性低血压为主的自主神经受累及小脑性共济失调，同时累及锥体外系，患者否认家族史、否认药物及毒物接触史，头 MRI 可见小脑萎缩，既往风湿免疫、感染、肿瘤筛查未见明显异常，故考虑特发性晚发型小脑共济失调，其中患者多系统受累，自主神经受累明显，故考虑多系统萎缩可能性大。

根据 2022 年国际运动障碍协会制定的多系统萎缩（multiple system atrophy，MSA）诊断标准和 2022 年《多系统萎缩诊断标准中国专家共识》，MSA 的诊断分为神经病理确诊的 MSA、临床确诊的 MSA 和临床很可能的 MSA 及前驱期可能的 MSA（研究使用），其中确诊的 MSA 需通过脑组织尸检病理学证实在少突胶质细胞胞质内存在以 α- 突触核蛋白为主要成分的嗜酸性包涵体。临床确诊的 MSA 及临床很可能的 MSA 诊断条件如下。

1. 临床确诊的 MSA

散发、进展性，成年（30 岁以上）起病，同时具有核心临床表现，至少存在 2 项支持性临床表现，至少存在 1 项 MRI 标志，不存在排除性的临床表现。

（1）核心临床表现

至少包括以下 1 项。

1）左旋多巴反应不良的帕金森综合征。

2）小脑综合征（至少包括步态共济失调、肢体共济失调、小脑性构音障碍、小脑性眼动障碍中的 2 项）。

3）自主神经功能障碍，至少包括以下 1 项：①无法解释的排尿困难，残余尿≥ 100 mL；②无法解释的急迫性尿失禁；③站立 / 直立倾斜试验 3 分钟内出现神经源性直立性低血压（血压下降≥ 20/10 mmHg）。

（2）支持性临床表现

至少存在下述 2 项。

1）运动症状：①运动症状在出现后 3 年内迅速进展；②运动症状出现后 3 年内中度到重度的姿势障碍；③在没有明显肢体异动的情况下，存在左旋多巴诱发或加重的头颈部肌张力障碍；④运动症状出现后 3 年内重度言语障碍；⑤运动症状出现后 3 年内重度吞咽困难；⑥无法解释的 Babinski 征；⑦肌阵挛样姿势性或动作性震颤；⑧姿势畸形。

2）非运动症状：①喘鸣；②吸气性叹息；③冷手冷脚、肤色青紫和（或）按压后苍白不易回色；④勃起功能障碍（对于临床很可能的 MSA 要求＜ 60 岁）；⑤强哭强笑。

（3）MRI 标志

临床确诊的 MSA 至少存在 1 项 MRI 标志。1 处脑区萎缩或弥散系数增加或该脑区同时存在萎缩和弥散系数增加均为 1 个 MRI 标志。

1）脑区萎缩：①壳核（磁敏感序列上信号可降低）；②小脑中脚；③脑桥；④小脑。

2）十字征。

3）脑区弥散系数增加：①壳核；②小脑中脚。

（4）排除性临床表现

1）多巴胺药物药效显著并持续有效。

2）嗅觉测试时无法解释的嗅觉减退。

3）认知波动伴注意力和警觉性的明显变化，早期出现视觉感知能力减退。

4）起病后 3 年内非药物诱发的反复视幻觉。

5）起病后 3 年内符合《精神障碍诊断与统计手册（第五版）》（DSM- Ⅴ）诊断的痴呆。

6）下视性核上性麻痹或垂直扫视变慢。

7）MRI 提示其他诊断（如进行性核上性麻痹、多发性硬化、血管性帕金森综合征、症状性小脑疾病等）。

8）记录显示存在其他导致自主神经功能障碍、共济失调或帕金森综合征的原因（MSA 相似疾病，包括遗传性或症状性共济失调和帕金森综合征），与患者的症状相似。

注意：①根据首发运动症状和（或）运动症状严重程度分为帕金森型 MSA（MSA-P 型）和小脑型 MSA（MSA-C 型）；②勃起功能障碍不能单独作为支持性临床表现；③小脑萎缩不能单独作为 MSA-C 型临床确诊的 MRI 标志；④小脑中脚弥散系数增加不能单独作为 MSA-C 型临床确诊的 MRI 标志。

2. 临床很可能的 MSA

散发、进展性，成年（30 岁以上）起病，同时具有核心临床表现，至少存在 1 项支持性临床表现，不要求 MRI 标志，不存在排除性的临床表现。

（1）核心临床表现（此处核心表现与临床确诊的 MSA 存在差异）

至少包括其中 2 项。

1）帕金森综合征。

2）小脑综合征（至少包括步态共济失调、肢体共济失调、小脑性构音障碍、小脑性眼动障碍中的 1 项）。

3）自主神经功能障碍，至少包括以下 1 项：无法解释的排尿困难，伴残余尿；无法解释的急迫性尿失禁；站立 / 直立倾斜试验 10 min 内出现神经源性直立性低血压（血压下降≥ 20/10 mmHg）。

（2）支持性临床表现（同临床确诊的 MSA）

至少存在其中 1 项。

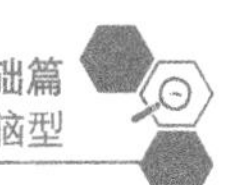

（3）排除性临床表现（同临床确诊的 MSA）

患者主要表现为直立性低血压和小脑性共济失调，慢性进展性病程，符合 2022 年国际运动障碍协会制定的多系统萎缩 MSA 诊断标准和 2022 年《多系统萎缩诊断标准中国专家共识》中临床确诊的 MSA 核心临床表现的第 2 条小脑综合征（步态共济失调、肢体共济失调、小脑性构音障碍）和第 3 条自主神经功能障碍（①无法解释的排尿困难，残余尿≥ 100 mL；②无法解释的急迫性尿失禁；③站立 / 直立倾斜试验 3 分钟内出现神经源性直立性低血压）。患者具有支持性临床表现中的：①运动症状在出现后 3 年内迅速进展；②运动症状出现后 3 年内中度到重度的姿势障碍；③勃起功能障碍。MRI 提示脑桥、小脑萎缩，结合以上，考虑目前患者的诊断为临床确诊的 MSA，根据患者首发运动症状和（或）运动症状严重程度，目前考虑患者为多系统萎缩 – 小脑型。

【鉴别诊断】

需要与其他特发性晚发型小脑共济失调进行鉴别。

1. 脊髓小脑性共济失调

此为常染色体显性遗传性小脑性共济失调。多于 30 ～ 40 岁隐匿起病，缓慢进展，也存在儿童期及 70 岁起病者。常以下肢共济失调为首发症状，表现为走路摇晃、步基宽、易跌倒。上肢共济失调和构音障碍也是早期症状，出现双手笨拙及意向性震颤、辨距不良。腱反射早期活跃，后期可减弱，深感觉障碍。也可出现痴呆、肌张力障碍、帕金森样症状、周围神经病和肢体远端肌肉萎缩等。该患者中年起病，病程中有小脑共济失调表现，但患者共济失调非首发症状，以明确直立性低血压表现起病，同时存在无其他病因无法解释的尿频、尿急症状，偶伴尿失禁及勃起功能障碍等自主神经受损表现，且无家族史，基因检测未见异常，故排除。

2. 晚发型弗里德赖希共济失调

此为遗传性共济失调的一种，为染色体 9q13 上 *FXN* 基因突变所致，主要临床表现为四肢及步态进行性共济失调，常在青春期出现，可以不累及心肌且进展缓慢，头 MRI 示小脑萎缩不常见，该患者存在小脑性共济失调，但自主神经受累显著，基因结果显示 FRDA 常染色体隐性遗传共济失调的亚型基因拷贝数正常，故排除。

3. 齿状核红核苍白球路易体萎缩症

这是晚发性小脑共济失调的重要原因，由 *ATN1* 基因染色体 CAG 序列重复扩增所致，主要表现为小脑共济失调、舞蹈手足徐动症和痴呆，MRI 可见小脑、脑干萎缩，该患者存在小脑共济失调，但自主神经受累显著，无舞蹈手足徐动症和痴呆，*ATN1* 基因拷贝数正常，故排除。

【院内辅助检查】

血常规 +C 反应蛋白、尿常规、红细胞沉降率、糖化血红蛋白、心肌梗死 3 项 +B 型钠尿肽、甲状腺功能 8 项、凝血 6 项、铜蓝蛋白、血液 3 项、抗链球菌溶血素 O、类风湿因子、便常规 + 潜血 + 集卵：未见明显异常。

生化 36 项：甘油三酯 1.86 mmol/L ↑，低密度脂蛋白胆固醇 3.74 mmol/L ↑，载脂蛋白 A1 1.12 g/L ↓。

肿瘤标志物（男性）：细胞角蛋白 19 片段 4.1 ng/mL ↑。

MMSE 评分（文化程度：本科）：27 分（计算 –1 分，复述 –1 分，画图 –1 分）。

MoCA 评分（文化程度：本科）：26 分（视空间与执行功能 –2 分，语言 –1 分，延迟回忆 –1 分）。

腹部超声（泌尿系 + 残余尿）：左肾囊肿，前列腺增大伴钙化斑形成，残余尿约 157 mL。

MRI 头部成像 +MRA（基础平扫 +FLAIR+DWI+SWI+MRA）：脑内散在斑点样白质高信号；脑桥、小脑萎缩：MSA-C 型？MRA：右侧大脑后动脉 P2 段稍窄（图 4-2）。

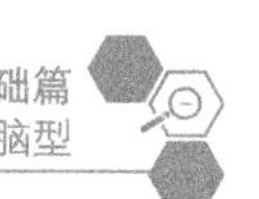

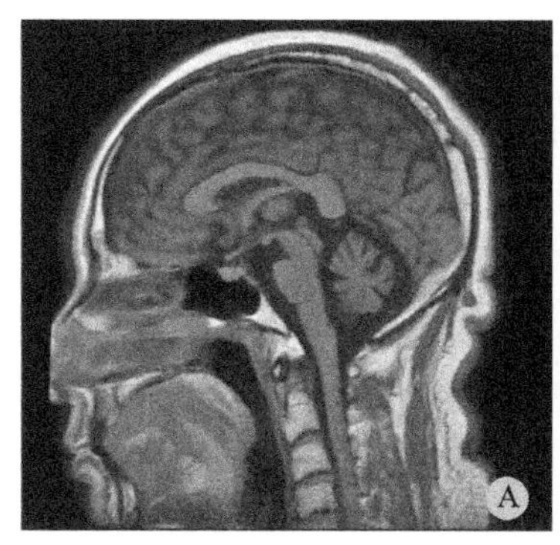
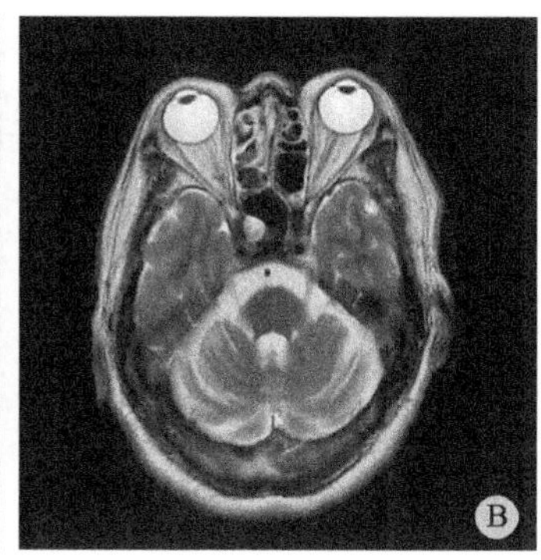

A：脑桥体积缩小，小脑脑沟增宽加深；B：脑桥可见竖线。

图 4-2　头颅 MRI

【治疗过程】

目前对于 MSA 缺乏有效的药物。该病累及人体多个系统，目前治疗方案主要针对特定临床症状进行对症治疗，因此，需要包括神经内科、心脏内科、肾内科、泌尿外科、精神科、睡眠医学科等多学科的联合治疗。

MSA-C 型患者主要表现为共济失调，既往研究表明丁螺环酮可用于改善 MSA 患者的共济失调，但效果欠佳。该患者既往口服丁螺环酮，但步态不稳无明显改善，后停用。研究提示物理治疗对患者的步态、平衡和整体协调性及言语治疗对构音障碍可能有一定的改善作用。该患者既往行经颅磁刺激治疗后自觉步态不稳稍有改善，遂于住院期间继续行经颅磁刺激双侧小脑区 5 Hz 7 天。对于直立性低血压的治疗首先要改变生活方式和采用物理治疗，考虑患者直立性低血压明显，予以监测血压，嘱患者适当多饮水，应用弹力袜及腹带，同时继续给予米多君口服治疗。

综上所述，患者住院期间予重复经颅磁刺激治疗，同时应用弹力袜及腹带，口服雷沙吉兰、米多君对症治疗。

【最终诊断】

临床确诊的多系统萎缩 - 小脑型

【出院时情况】

患者症状平稳。出院查体：言语含糊，四肢肌力 5 级，肌张力正常。双侧指鼻、跟膝胫试验稍欠稳准，双侧轮替试验笨拙，闭目难立征睁闭眼均不稳。未见静止性、姿势性、意向性震颤。患者行走时躯干稍前倾，步基增宽，直线行走困难，转弯缓慢，后拉试验阳性。

讨论与分析

【病例特点】

1. 中年男性，缓慢起病，慢性进展性病程。

2. 以体位性头晕、步态不稳、尿失禁为主要表现。

3. 神经系统体格检查：构音障碍，双侧指鼻、跟膝胫试验稍欠稳准，双侧轮替试验笨拙，闭目难立征睁闭眼均不稳，行走时躯干稍前倾，步基增宽，直线行走困难，转弯缓慢，后拉试验阳性。

4. 卧立位血压：右侧卧位血压 135/94 mmHg，心率 68 次 / 分；立位即刻血压 78/55 mmHg，心率 81 次 / 分；立位 1 分钟血压 70/51 mmHg，心率 80 次 / 分。

5. MRI：脑桥、小脑萎缩，脑桥可见竖线。

6. 泌尿系超声：残余尿约 157 mL。

【诊疗思路与疾病分析】

MSA 是一种快速进展、罕见的神经退行性疾病，以自主神经功能障碍、帕金森病、小脑共济性失调和锥体束征的不同组合为主要临床表现，该病起病隐匿，进展快，患者平均生存期为 6 ～ 10 年。大约 50% 的患者在出现运动症状后的 3 年内需要辅助行走，60% 的患者在 5 年后需要轮椅，卧床的平均时间为 6 ～ 8 年。

MSA 分为 2 个单独但有重叠的临床亚型，欧洲和北美的大多数研究发现 MSA-P 型的病例数超过 MSA-C 型，日本研究报道 MSA-C 型比 MSA-P 型更常见。MSA-P 型或 MSA-C 型可发生变化，因分型是以患者接受评估的主要运动症状划分。2 个亚型重叠（MSA-P+MSA-C）的现象，反映了纹状体和小脑通路中少突胶质细胞质包涵体分布和神经元丢失的混合神经病理学结果。50% 的 MSA-P 型患者出现额外的小脑体征，75% 的 MSA-C 型患者在病程中出现帕金森综合征的表现。

（1）病理变化：MSA 的病理学主要表现为黑质 – 纹状体系统、橄榄体脑桥小脑、大脑皮质、脊髓中间外侧核变性，其特征性病理改变为广泛、密集分布的 α - 突触共核蛋白阳性少突胶质细胞胞质包涵体；其分布密度与神经变性程度和病程相关。MSA 的病理学改变主要分为两种，分别对应 MSA-P 中的纹状体黑质病理模式和 MSA-C 中的橄榄体脑桥小脑变性模式。每种模式的严重程度分为 3 个等级，MSA-P 的变性最初仅限于黑质，然后涉及壳核，其次是尾状核和苍白球。相比之下，在 MSA-C 中，最初是小脑中的浦肯野细胞和髓鞘轻微的丢失，黑质变性，随后脑桥和下橄榄核中的神经元丢失，最终是小脑蚓部和小脑半球中的神经元丢失。

（2）影像学特点：常规 MRI 上支持 MSA 诊断的影像学异常包括 T_2 加权序列上的壳核萎缩和（或）低信号，幕下结构萎缩，如脑桥、小脑中脚、延髓和小脑，以及 T_2 序列上脑桥十字形高信号（十字征）。与 PD 和 PSP 相比，这些异常在 MSA 中均具有较高的特异性，但在疾病早期阶段的敏感性欠佳。磁共振弥散加权序列可以通过显示 MSA 中后壳核和小脑中脚的扩散增加来进一步提高诊断的准确性。此外，磁共振铁敏感序列可以检测到后壳核内的异常铁沉积，对 MSA 的诊断也有较高的特异性。体积 T_1 加权 MRI 的自动脑分割揭示了包括壳核、小脑和小脑脚在内的 MSA 特异性体积丢失模式，与 PD 或 PSP 相比具有高诊断准确性。除此之外，经颅超声的结构成像也可能有助于区分 MSA 和 PD，通常在高达 90% 的 PD 患者中会发现中脑高回声，但在 MSA 患者中这种变化并不存在。

（3）药物治疗：目前对于 MSA 缺乏有效的药物，治疗方案主要为针对特定临床症状进行对症治疗。MSA-C 型主要表现为共济失调，既往研究表明丁螺环酮可用于改善 MSA 的共济失调，但效果欠佳。MSA-P 型的患者帕金森样症状可使用左旋多巴作为一线治疗药物，约 30% 的 MSA 患者可能应用该药物有效。同时还有多巴胺受体激动剂和金刚烷胺可作为备选方案。如果 MSA 患者合并肌张力障碍，考虑到苯二氮䓬类及抗胆碱能药物可能会增加患者的呼吸暂停风险及加重认知损害，因此推荐肉毒毒素注射治疗。泌尿系统症状是 MSA 另一突出的自主神经症状，α - 肾上腺素受体阻断剂（如坦索罗辛）对缓解神经源性尿潴留可能有帮助。MSA 患者快速眼动睡眠行为障碍发生率高，治疗方案中首先要营造安全的睡眠环境，以防止患者跌倒和受伤，RBD 的一线治疗药物是氯硝西泮，但患者如伴有阻塞性睡眠呼吸暂停低通气综合征，应避免使用氯硝西泮，以免进一步增加患者呼吸暂停的风险。

（4）经颅磁刺激治疗:《中国帕金森病重复经颅磁刺激治疗指南》介绍，经颅磁刺激（transcranial magnetic stimulation，TMS）是一种安全、有效的无创神经调控技术，广泛应用于神经、康复、精神心理等领域治疗多种疾病，尤其是在帕金森病等神经系统疾病治疗方面取得了良好的效果。目前国外已有小样本研究证明 TMS 可以改善 MSA 的症状。研究发现，小脑上的 rTMS 作用于 MSA 患者异常的小脑 – 皮质抑制性神经元连接。高频率和低频率小脑 rTMS 都可以使 MSA 患者的临床症状得到改善。另有研究提示针对左侧 M1 高频率的 rTMS 可使 MSA 运动功能障碍得到显著改善。功能磁共振成像显示小脑皮质活动增强可能与临床改善有关。然而，这些研究的样本量较小，未来需要更大队列的双盲研究来进一步验证这些结果及探索 TMS 治疗对 MSA 患者临床症状改善的持续时间。

（张俊姣　马凌燕）

参考文献

[1] 叶欢，赵中，徐元，等. 多系统萎缩的影像学特点及电生理变化. 临床神经病学杂志，2018，31（1）：69-71.

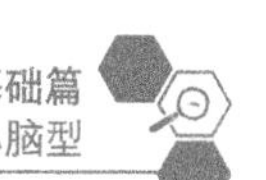

[2] POEWE W, STANKOVIC I, HALLIDAY G, et al. Multiple system atrophy. Nat Rev Dis Primers, 2022, 8（1）: 56.

[3] 王丽娟，聂坤，高玉元，等 . 帕金森病重复经颅磁刺激治疗指南 . 中国神经精神疾病杂志，2021，47（10）：577-585.

[4] WENNING G K, STANKOVIC I, VIGNATELLI L, et al. The Movement Disorder Society Criteria for the diagnosis of multiple system atrophy. Mov Disord, 2022, 37（6）: 1131-1148.

[5] 中华医学会神经病学分会帕金森病及运动障碍学组，中国医师协会神经内科医师分会，帕金森病及运动障碍学组 . 多系统萎缩诊断标准中国专家共识（2022）. 中华神经科杂志，2023，56（1）：15-29.

[6] PETSANI C, ALOIZOU A M, SIOKAS V, et al. Therapeutic application of rTMS in atypical parkinsonian disorders. Behav Neurol, 2021, 2021: 3419907.

[7] 张灵语，商慧芳 . 多系统萎缩的诊治进展 . 罕见病研究，2022，1（2）：206-216.

病例 5　肝豆状核变性

病例介绍

【主诉】

患者，女，17 岁，主诉:“双下肢乏力 2 年，肢体僵硬 1 年，加重 8 个月。”

【现病史】

患者 2 年前无明显诱因出现双下肢乏力，上楼时显著，同时出现焦虑、抑郁情绪。1 年前出现四肢发僵、疼痛。患者于外院就诊，诊断不详，给予奥氮平口崩片 5 mg，1 次 / 晚、丙戊酸钠缓释片 1 片，2 次 / 日、地西泮 2.5 mg，1 次 / 晚。病情改善不明显，逐渐进展。患者于 8 个月前开始长时间保持张口姿势，说话缓慢、吐字不清，饮水呛咳，口角流涎，书写困难，扭头或转身困难，行走时双足拖曳、向后仰，睡眠时肢体舞动，情绪易激惹、淡漠。患者于 6 个月前出现便秘。3 个月前起无法正常交流，只可偶尔说出个别词汇。10 天前患者自行停止服用奥氮平口崩片、丙戊酸钠缓释片、地西泮，1 周前来我院门诊就诊，给予巴氯芬 5 mg，3 次 / 日治疗。病程中否认嗅觉减退、尿频、尿急、尿失禁、体位性头晕。患者为求进一步系统治疗入院。

【既往史、个人史、家族史】

6 年前因被人撞伤致左侧胫骨上端骨折行切开复位内固定术，3 年前骑自行车摔倒致左前臂骨折，行切开复位内固定术。否认高血压、糖尿病、脑外伤、脑炎、脑血管病病史，否认毒物接触史、一氧化碳中毒史。否认吸烟、饮酒史。否认过敏史。患者兄长有手部不自主抖动、下肢僵直症状。

【入院查体】

血压 125/59 mmHg，心率 80 次 / 分。内科系统查体未见异常。神经系统查体：神志清楚，构音障碍，定向力、记忆力、计算力减退。双侧瞳孔等大等圆，直径 2.5 mm，双眼可见角膜色素环（kayser-Fleischer ring，K-F 环），双侧软腭上抬有力，双侧咽反射存在，悬雍垂左偏，余颅神经查体未见异常。右上肢意向性震颤，四肢肌力 5 级，双上肢、右下肢肌张力升高，左下肢肌张力正常。双侧轮替试验笨拙，双侧指鼻、跟膝胫试验稳准，闭目难立征、后拉试验欠合作。双侧针刺觉及音叉振动觉对称。四肢腱反射对称引出。双侧掌颏反射、Hoffmann 征阴性。左侧 Babinski 征阳性、右侧阴性。颈软，脑膜刺激征阴性。

【院前辅助检查】

铜蓝蛋白：30 mg/L ↓（正常值 200 ～ 600 mg/L）。

头部 CT：双侧丘脑、基底节、外囊低密度病灶，脑萎缩。

眼科裂隙灯：K-F 环（+）。

【初步诊断】

一、定位诊断

1. 锥体外系（黑质 – 纹状体系统）

患者临床表现为言语缓慢、站立不稳，查体可见构音障碍，四肢肌力 5 级，右上肢意向性震颤，双上肢、右下肢肌张力升高，上述表现符合锥体外系受累表现，符合运动减少 – 肌张力增高综合征表现，定位于锥体外系的黑质 – 纹状体系统。

2. 锥体束

患者查体左侧 Babinski 征阳性，考虑累及右侧锥体束。

二、定性诊断

肝豆状核变性。

患者为青少年女性，隐匿性起病，慢性进展性病程，临床主要表现为缓慢进展的构音障碍、精神症状、运动障碍，查体可见锥体系及锥体外系均有受累。眼科裂隙灯下可见 K-F 环，外院铜蓝蛋白检查结果低于 0.1 g/L。依据中华医学会神经病学分会推出的《中国肝豆状核变性诊治指南 2021》，患者目前存在神经精神症状，外院铜蓝蛋白检查结果低于 0.1 g/L，K-F 环阳性，故诊断为肝豆状核变性。患者入院后需完善本院血清铜蓝蛋白、24 小时尿铜、血清铜、基因、头部 MRI 等检查。

【鉴别诊断】

1. 早发型帕金森病

早发型帕金森病是起病年龄小于 40 岁的一类帕金森病，目前对于起病年龄尚无统一标准，其诊断符合 2015 年国际运动障碍协会帕金森病诊断标准，但临床表现较晚发型帕金森病患者不典型。与晚发型帕金森病相比，早发型帕金森病疾病进展更慢，以肌张力障碍起病更常见，姿势性震颤较静止性震颤常见，认知功能下降程度轻，更易出现运动并发症如异动症、肌张力障碍及运动波动，更易存在阳性家族史及帕金森病相关基因突变。本患者青年起病，表现为动作性震颤、肌张力障碍、帕金森综合征，但患者 K-F 环阳性，血清铜蓝蛋白明显降低，故考虑肝豆状核变性可能性大，必要时可完善帕金森病相关基因检测加以鉴别。

2. 脑组织铁沉积神经变性病

脑组织铁沉积神经变性病是一组由基因突变导致的以锥体外系症状为主，伴有其他复杂临床症状，在脑组织特定部位可见异常铁沉积的神经遗传变性疾病。常见铁沉积部位为苍白球、黑质、红核、丘脑等脑深部灰质核团。其最常见的亚型为泛酸激酶相关性神经变性病，此亚型首发症状多为步态障碍及姿势异常，少数病例以精神行为异常或视力障碍为首发症状。锥体外系症状、认知发育迟滞或倒退、锥体系症状、视网膜色素变性等眼部症状是常见表现。此患者青年起病，具有锥体外系、精神行为异常等临床表现，但患者 K-F 环阳性，血清铜蓝蛋白明显降低，故考虑肝豆状核变性可能性大，可完善基因检测、头部 MRI 加以鉴别。

3. 多巴反应性肌张力障碍

多巴反应性肌张力障碍为遗传性肌张力障碍，由参与多巴胺 / 四氢生物蝶呤合成或循环的 5 个基因（*GCH1*、*TH*、*PTS*、*SPR*、*QDPR*）的致病变异导致。多于儿童期发病，女性多见，通常首发于下肢，表现为姿势步态异常、足屈曲或外翻，可进展至全身，合并运动迟缓、肌强直等帕金森综合征表现。症状一般在早晨或午后轻微，运动或晚间加重。应用小剂量左旋多巴有明显且持久的反应，且长期服用无须增加剂量，不会出现左旋多巴导致的运动并发症。本患者为青少年女性，临床表现为肌张力障碍、帕金森综合征，但症状无明显昼夜波动，且患者 K-F 环阳性，血清铜蓝蛋白明显降低，故考虑肝豆状核变性可能性大，可试用小剂量左旋多巴，完善基因检测加以鉴别。

4. 迟发性运动障碍

迟发性运动障碍是由抗精神病药物诱发的持久、刻板的不自主运动，常见于长期应用抗精神病药（多巴胺受体拮抗剂）治疗的精神病患者，减量或停服后最易发生。多发生于老年患者，女性多见，表现为节律性刻板重复的舞蹈－手足徐动样不自主运动。本患者病程中长期服用奥氮平，近 10 日自行停用，但患者主要表现为帕金森综合征，无不自主运动，且患者 K-F 环阳性，血清铜蓝蛋白明显降低，故考虑肝豆状核变性可能性大。

【院内辅助检查】

便常规、凝血全套、抗链球菌溶血素 O、类风湿因子、红细胞沉降率、糖化血红蛋白、血液 3 项检查正常。

血常规 +C 反应蛋白：红细胞平均体积 79.2 fL ↓。

生化 35 项：无机磷 1.74 mmol/L ↑，同型半胱氨酸 15.8 μmol/L ↑。

铜蓝蛋白：44.55 mg/L ↓（正常值 200 ～ 600 mg/L）。

24 小时尿铜（外院）：133 μg/24 h ↑（正常值 15 ～ 30 μg/24 h）。

尿锌（外院）：0.02 mg/L。

尿常规：尿隐血（1+），尿白细胞（2+）。

术前 8 项病毒筛查：乙肝表面抗体阳性↑。

肿瘤标志物（女性）：鳞状细胞癌相关抗原 4.13 ng/mL ↑。

甲状腺功能 8 项：三碘甲状腺原氨酸 2.61 nmol/L ↑。

青霉素皮试：阴性。

腹部超声（肝胆胰脾肾）：肝胰脾肾未见占位性病变。

经颅黑质超声：黑质回声强度Ⅲ级。

头颅 MRI（3T）：脑桥背侧、中脑、双侧丘脑、基底节、外囊多发对称性异常信号；幕上脑室扩大，脑沟裂增宽。MRA：左侧大脑中动脉水平段较短（图 5-1）。

头颅 MRI（7T）：双侧基底节 SWI 低信号（图 5-2）。

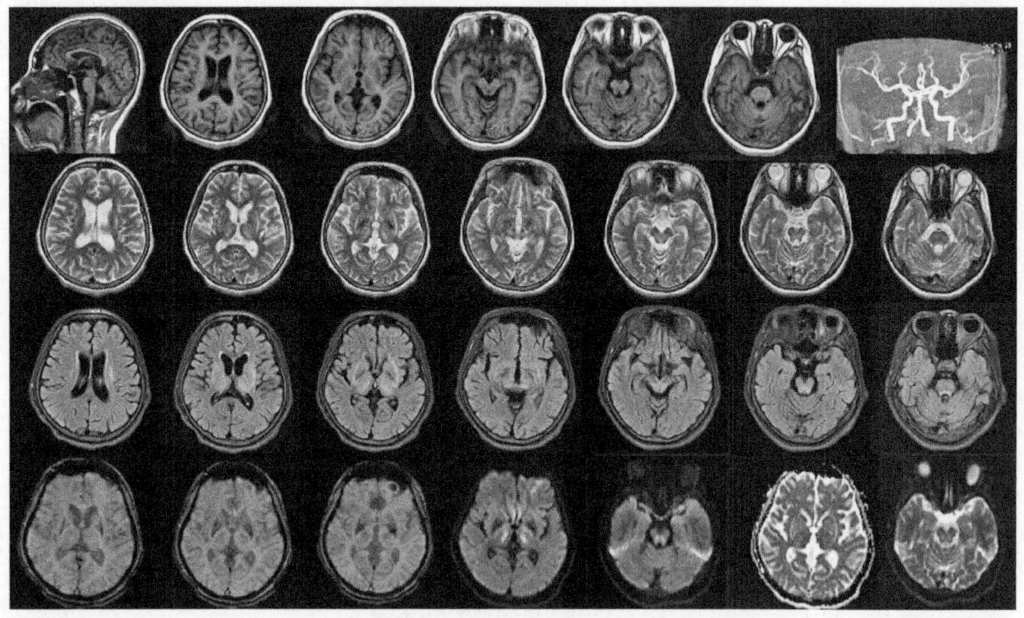

脑桥背侧、中脑、双侧丘脑、基底节、外囊多发对称性 T_1 低信号，T_2 高信号，FLAIR 高信号，DWI/ADC 双侧丘脑、中脑被盖弥散受限；双侧基底节 SWI 低信号；幕上脑室扩大，脑沟裂增宽；颅内大动脉未见明显异常。

图 5-1　头颅 MRI（1）

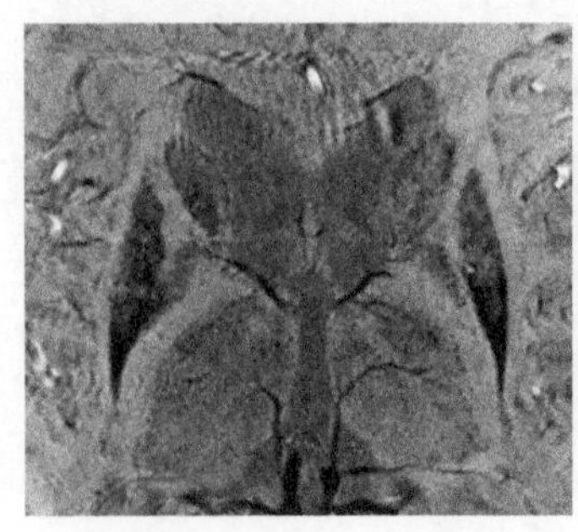
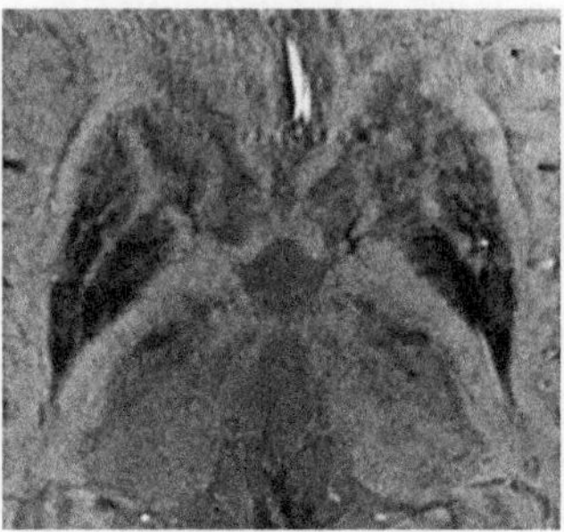
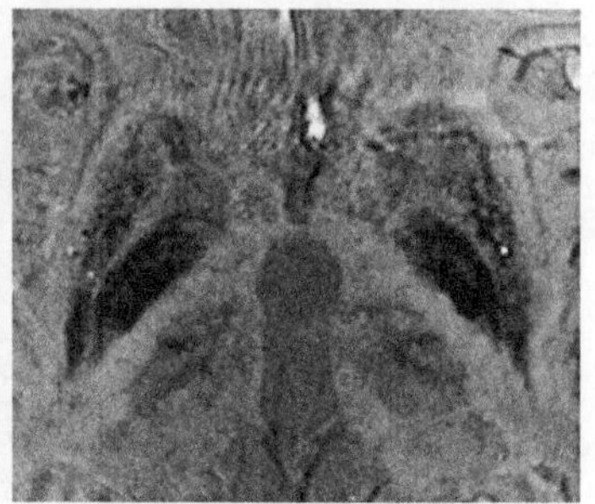

双侧基底节 SWI 低信号。

图 5-2　头颅 MRI（2）

为进一步明确诊断，行基因检测，结果提示患者在肝豆状核变性相关基因 *ATP7B* 中存在 1 个纯合突变，为 c.2659del 纯合突变，导致氨基酸发生移码突变（p.Ala887LeufsTer14），根据美国医学遗传学与基因组学学会指南，该变异初步判定为致病性变异。进一步行家系验证，证实父母均为 c.2659del 杂合突变携带者，符合常染色体隐性遗传规律（图 5-3）。

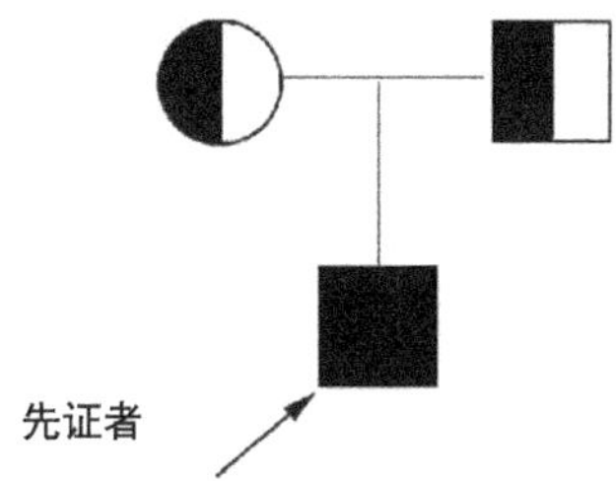

先证者 *ATP7B* 基因 c.2659del 位点纯合突变，分别来自其父母，符合常染色体隐性遗传规律。

图 5-3　基因检测

【治疗过程】

患者被诊断为肝豆状核变性。根据《中国肝豆状核变性诊治指南 2021》，本患者存在神经精神表现，无肝脏损害，为神经型肝豆状核变性，治疗方案包括：① D- 青霉胺 [开始：62.5 ～ 125 mg/d；成人最大剂量：1500 mg/d；儿童：20 mg/（kg · d）]、二巯基丙磺酸钠 [成人：20 ～ 30 mg/（kg · d）；儿童：20 mg/（kg · d）]、二巯丁二酸胶囊 [成人：750 ～ 1000 mg/d；儿童：35 mg/（kg · d）]；②锌制剂；③对症治疗。

患者青霉素皮试阴性，予青霉胺片 62.5 mg，1 次 / 日（晚餐前 1 小时）；逐渐缓慢加量（每周加量 125 ～ 250 mg），分 2 ～ 4 次服用，每 1 ～ 2 周评估患者的神经症状，一旦神经症状加重，立即停用，监测 24 小时尿铜含量，较用药前明显增高或 D- 青霉胺总量达到 1500 mg/d 时停止增加剂量，儿童剂量为每日 20 mg/kg，维持量成人为 750 ～ 1000 mg/d、儿童为 250 mg/d。由于 D- 青霉胺可能会影响体内吡哆醇（维生素 B_6）的作用，同时服用维生素 B_6 10 mg，1 次 / 日；葡萄糖酸锌片 70 mg，3 次 / 日（餐后 1 小时）；盐酸苯海索片 1 mg，

3 次 / 日；金刚烷胺 50 mg，2 次 / 日（早、午餐后）；氯硝西泮 1 mg，1 次 / 日（睡前），改善震颤、肢体僵硬及肌张力障碍；低铜饮食，出院后每月复查 24 小时尿铜，病情平稳后每 6 个月复查 24 小时尿铜，定期复查铜蓝蛋白、肝功能、肾功能、血常规、头部 MRI 等，门诊随诊。

【最终诊断】

肝豆状核变性

【出院时情况】

患者出院时病情平稳，言语不清、肢体僵硬等症状稍好转。

讨论与分析

【病例特点】

1. 患者为青少年女性，隐匿起病，慢性进展性病程。

2. 以言语不清、精神症状、站立及步态不稳为主要表现，查体 K-F 环阳性，构音障碍，右上肢意向性震颤，双上肢、右下肢肌张力升高。

3. 铜蓝蛋白 44.55 mg/L；24 小时尿铜 133 μg/24 h。

4. 头 MRI：脑桥背侧、中脑、双侧丘脑、基底节、外囊多发对称性异常信号，脑萎缩。

5. 基因检测提示 *ATP7B* 基因 c.2659del 位点纯合突变。

【诊疗思路与疾病分析】

肝豆状核变性又称 Wilson 病（Wilson’s disease），是一种常染色体隐性遗传的铜代谢障碍疾病，其致病基因 *ATP7B* 编码一种铜转运 P 型 ATP 酶。该蛋白在肝细胞中具有两种功能，首先，它将铜转运至高尔基体反面网络结构（trans-Golgi network，TGN）合成血浆铜蓝蛋白，它是分泌到血液中的主要铜转运蛋白；其次，它通过囊泡转运的形式将铜隔离到囊泡内，促进过量铜的胆管排泄。该基因的致病变异导致 ATP 酶的功能缺陷或丧失，造成胆管排铜障碍，大量铜蓄积于肝、脑、肾、骨关节、角膜等组织和脏器，患者出现肝脏损害、神经精神表现、肾脏损害、骨关节病及角膜色素环等。本病在世界范围的患病率为 1/30 000 ～ 1/2600，携带者频率约为 1/90。

1. 临床表现

肝豆状核变性的临床表现多样，主要包括神经精神表现、肝脏损害、其他系统损害等（表 5-1），对于症状前个体，一般指以下 3 种情况：常规体检发现转氨酶轻度增高但无症状且行 *ATP7B* 基因筛查确诊；意外发现 K-F 环但无症状且行 *ATP7B* 基因筛查确诊；肝豆状核变性先证者的无症状同胞行 *ATP7B* 基因筛查确诊。

表 5-1　肝豆状核变性患者各器官系统表现

器官系统	临床表现
肝脏	溶血性黄疸
	脂肪肝、肝大、肝硬化
	脾大
	急性肝炎、慢性肝病、急性肝衰竭
神经	震颤、不自主运动、共济失调
	肌张力障碍、肢体僵硬、运动迟缓
	流涎、构音障碍、假性延髓性麻痹
	自主神经功能异常、偏头痛
	癫痫
精神	躁狂、抑郁、精神分裂
	神经质行为、失眠、人格改变
其他	K-F 环、“向日葵”样白内障
	皮肤黝黑
	溶血性贫血
	氨基酸尿、肾结石
	骨关节病、骨骼畸形、骨质疏松
	心肌病、心律失常
	胰腺炎
	甲状旁腺功能减退
	月经失调、不孕、反复流产

2. 诊断

根据《中国肝豆状核变性诊治指南 2021》，对于出现原因不明的肝病表现、神经症状（尤其是锥体外系症状）或精神症状的患者均应考虑肝豆状核变的可能性。发病年龄不能作为诊断或排除肝豆状核变性的依据。

诊断要点推荐如下。

（1）神经和（或）精神症状。

（2）原因不明的肝脏损害。

（3）血清铜蓝蛋白降低和（或）24 小时尿铜升高（Ⅰ级推荐，B 级证据）。

（4）K-F 环阳性（Ⅰ级推荐，B 级证据）。

（5）经家系共分离及基因变异致病性分析确定患者的 2 条染色体均携带 *ATP7B* 基因致病变异（Ⅰ级推荐，B 级证据）。

符合（1 或 2）+（3 和 4）或（1 或 2）+5 时均可确诊肝豆状核变性；符合 3+4 或 5 但无明显临床症状时则诊断为肝豆状核变性症状前个体；符合前 3 条中的任何 2 条，诊断为可能的肝豆状核变性，需进一步追踪观察，建议进行 *ATP7B* 基因检测，以明确诊断。本患者符合诊断要点 1+3+4+5，故可确诊为肝豆状核变性。

根据 2012 年欧洲肝脏研究学会指南，肝豆状核变性的诊断基于 2001 年提出的 Leipzig 评分系统（表 5-2），具体标准如下。

表 5-2　肝豆状核变性诊断的 Leipzig 评分系统

临床症状与体征		其他检查	
K-F 环		肝组织铜定量（无胆汁淤积的情况下）	
有	2 分	正常＜ 50 μg（0.8 μmol/g）	-1 分
无	0 分	50 ～ 250 μg（0.8 ～ 4 μmol/g）	1 分
存在神经系统症状和（或）头颅 MRI 异常		＞ 250 μg（＞ 4 μmol/g）	2 分
严重损伤	2 分	罗丹宁阳性颗粒	1 分
轻微损伤	1 分	尿铜定量（无急性肝炎的情况下）	
无异常	0 分	正常	0 分
血清铜蓝蛋白		1 ～ 2 倍正常值上限	1 分
正常（＞ 0.2 g/L）	0 分	＞ 2 倍正常值上限	2 分
0.1 ～ 0.2 g/L	1 分	正常但青霉胺激发试验＞ 5 倍正常值上限	2 分
＜ 0.1 g/L	2 分	基因检测	
Coombs 阴性溶血性贫血		2 条染色体均检测到突变	4 分
有	1 分	仅 1 条染色体检测到突变	1 分
无	0 分	未检测到突变	0 分

Leipzig 评分≥ 4 分可确诊肝豆状核变性，3 分为疑似诊断，需进一步完善

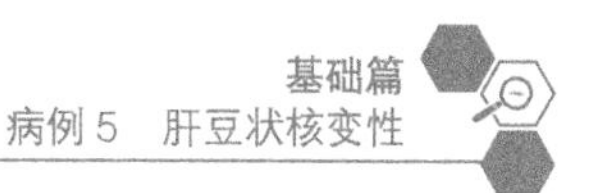

检查，≤ 2 分基本不考虑诊断。本患者 Leipzig 评分为 12 分 [K-F 环 2 分 + 神经系统症状和（或）头 MRI 异常 2 分 + 血清铜蓝蛋白 2 分 + 尿铜定量 2 分 + 基因检测 4 分]，可确诊为肝豆状核变性。

研究表明，肝豆状核变性的诊断延迟仍然常见，通常是因为其多样化的临床表现（表 5-1），最初被错误地归因于更普遍的疾病。在一项来自德国的 163 例患者的队列研究中，以神经系统症状起病的患者从出现症状到诊断的时间明显长于以肝脏症状起病的患者（44 个月 *vs.* 14 个月），最长的诊断延迟通常发生在以精神症状起病的患者中。本患者主要表现为青少年时期隐匿起病，逐渐进展的神经精神症状，需与早发型帕金森综合征、多巴反应性肌张力障碍、脑组织铁沉积神经变性病等鉴别，同时患者病程中服用奥氮平，还应与迟发性运动障碍及继发性帕金森综合征鉴别。

3. 影像学特征

基底节、丘脑和（或）脑干的 T_2/FLAIR 异常高信号可见于 90% 的存在神经症状的肝豆状核变性患者（图 5-4）。“大熊猫脸征”位于中脑，红核在 T_2 像上呈现对称性的低信号，类似熊猫的眼睛，双侧黑质网状部的正常信号类似熊猫的耳朵，上丘低信号类似熊猫的嘴巴，而中脑被盖其他区域的高信号则类似熊猫脸的其余部分；“小熊猫脸征”位于脑桥，脑桥被盖的内侧纵束和中央被盖束低信号类似熊猫的眼睛，导水管开口进入第四脑室的高信号构成熊猫的鼻子和嘴，而小脑上脚的高信号则形成熊猫脸的其他部分（图 5-5），二者均对肝豆状核变性的诊断具有较高的特异性，但仅见于少部分患者。

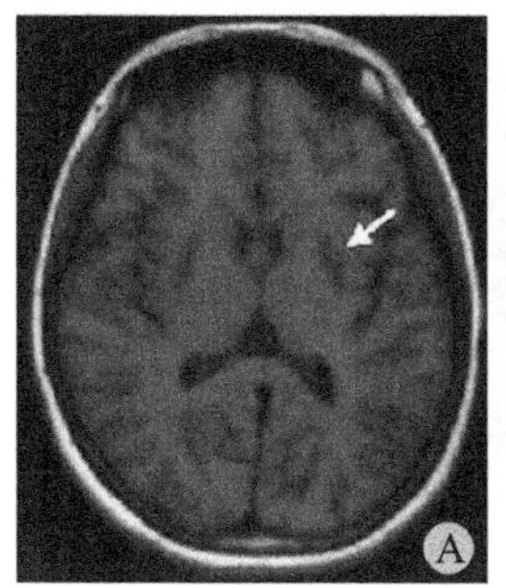

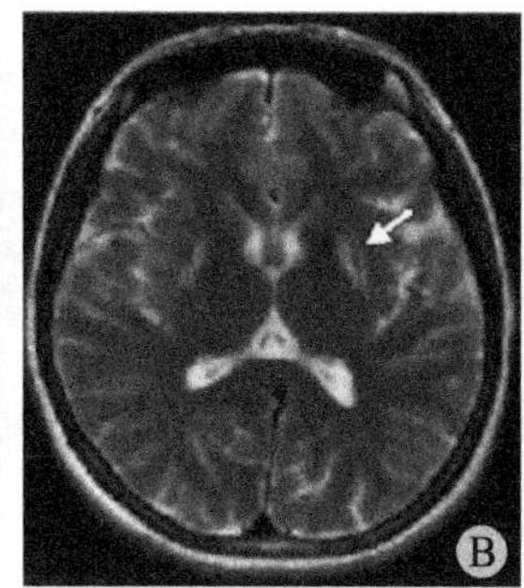

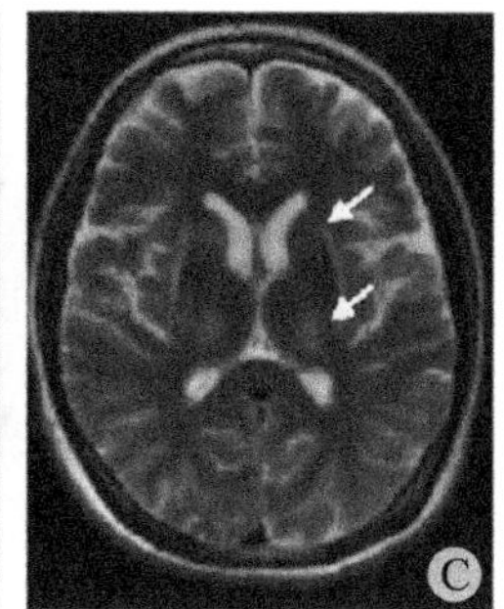

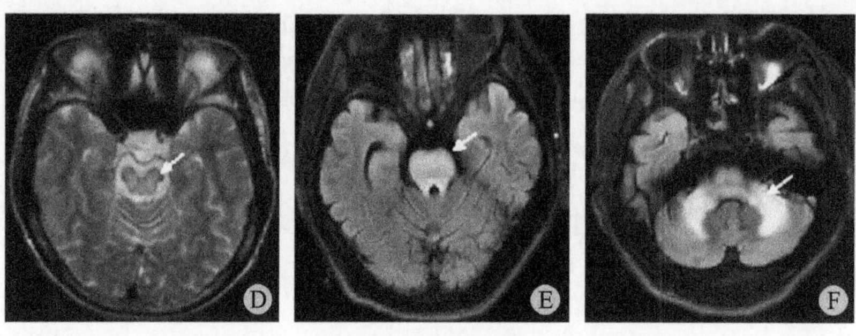

A：T_1加权像壳核低信号；B：T_2加权像壳核和屏状核高信号；C：尾状核头部和丘脑高信号；D：中脑高信号；E：脑桥高信号；F：小脑高信号。

图 5-4　头颅 MRI（3）

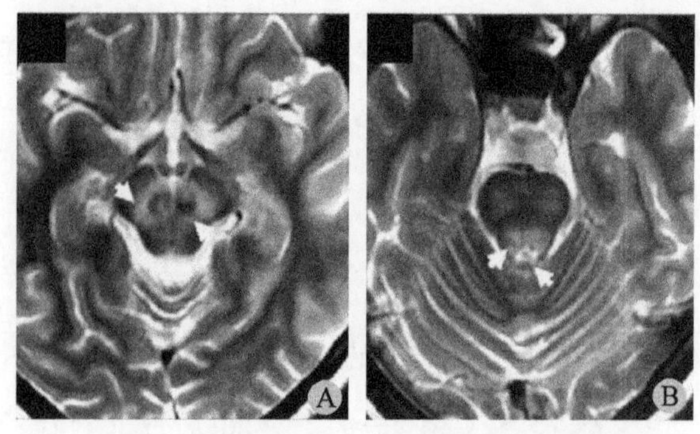

A：中脑“大熊猫脸征”；B：脑桥“小熊猫脸征”。

图 5-5　头颅 MRI（4）

病理研究发现，肝豆状核变性患者脑内存在铜、铁沉积。采用磁共振的磁敏感序列可显示脑内金属沉积，本患者 3T 及 7T SWI 序列均可见双侧基底节低信号，其中 7T SWI 序列显示双侧壳核与苍白球间线样相对高信号区（图 5-2），可能作为肝豆状核变性的特征性影像学表现。

4. 治疗原则

（1）早期治疗，终身治疗，终身监测。

（2）根据患者的临床表现选择合适的治疗方案，神经精神症状明显的肝豆状核变性患者在治疗前应先做症状评估和颅脑 MRI 检查。

（3）对于症状前个体的治疗及治疗有效患者的维持治疗，可单用锌剂或者联合应用小剂量络合剂。

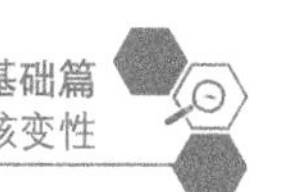

（4）药物治疗的监测：开始药物治疗后应定期检查血尿常规、肝肾功能、凝血功能、24 小时尿铜，前 3 个月每月复查 1 次，病情稳定后每 6 个月复查 1 次。肝脾 B 超可用来评估病情进展和监测药物的治疗效果，建议 3 ～ 6 个月检查 1 次，如多次检查正常，1 年复查 1 次即可。尽管颅脑 MRI 表现不能准确反映疾病的严重程度，但可用来监测治疗效果，建议根据具体情况进行复查。同时对所有患者必须密切观察药物的不良反应。

5. 治疗药物

（1）D- 青霉胺（D-penicillamine）：D- 青霉胺是最常用的排铜药物。它是一种带有巯基的强效金属络合剂，其药理作用是通过络合细胞内的铜使之进入血液循环，促进铜经尿液排出体外。由于其可能会影响体内吡哆醇（维生素 B_6）的作用，服用期间应注意补充维生素 B_6。10% ～ 50% 的患者在 D- 青霉胺治疗初期会出现神经症状恶化，对于停药时间较长的患者，快速重新给予治疗药物也可能引起不可逆的神经功能缺损。

（2）二巯基丙磺酸钠（sodium dimercaptosulphonate，DMPS）和二巯丁二酸胶囊（dimercaptosuccinic acid，DMSA）：均含有 2 个巯基（-SH），促进铜经尿液排出。指南推荐用于有轻 – 中度肝脏损害和神经精神症状的肝豆状核变性患者，尤其当患者对 D- 青霉胺过敏或不耐受时，DMSA 可替代 D- 青霉胺用于长期口服维持治疗，或与 D- 青霉胺交替服用，减轻长期服用 D- 青霉胺的不良反应及长期用药后的药效衰减作用。

（3）曲恩汀：曲恩汀同样可促进铜经尿液排出体外，但对铜的络合作用较 D- 青霉胺弱，不良反应亦较 D- 青霉胺轻。指南推荐用于有轻、中、重度肝脏损害和神经精神症状的患者及不能耐受 D- 青霉胺的患者。

（4）锌制剂：为阻止铜吸收的药物，临床上常用葡萄糖酸锌和硫酸锌。主要用于治疗症状前个体、儿童肝病表现或症状不典型、妊娠、不能耐受 D- 青霉胺治疗的患者及各型患者的维持治疗。

（张智瑾　马凌燕）

参考文献

[1] 中华医学会神经病学分会神经遗传学组．中国肝豆状核变性诊治指南 2021. 中华神经科杂志，2021，54（4）：310-319.

[2] SHRIBMAN S，POUJOIS A，BANDMANN O，et al. Wilson's disease：update on pathogenesis，biomarkers and treatments. Journal of neurology，neurosurgery，and psychiatry，2021，92（10）：1053-1061.

[3] European Association for Study of Liver. EASL clinical practice guidelines：Wilson's disease. journal of hepatology，2012，56（3）：671-685.

[4] FERENCI P，CACA K，LOUDIANOS G，et al. Diagnosis and phenotypic classification of Wilson disease. Liver Int，2003，23（3）：139-142.

[5] MERLE U，SCHAEFER M，FERENCI P，et al. Clinical presentation，diagnosis and long-term outcome of Wilson's disease：a cohort study. Gut，2007，56（1）：115-120.

[6] SHIVAKUMAR R，THOMAS S V. Teaching neuro images：face of the giant panda and her cub：MRI correlates of Wilson disease. Neurology，2009，72（11）：e50.

[7] DUSEK P，BAHN E，LITWIN T，et al. Brain iron accumulation in Wilson disease：a post mortem 7 Tesla MRI - histopathological study. Neuropathol Appl Neurobiol，2017，43（6）：514-532.

病例 6　进行性核上性麻痹

病例介绍

【主诉】

患者，男，69 岁，主诉：“行走困难 2 年，加重伴运动迟缓 1 年。”

【现病史】

患者 2 年前无明显诱因出现行走困难，表现为起步困难、转身缓慢，当时未就诊。此后症状逐渐加重，近 1 年来行走困难，双下肢拖步，行走过程中向后跌倒 20 余次，伴有饮水呛咳、情绪低落。同时患者自觉记忆力下降，以近记忆力减退为主，表现为忘记刚刚要做的事，否认找不到回家的路，否认记忆力减退存在波动。患者就诊于当地医院，诊断为帕金森综合征，给予多巴丝肼 62.5 mg，3 次 / 日（三餐前 1 小时口服），患者自觉起步困难、转身缓慢、频繁跌倒症状无明显改善，后因胃肠道不适等不良反应自行停用多巴丝肼。近半年患者自觉症状进一步加重，活动慢，表现为面部表情减少，讲话缓慢、语调变低、吐字不清，偶有流涎，穿衣、系扣等精细动作变慢，伴有尿频、尿急，偶有尿失禁。患者自诉病程中嗅觉减退，睡眠中有大喊大叫、肢体舞动等异常行为，偶有便秘。否认肢体抖动，否认幻觉、体位性头晕。一周前患者就诊于本院门诊，诊断为帕金森综合征，目前未服用抗帕金森病相关药物。现患者为改善行走困难及运动迟缓入院。

【既往史、个人史、家族史】

既往体健，否认高血压、糖尿病、冠心病、脑血管病、精神病病史。无化学性物质、放射性物质、有毒物质接触史，无工业毒物、粉尘接触史。否认嗜酒史。吸烟40余年，10支/日，已戒烟2年。否认过敏史，否认相关家族史。

【入院查体】

（未服药）右侧卧位血压113/78 mmHg，心率66次/分，心律齐，内科查体未见明显异常。神经系统查体：神志清楚，构音障碍，面部表情减少，时间、地点、人物定向力减退，记忆力、计算力减退。双侧瞳孔等大等圆，直径3.0 mm，双侧瞳孔直接及间接对光反射灵敏，眼球上下视受限，其他各向运动充分，未见眼震。余颅神经查体未见异常。四肢肌力5级，双侧肢体肌张力增高。双侧指鼻、跟膝胫试验稳准，闭目难立征阴性。患者行走慢，小碎步，起步、转弯困难，后拉试验阳性。双侧肢体针刺觉及音叉振动觉对称存在。四肢腱反射对称引出。双侧掌颏反射、Hoffmann征阴性。双侧Babinski征阴性。颈软，脑膜刺激征阴性。

【院前辅助检查】

外院头部MRI：阅片可见双侧颞叶萎缩。

【初步诊断】

一、定位诊断

1. 黑质-纹状体系统

患者临床表现为运动迟缓、姿势步态异常。查体可见双侧肢体肌张力增高，起步、转弯困难，后拉试验阳性。符合锥体外系受累表现，定位于黑质-纹状体系统。

2. 自主神经系统

患者病程中存在尿急、尿频，偶有尿失禁、便秘，考虑存在自主神经功能受累。

3. 广泛大脑皮质

患者有记忆力下降表现，查体可见记忆力、定向力、计算力等高级皮质功能减退，外院头部磁共振自阅片可见脑萎缩明显，故定位于广泛大脑皮质。需进一步完善MMSE、MoCA评分和复查头部磁共振以进一步明确诊断。

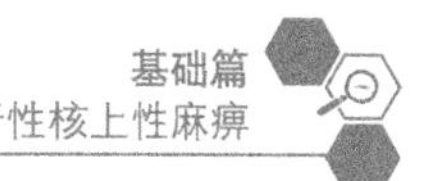

二、定性诊断

帕金森综合征：进行性核上性麻痹可能性大。

患者为老年男性，慢性进展性病程，临床表现为运动迟缓、姿势步态异常，查体可见构音障碍，面部表情减少，眼球上下视受限，双侧肢体肌张力增高，起步、转弯困难，后拉试验阳性。结合患者病史及体征，考虑帕金森综合征。患者在起病时即存在起步困难，提示有快速进展的步态障碍，病程第 2 年频繁向后跌倒，发生 20 余次，出现向下的垂直性核上性凝视麻痹，伴尿失禁，既往曾口服多巴胺能药物，症状无明显改善，提示对多巴胺能药物缺乏反应性，考虑帕金森叠加综合征。帕金森叠加综合征包括多系统萎缩、进行性核上性麻痹、路易体痴呆、皮质基底节变性。根据患者病程中频繁跌倒，存在眼动障碍，否认体位性头晕，考虑进行性核上性麻痹可能性大。

根据 2017 年国际运动障碍协会制定的进行性核上性麻痹诊断标准（表 6-1、表 6-2），该患者符合基本特征里必须包含的标准第 1、第 2、第 3 条；符合核心临床特征的眼球运动障碍 1 级程度诊断，体态不稳的 1 级程度诊断，运动障碍的 1 级程度诊断，认知功能障碍的 2 级程度诊断；符合支持特征的临床线索中的第 1、第 2、第 3 条；暂无排除标准。综上所述，考虑患者为很可能的进行性核上性麻痹。需进一步完善多巴胺能药物测评明确多巴胺能药物反应性，复查头部磁共振，完善肛门括约肌肌电图等相关检查，以进一步协助明确诊断。

表 6-1　2017 年国际运动障碍协会制定的诊断标准及亚型诊断

诊断确定程度	备注	符合的条件（/ 代表或）	主要的疾病亚型	亚型缩写
确诊的 PSP	定义 PSP 疾病的金标准	神经病理诊断	可以有任何临床表现	确诊的 PSP
很可能的 PSP	高度特异性，但缺乏高度敏感性（适合治疗性和生物学研究）	核心临床症状：（眼球运动障碍 1 级 /2 级）+（姿势不稳 1 级 /2 级）	表现为理查森综合征的 PSP	很可能的 PSP-RS
		核心临床症状：（眼球运动障碍 1 级 /2 级）+（运动障碍 1 级）	表现为进行性冻结步态的 PSP	很可能的 PSP-PGF
		核心临床症状：（眼球运动障碍 1 级 /2 级）+（运动障碍：2 级 /3 级）	突出表现为帕金森综合征的 PSP	很可能的 PSP-P
		核心临床症状：（眼球运动障碍 1 级 /2 级）+（认知功能障碍 2 级）	突出表现为额叶症状的 PSP	很可能的 PSP-F

（续表）

诊断确定程度	备注	符合的条件（/ 代表或）	主要的疾病亚型	亚型缩写
可能的 PSP	基本上更加敏感，但特异性稍差（适合描述性流行病学研究和临床诊治）	核心临床症状：眼球运动障碍 1 级	突出表现为眼球运动障碍的 PSP	可能的 PSP-OM
		核心临床症状：（眼球运动障碍 2 级）+（姿势不稳 3 级）	表现为理查森综合征的 PSP	可能的 PSP-RS
		核心临床症状：运动障碍 1 级	表现为进行性冻结步态的 PSP	可能的 PSP-PGF
		核心临床症状:（眼球运动障碍 1 级 /2 级）+（认知功能障碍 1 级）	突出表现为言语 / 语言障碍的 PSP	可能的 PSP-SL
		核心临床症状:（眼球运动障碍：1 级 /2 级）+（认知功能障碍 3 级）	突出表现为皮质基底节综合征的 PSP	可能的 PSP-CBS
提示的 PSP	提示 PSP 可能，但没有达到诊断可能或很可能 PSP 的阈值（适合 PSP 的早期识别）	核心临床症状：眼球运动障碍：2 级 /3 级	突出表现为眼球运动障碍的 PSP	提示的 PSP-OM
		核心临床症状：姿势不稳 1 级 /2 级	突出表现为姿势不稳的 PSP	提示的 PSP-PI
		核心临床症状：（眼球运动障碍 3 级）+（姿势不稳 2 级 /3 级）	表现为理查森综合征的 PSP	提示的 PSP-RS
		核心临床症状：运动障碍 1 级	突出表现为言语 / 语言障碍的 PSP	提示的 PSP-SL
		核心临床症状：运动障碍 2 级 +（眼球运动障碍 3 级 / 姿势不稳 3 级）	突出表现为额叶症状的 PSP	提示的 PSP-F
		核心临床症状：运动障碍 3 级	突出表现为皮质基底节综合征的 PSP	提示的 PSP-CBS
		核心临床症状：（运动障碍 2 级 /3 级）并且至少符合以下任意 1 条：眼球运动障碍 3 级 / 姿势不稳 1 级 / 姿势不稳 2 级 / 认知障碍 1 级 / 认知障碍 2 级 支持特征中临床线索的第 1 条 / 支持特征中临床线索的第 2 条 / 支持特征中临床线索的第 3 条 / 支持特征中临床线索的第 4 条	突出表现为帕金森综合征的 PSP	提示的 PSP-P

表 6-2　2017 年国际运动障碍协会制定的 PSP 诊断指标

基本特征（Basic features）	
必须包含标准	
	1. 散发
	2. 首发 PSP 相关症状时年龄≥ 40 岁
	3.PSP 相关症状逐渐进展
必须排除标准	
临床表现	1. 显著的，其他原因无法解释的情景记忆障碍，提示阿尔茨海默病
	2. 显著的，其他原因无法解释的自主神经功能障碍，提示多系统萎缩
	3. 显著的，其他原因无法解释的视幻觉或觉醒状态症状波动，提示路易体痴呆
	4. 显著的，其他原因无法解释的多节段上下运动神经元受累体征
	5. 突然起病或阶梯式或快速进展的症状，结合相应影像和实验室证据，提示血管源性、自身免疫性脑炎、代谢性脑病或朊蛋白病

（续表）

基本特征（Basic features）	
临床表现	6. 脑炎病史
	7. 突出的肢体共济失调
	8. 有明确病因的姿势不稳，如原发性感觉障碍、前庭功能障碍、严重肌肉痉挛或下运动神经元受累症状
影像学表现	1. 严重的脑白质病变
	2. 相关结构异常，如正常颅内压，阻塞性脑积水，基底节区、间脑、中脑、脑桥、延髓缺血或出血，缺氧缺血性脑病，中枢神经系统肿瘤或畸形
疾病相关的排除标准	
影像学表现	1. 突然发病和（或）阶梯式进展，应通过扩散加权成像（DWI）、FLAIR 成像或 T_2WI 排除脑卒中、常染色体显性遗传性脑动脉病伴皮质下脑梗死和白质脑病或严重的淀粉样脑血管病
	2. 症状进展迅速，应结合 DWI 皮质和（或）皮质下高信号排除朊蛋白病
实验室发现	1. 对于考虑 PSP-CBS 的患者，应通过 PET-CT 或腰椎穿刺脑脊液检查排除阿尔茨海默病
	2. 对于年龄＜ 45 岁的患者，需除外 a. 肝豆状核变性 b. C 型尼曼 – 皮克病 c. 甲状旁腺功能低下 d. 神经棘红细胞增多症 e. 神经梅毒
	3. 对于病情快速进展的患者，需除外 a. 朊蛋白病 b. 副肿瘤性边缘叶脑炎
	4. 对于青年患者出现消化系统症状、关节痛、发热及非典型神经系统症状如肌肉律动，需除外惠普尔病
基因学发现	1. 微管相关蛋白 tau 蛋白（MAPT）基因罕见突变不作为排除标准，但提示遗传性进行性核上性麻痹，而非散发性
	2.MAPT 基因 H2 单倍体纯合子不作为排除标准，但使进行性核上性麻痹的诊断看起来不大可能
	3. 富亮氨酸重复序列激酶 2（LRRK2）基因和 *Parkin* 基因罕见突变在尸检病理学证实的患者中被报道，但其与疾病的关系尚不明确
	4. 如下的罕见基因突变可以作为排除标准： a. 非 MAPT 蛋白相关额颞叶痴呆，突变基因为 *C9orf72*、*GRN*、*FUS*、*TARDBP*、*VCP*、*CHMP2B* b. 帕金森病，突变基因为 *SYNJ1*、*GBA* c. 阿尔茨海默病，突变基因为 *APP*、*PSEN1*、*PSEN2* d. C 型尼曼 – 皮克病，突变基因为 *NPC1*、*NPC2* e. Kufor-Rakeb 综合征，突变基因为 *ATP13A2* f. Perry 综合征，突变基因为 *DCTN1* g. 线粒体病，突变基因为 *POLG* h. 齿状核红核苍白球路易体萎缩，突变基因为 *ATN1* i. 朊蛋白病，突变基因为 *PRNP* j. 亨廷顿舞蹈症，突变基因为 *HTT* k. 脊髓小脑共济失调，突变基因为 *ATXN1*、*ATXN2*、*ATXN3*、*ATXN7*、*ATXN17*
核心临床特征（Core clinical features）	
	眼球运动障碍 1 级：垂直性核上性凝视麻痹 2 级：垂直性扫视速度缓慢 3 级：频繁的粗大方波眼震或睁眼失用症

（续表）

基本特征（Basic features）	
	姿势不稳 1 级：3 年内反复自发跌倒 2 级：3 年内后拉试验出现跌倒倾向 3 级：3 年内后拉实验出现后退两步以上
	运动障碍 1 级：3 年内出现进行性冻结步态 2 级：帕金森样表现、无动 - 强直、突出的轴性肌强直和左旋多巴抵抗 3 级：帕金森样表现、非对称性震颤和（或）对左旋多巴反应性良好
	认知功能障碍 1 级：言语障碍，表现为非流利性和（或）失语法性原发性进行性失语或进行性言语失用 2 级：额叶行为和认知障碍表现 3 级：皮质基底节综合征
支持特征（Supportive features）	
临床线索	1. 左旋多巴抵抗
	2. 运动减少性、痉挛性构音障碍
	3. 吞咽障碍
	4. 畏光
影像学发现	1. 显著的中脑萎缩或低代谢
	2. 突触后纹状体多巴胺能神经元变性

【鉴别诊断】

1. 帕金森病

帕金森病为常见的老年神经系统退行性疾病，表现为运动迟缓、静止性震颤、肌强直和姿势平衡障碍等，还伴有便秘、嗅觉障碍、睡眠障碍、认知障碍等非运动症状，多巴胺能药物疗效明确且显著有效。该患者存在帕金森病的绝对排除标准：出现向下的垂直性核上性凝视麻痹；存在帕金森病警示征象：发病后 5 年内出现快速进展的步态障碍、发病后 5 年内出现尿失禁、发病后 3 年内由于平衡障碍导致反复（＞ 1 次 / 年）跌倒。因此可排除该诊断。

2. 血管性帕金森综合征

血管性帕金森综合征是继发性帕金森综合征的一种，病理学特征是存在血管因素所致的脑损害表现，以缺血性脑损害为多。表现为以双侧对称性步态障碍为主，双上肢一般正常。认知障碍和尿失禁是最常见的非运动症状，多巴胺能药物疗效欠佳。常合并脑血管病危险因素，如高血压、糖尿病、吸烟史等。

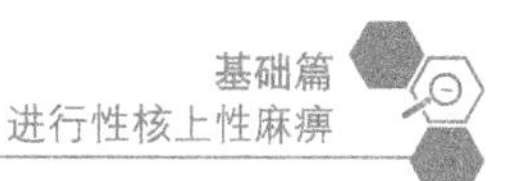

该患者以下肢症状起病，出现冻结步态，多巴胺能药物疗效欠佳，需考虑血管性帕金森综合征可能。但患者否认有高血压、糖尿病、冠心病等脑血管病危险因素，双上肢也受累，出现精细动作变慢，此为不支持点，需进一步完善头部磁共振，明确颅内脑血管相关病变，以协助进一步明确诊断。

3. 多系统萎缩 – 帕金森型

多系统萎缩是一组病因不明的，累及锥体外系、锥体系、小脑和自主神经系统等多部位的神经系统变性疾病。该病多于中年隐匿性起病，自主神经系统通常早期受累，肛门括约肌肌电图提示神经源性损害，多巴胺能药物反应性不佳。头部磁共振可见壳核、小脑和脑干萎缩，部分患者可见脑干典型十字征和壳核裂隙征。根据患者首发运动症状和（或）运动症状严重程度分为 MSA-P 型和 MSA-C 型。MSA-P 型以帕金森综合征为突出表现，主要表现为运动迟缓，伴肌强直或震颤，但帕金森病典型的“搓丸”样震颤少见，多为皮质震颤，左旋多巴疗效欠佳。该患者病程中出现尿失禁，提示自主神经功能损害，但否认体位性头晕，需进一步完善卧立位血压、肛门括约肌肌电图、残余尿超声、头部磁共振等检查以协助明确诊断。

4. 皮质基底节变性

本病最突出的临床特征之一是症状的不对称性，患者常感一侧上肢活动变笨，累及一侧下肢时可出现步态障碍。随着疾病的进展，可逐渐累及对侧肢体，但个别患者可终身不对称。失用和异己肢现象也是皮质基底节变性突出的临床症状。患者随意运动和模仿动作困难，不能完成原来熟练完成的动作，患肢可出现无目的的强握、摸索，有时可越过中线干扰对侧肢体的运动，也可表现为视患肢为外来的。患者的活动不灵活往往是肌张力增高、肌张力障碍、运动迟缓、失用和肌阵挛多种因素共同作用的结果，约 1/3 的患者在疾病早期服用左旋多巴有一定的效果，对于单侧出现帕金森样症状的患者，若伴有失用和异己肢现象，应高度怀疑皮质基底节变性可能。该患者未有失用及异己肢现象，无症状的不对称性，没有出现无目的的强握、摸索等动作，目前暂排除皮质基底节变性可能，需进一步完善头部磁共振等检查以协助明确诊断。

【院内辅助检查】

生化 35 项：葡萄糖 3.57 mmol/L ↓，甘油三酯 0.48 mmol/L ↓，钠 146 mmol/L ↑，氯 108.5 mmol/L ↑，同型半胱氨酸 42.58 μmol/L ↑，间接胆红素 13 μmol/L ↑。

类风湿因子、抗链球菌溶血素 O：类风湿因子 30.2 IU/mL ↑。

余抽血化验结果未见异常。

卧立位血压及心率：右侧卧位血压 113/78 mmHg、心率 66 次 / 分；立位即刻血压 117/84 mmHg、心率 77 次 / 分；立位 1 分钟血压 127/82 mmHg、心率 73 次 / 分；立位 3 分钟血压 128/82 mmHg、心率 70 次 / 分；立位 5 分钟血压 123/86 mmHg、心率 74 次 / 分。

MoCA 评分（文化程度：小学二年级）：10 分（视空间与执行功能 –3 分，注意 –3 分，语言 –3 分，抽象 –2 分，延迟回忆 –5 分，定向 –4 分）。

MMSE 评分（文化程度：小学二年级）：14 分（定向力 –5 分，记忆力 –2 分，注意力和计算力 –3 分，回忆能力 –3 分，语言能力 –3 分）。

卡左双多巴半片（左旋多巴 / 卡比多巴：100 mg/25 mg）测评：基线 MDS-UPDRS Ⅲ评分 58 分，卧位血压 142/88 mmHg，立位血压 144/97 mmHg，右侧对指计数 158 次 / 分，左侧对指计数 123 次 / 分；服药后 1 小时 MDS-UPDRS Ⅲ评分 56 分，改善率 3.4%，卧位血压 135/83 mmHg，立位血压 144/90 mmHg，右侧对指计数 167 次 / 分，左侧对指计数 139 次 / 分；服药后 2 小时 MDS-UPDRS Ⅲ评分 56 分，改善率 3.4%，卧位血压 146/88 mmHg，立位血压 133/90 mmHg，右侧对指计数 190 次 / 分，左侧对指计数 131 次 / 分。

卡左双多巴 1 片（左旋多巴 / 卡比多巴：200 mg/50 mg）测评：基线 MDS-UPDRS Ⅲ评分 53 分，卧位血压 140/90 mmHg，立位血压 138/95 mmHg，右侧对指计数 121 次 / 分，左侧对指计数 161 次 / 分；服药后 1 小时 MDS-UPDRS Ⅲ评分 50 分，改善率 5.7%，卧位血压 122/84 mmHg，立位血压 129/95 mmHg，右侧对指计数 136 次 / 分，左侧对指计数 131 次 / 分；服药后 2 小时 MDS-UPDRS Ⅲ评分 51 分，改善率 3.8%，卧位血压 125/85 mmHg，立位血压 119/88 mmHg，右侧对指计数 173 次 / 分，左侧对指计数 114 次 / 分。

黑质超声：中脑显示尚清楚，黑质内可见团状强回声，回声较周围脚间池偏低。中脑面积约 4 cm^2，单侧黑质强回声面积约 0.32 cm^2（左侧）、0.33 cm^2（右侧）。S/M（双侧黑质强回声总面积 / 中脑总面积）约 16.2%。诊断为黑质回声强度Ⅲ级。

头部 MRI：脑内散在缺血性白质病变；SWI 序列壳核可见铁沉积；正中矢状位 T_1WI MRI 表现为以中脑萎缩为主的特征性征象，即中脑背盖上缘平坦及蜂鸟征；颅脑 MRA 未见明显异常改变。见图 6-1。

肛门括约肌肌电图：未见神经源性损害。

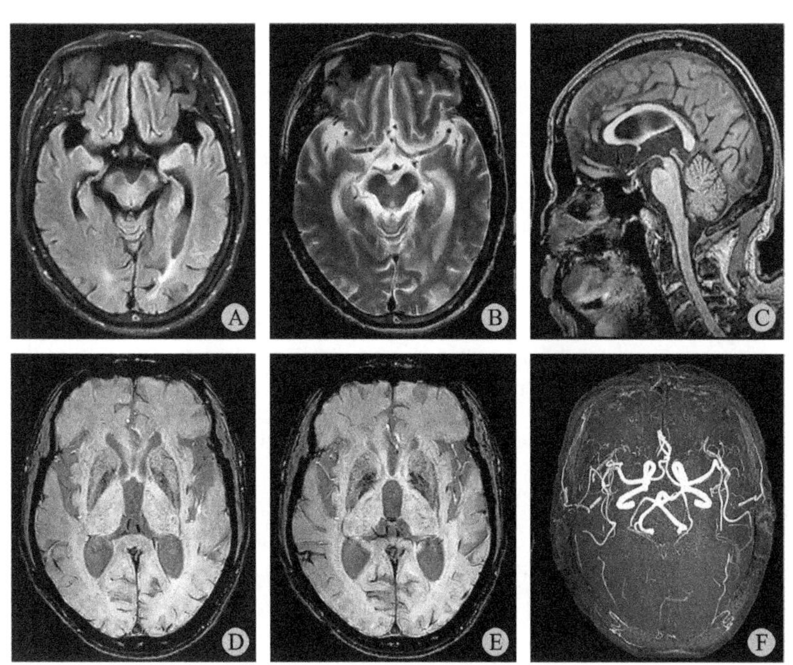

A. T_2WI FLAIR 横断面可见脑内散在缺血性白质病变，中脑萎缩，呈“牵牛花征”；B. T_2WI 横断面可见中脑萎缩，呈“牵牛花征”；C. T_1WI 矢状位表现为以中脑萎缩为主的特征性征象，即中脑背盖上缘平坦及“蜂鸟征”；D、E. SWI 提示壳核可见铁沉积；F. 颅脑 MRA 未见明显异常改变。

图 6-1　头部 MRI 平扫 +MRA（起病 2 年）

【治疗过程】

患者入院后完善肛门括约肌肌电图、残余尿彩超、黑质超声等检查，完善 MMSE、MoCA 等认知功能评估，完善焦虑、抑郁等评价。结合患者病史特点及头部结构影像学检查，最终诊断为很可能的进行性核上性麻痹，根据 2017 年国际运动障碍协会制定的进行性核上性麻痹诊断标准，目前尚无治疗进行性核上性麻痹的特效药物，药物治疗（如多巴胺能药物）对某些进行性核上性麻痹 – 帕金森综合征型和极少数进行性核上性麻痹 – 理查森型患者具有中度、短暂性效果，但不足以改变病程。对于进行性核上性麻痹患者，药物选择尚需遵循个体化治疗。住院期间完善多巴胺能药物测评，患者卡左双多巴 100 mg/25 mg 测评最佳改善率 5.7%。予以卡左双多巴 100 mg/25 mg，3 次 / 日（三餐前 1 小时服用），司来吉兰 5 mg，1 次 / 日，改善运动迟缓、肌强直等运动症状，同时予以莫沙必利 5 mg，3 次 / 日促进胃动力等治疗。患者冻结步态明显，与患者及家属沟通后，予 M_1 区 0.5 Hz 磁刺激治疗略有改善，改予 M_1 区 5 Hz 磁刺激治疗，患者冻结步态较入院时有所好转。

患者存在痴呆，予以重酒石酸卡巴拉汀 3 mg，1 次 / 日（晚餐后服用）改善认知功能；患者存在高同型半胱氨酸血症，予以降同型半胱氨酸治疗。经治疗后，患者症状较前有所改善。

【最终诊断】

很可能的进行性核上性麻痹

冻结步态

【出院时情况】

经治疗后，患者出院时起步困难、转身缓慢症状较入院时有所好转。

【随访情况】

1 年后随访，患者仍存在频繁跌倒现象，无辅助工具或他人帮忙行走费力。

讨论与分析

【病例特点】

1. 老年男性，慢性进展性病程，右利手。

2. 以行走困难起病，临床表现存在起步困难，逐渐出现运动迟缓、姿势步态异常，查体可见构音障碍，面部表情减少，眼球上下视受限，双侧肢体肌张力增高，起步、转弯困难，后拉试验阳性。近 1 年反复跌倒。

3. 既往经多巴胺能药物治疗症状改善不佳，多巴胺能药物测评提示药物反应性欠佳。

4. 头部 MRI 示 SWI 序列壳核可见铁沉积，正中矢状位 T_1WI MRI 表现为以中脑萎缩为主的特征性征象，即中脑背盖上缘平坦及蜂鸟征。

【诊疗思路与疾病分析】

本例患者主要临床表现为运动迟缓、姿势步态异常，查体可见构音障碍，面具脸，眼球上下视受限，双侧肢体肌张力增高，起步、转弯困难，后拉试验阳性。结合患者病史及体征，入院考虑帕金森综合征。患者在起病时即存在起步困难，提示有快速进展的步态障碍，病程第 2 年频繁向后跌倒，发生 20 余次，出现向下的垂直性核上性凝视麻痹，伴尿失禁，既往经多巴胺能药物治疗症状改善不佳，多巴胺能药物测评提示药物反应性欠佳，考虑帕金森叠加综合征。

患者入院后完善头部磁共振明确颅内结构变化，提示中脑萎缩，横断面可见“牵牛花征”，矢状位表现为以中脑萎缩为主的特征性征象，即中脑背盖上缘平坦及“蜂鸟征”，SWI 序列壳核可见较严重铁沉积。患者病程中出现尿失禁，提示自主神经功能损害，但患者否认体位性头晕，入院后卧立位血压未见异常，肛门括约肌肌电图未见神经源性损害，残余尿未见尿潴留，磁共振未见明显的“壳核裂隙征”及脑桥、小脑萎缩征象，暂不考虑多系统萎缩。患者有记忆力下降表现，查体可见记忆力、定向力、计算力等高级皮质功能减退，入院后完善 MoCA、MMSE 评分，考虑痴呆。病程中患者未有幻觉，认知功能障碍未有波动性，暂不考虑路易体痴呆。患者未有失用及异己肢现象，没有出现无目的强握、摸索等动作，头部磁共振未见皮质不对称萎缩等征象，目前暂排除皮质基底节变性可能。根据 2017 年国际运动障碍协会制定的进行性核上性麻痹诊断标准，该患者符合基本特征里必须包含的标准，即散发性、起病年龄＞ 40 岁、慢性进展性病程；符合核心临床特征的眼球运动障碍 1 级程度诊断，体态不稳的 1 级程度诊断，运动障碍的 1 级程度诊断，认知功能障碍的 2 级程度诊断；符合支持特征的临床线索中的第 1、第 2、第 3 条，住院期间复查头颅 MRI 后考虑符合影像学表现的第 1 条；暂无排除标准。考虑患者为很可能的进行性核上性麻痹。

进行性核上性麻痹（progressive supranuclear palsy，PSP）是一种常见的非典型帕金森综合征，发病年龄一般为 50 ～ 70 岁，平均病程为 5 ～ 9 年。其起病隐匿，缓慢加重，以姿势不稳、垂直性核上性眼肌麻痹、锥体外系综合征、假性延髓性麻痹和认知功能障碍等为主要临床特征。认知功能障碍在 PSP 患者中较为常见。研究表明，PSP 患者的痴呆发生风险是帕金森病患者的 3 倍，在被首次诊断之际，就有高达 41.4% 的患者合并痴呆。PSP 是一种由 4 个重复区的 tau 蛋白（4R tau）异常积聚导致的 4R tau 蛋白相关疾病，核心病理改变是过度磷酸化的 tau 蛋白在基底节、中脑、小脑齿状核等部位沉积导致神经原纤维缠结（neurofibrillary tangle，NFT）和胶质增生等。随着研究的深入，PSP 的诊断标准也在不断更新与完善。2017 年国际运动障碍协会进行性核上性麻痹协作组组织专家通过识别 PSP 基本特征、核心特征和支持特征，将 PSP 分为确诊的、很可能的、可能的和提示的 PSP。典型的 PSP 以其特征性的临床表现具有较高的辨识度，但 PSP 的临床表现变异性较大，亚型众多。最常见的典型临床表型是进行性核上性麻痹 – 理查森型（PSP-RS），最早于 1964 年由 Steele 等报道，以姿势不稳、垂直性核上性凝视麻痹、假性延髓性麻痹、锥体外系症状和轻度痴呆为主要临床特征。其他表型有的临床表现类似帕金森病，如进行性核上性麻痹 – 帕金森综合征型（PSP-P）、进行性核上性麻痹 – 进展性冻结步态型（PSP-PGF）、进行性核上性麻痹 – 姿势不稳型（PSP-PI）；

有的类似其他不典型帕金森综合征，如进行性核上性麻痹 – 皮质基底节综合征型（PSP-CBS）、进行性核上性麻痹 – 额叶症状型（PSP-F）、进行性核上性麻痹 – 言语障碍型（PSP-SL）、进行性核上性麻痹 – 小脑共济失调型（PSP-C）、进行性核上性麻痹 – 眼球运动障碍型（PSP-OM）、进行性核上性麻痹 – 肌萎缩侧索硬化型（PSP-PLS）。在 2017 年 MDS 最新的诊断标准中，由于较罕见，未有足够的临床和病理证据，目前未提供其诊断标准。各亚型特点见表 6-3。

表 6-3　PSP 临床表型及特点分析

临床表型	特点
PSP-RS	进行性核上性麻痹 – 理查森型，1964 年由 Steele Richardson 及 Olszewski 首次报告，主要临床表现包括垂直性核上性凝视麻痹、严重姿势不稳伴早期跌倒、锥体外系肌张力增高、轻度痴呆和对多巴胺能药物无反应性。其中垂直性核上性凝视麻痹是诊断 PSP-RS 的重要特征，但其出现时间差异大。姿势不稳伴跌倒则更多见且常发生于病程 1 年内。眼球活动速度减慢、眼球扫视速度减慢（尤以垂直运动显著）、视动性眼震减少或消失均是神经系统检查的早期提示性体征。平均病程为 6 ～ 8 年
PSP-P	进行性核上性麻痹 – 帕金森综合征型，该型是基于尸检病理学发现的，病程进展缓慢，临床早期（2 年内）很难与帕金森病鉴别。主要临床表现包括非对称性震颤、动作迟缓和肌强直，早期可以短暂对左旋多巴治疗有反应。疾病进展速度明显慢于 PSP-RS，随访 6 年以上临床表现与 PSP-RS 相似。后期少见药物诱导的异动症、自主神经功能障碍和幻视，可与帕金森病相鉴别。平均病程为 9 ～ 12 年
PSP-PGF	进行性核上性麻痹 – 进展性冻结步态型，该型早期仅表现为单纯步态障碍，数年后才出现 PSP-RS 症状。主要临床表现包括进行性步态障碍，起步踌躇，继而出现冻结步态，部分累及言语功能和书写能力，病程前 5 年不伴震颤、肌强直、痴呆或眼球活动障碍。该型可以高度预测进行性核上性麻痹
PSP-PI	进行性核上性麻痹 – 姿势不稳型，其特征为存在姿势不稳，眼球运动障碍的症状出现延迟
PSP-CBS	进行性核上性麻痹 – 皮质基底节综合征型，同时具有皮质和基底节受累的表现，该型临床罕见。主要临床表现包括不对称的肢体肌张力增高、失用、皮质感觉缺失、异己肢、肌张力障碍和动作迟缓，对左旋多巴无反应。由于生前无法将 PSP-CBS 与皮质基底节变性相鉴别，2017 年 MDS 诊断标准中将 PSP-CBS 归于可能的 PSP，并归为很可能的 4R tau 蛋白相关疾病。平均病程为 6 ～ 8 年
PSP-SL	进行性核上性麻痹 – 言语障碍型，该型早期表现为具有非流利性变异型原发性进行性失语特点的言语障碍，即自发性言语欠流利、音律障碍、错语、失语法等，后期表现为典型 PSP-RS 症状。由于生前无法将 PSP-SL 与皮质基底节变性言语障碍型相鉴别，新诊断标准中也将 PSP-SL 归于可能的 PSP，并归为很可能的 4R tau 蛋白相关疾病
PSP-F	进行性核上性麻痹 – 额叶症状型，该型首先表现为行为异常型额颞叶痴呆，即人格、社交、行为和认知功能减退，数年后方出现运动症状
PSP-OM	进行性核上性麻痹 – 眼球运动障碍型，其特征为存在眼球运动障碍表现（如垂直性核上性凝视麻痹、垂直扫视速度缓慢），并且几乎没有姿势不稳、运动不能和认知功能障碍的证据
PSP-PLS	进行性核上性麻痹 – 肌萎缩侧索硬化型，该型临床罕见。其特征为上运动神经元病变和皮质脊髓束变性。PSP-PLS 和原发性侧索硬化（PLS）有共同特征，包括延髓症状和痉挛性步态。两者通常不常规存在核上性凝视麻痹，但 PLS 有时会出现明显的眼球运动障碍
PSP-C	进行性核上性麻痹 – 小脑共济失调型，该型临床罕见。以小脑性共济失调为首发及主要症状，相比于 MSA-C，发病年龄更晚。缺乏自主神经功能障碍表现，可与 MSA-C 相鉴别。在无尸检病理学证据的情况下，明确诊断 PSP-C 非常困难

PSP 几乎所有结构影像都反映的是中脑萎缩。头部 MRI 正中矢状位表现为中脑萎缩和小脑上脚萎缩可以作为进行性核上性麻痹与其他帕金森综合征的鉴别诊断依据。中脑萎缩常用的定性指标有“蜂鸟征”“牵牛花征”等。“蜂鸟征”诊断特异度达 100%，诊断灵敏度仅 68.4%。PSP 的影像学特征虽然以蜂鸟征最为出名，但并不是所有 PSP 患者都可以见到此征象。“牵牛花征”诊断特异度达 100%，诊断灵敏度仅 50.0%。中脑萎缩的定量指标包括中脑脑桥内径比、第三脑室 / 颅内径、磁共振帕金森综合征指数（magnetic resonance parkinsonism index，MRPI）、MRPI 2.0 等。MRPI 最早由 Quattrone 等人在 2008 年发表于 *Radiology*，MRPI ＞ 13.55 支持 PSP。MRPI 诊断 PSP-RS 的特异度达 100%，灵敏度为 99.2% ～ 100.0%，均优于单纯中脑脑桥内径比，并可从未分类的帕金森综合征中预测 PSP-RS 和 PSP-P 的眼动异常。2013 年发表在 *Neurology* 的文献报道的中脑脑桥内径比临界值为 0.521，PSP 患者中脑脑桥内径比＜ 0.52。目前国内中华医学会神经病学分会帕金森病及运动障碍学组已将上述提到的中脑脑桥内径比和 MRPI 纳入 PSP 诊断标准。MRPI 2.0 相比 MRPI 添加了第三脑室内径与额角的比值，由于测量比较复杂，临床应用受限。MRPI 2.0 ＞ 2.18 是鉴别 PD 和 PSP-RS 的临界值，MRPI 2.0 ＞ 2.5 是鉴别 PD 和 PSP-P 的临界值。第三脑室 / 颅内径是 2021 年发表在《国际运动障碍疾病杂志》的一个新的指标，第三脑室 / 颅内径的比值＞ 5.72 提示 PSP。PSP 患者典型的铁沉积模式是基底节、黑质、红核弥漫且较严重的铁沉积。4R tau 蛋白相关疾病患者的额叶、尾状核、中脑和丘脑葡萄糖呈低代谢，但其诊断价值尚缺乏深入研究。tau 蛋白 PET 显像的发展为进行性核上性麻痹患者 tau 蛋白聚集和沉积的在体测量和定量分析提供了机会，未来仍有待深入研究。各影像标志物特点及计算方式见表 6-4。

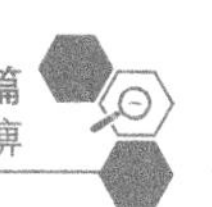

表 6-4　PSP 影像诊断标志物

影像标志物	指标	特点概述
中脑萎缩定性	蜂鸟征	蜂鸟征是在矢状位上观察到中脑上缘平坦或凹陷 ・上缘平坦认为是可疑的蜂鸟征阳性，在 MSA、PD 里也常常可见 ・只有上缘凹陷才认为是肯定的蜂鸟征阳性，对 PSP 诊断特异性较高
	牵牛花征	牵牛花征是在轴位观察到中脑被盖萎缩 ・方法：经过中脑导水管作一条横线，以其与中脑边缘的交点与中脑基底、被盖交界处再作一条直线 ・若中脑被盖边缘在第二条直线外，则提示中脑被盖无萎缩，牵牛花征阴性；若刚好落在线上，则牵牛花征可疑阳性；若其边缘因萎缩凹陷，则中脑被盖边缘位于第二条直线的内侧，牵牛花征阳性
中脑萎缩定量	中脑脑桥内径比	2013 年发表在 *Neurology* 的文献报道的临界值为 0.521，PSP 患者中脑脑桥内径比＜ 0.52 ・方法：矢状位上画 2 个椭圆，一个椭圆长径沿中脑长轴走行，一个沿脑桥长轴走行，然后再垂直于这两条长轴作垂线，测量中脑横轴和脑桥横轴最大内径
	MRPI	MRPI 即磁共振帕金森综合征指数，2008 年由 Quattrone 等提出，MRPI ＞ 13.55 支持 PSP ・方法：矢状位上画一条穿过脑桥上切迹和四叠体下缘的线（a 线）。第二条线平行于第一条线穿过脑桥下切迹（b 线）。中脑面积 =a 线以上的中脑区域，不包括四叠体。脑桥面积 = 脑桥前后缘线和 a、b 线之间区域面积。小脑中脚内径则是在矢状位展示双侧小脑中脚最为明显的区域，测量双侧计算平均值；小脑上脚是在冠状位上，下丘和小脑上脚分离的第一个平面上所显示的小脑上脚中点内侧之间的直线距离
	MRPI2.0	MRPI 2.0 ＞ 2.18 是鉴别 PD 和 PSP-RS 的临界值，MRPI 2.0 ＞ 2.5 是鉴别 PD 和 PSP-P 的临界值 ・方法：要求轴位是沿着前、后联合扫描。在前后联合层面，测量第三脑室前、中、后三个位置最大内径，计算平均值，为第三脑室内径；再往上在双侧额角最明显的层面测量双侧额角最外侧之间的距离。由于测量较复杂，临床应用受限
	第三脑室 / 颅内径	第三脑室 / 颅内径是 2021 年发表在《国际运动障碍疾病杂志》的一个新指标，该比值＞ 5.72 提示 PSP
铁沉积	SWI 序列铁沉积	・PSP 患者典型的铁沉积模式是基底节、黑质、红核弥漫且较严重的铁沉积 ・在 PD 和正常老化过程中的铁沉积往往是苍白球内侧轻度的铁沉积，范围局限，程度不重 ・在 MSA-P 患者中，壳核背外侧线样的铁沉积是其特征性的铁沉积模式，随着病情进展，铁沉积可以往前内侧发展，但仍是壳核背外侧最为显著，形态上有点类似壳核裂隙征
葡萄糖代谢	18F-FDG PET	4R tau 蛋白相关疾病（包括尸检病理学证实的变异型进行性核上性麻痹）患者额叶、尾状核、中脑和丘脑葡萄糖呈低代谢，但其诊断价值尚缺乏深入研究

（蔡慧慧　马凌燕）

参考文献

[1] HOGLINGER G U，RESPONDEK G，STAMELOU M，et al. Clinical diagnosis of progressive supranuclear palsy：the movement disorder society criteria. Mov Disord，2017，32（6）：853-864.

[2] 李姝颖，欧汝威，商慧芳 . 进行性核上性麻痹患者认知障碍研究进展 . 中国神经精神疾病杂志，2019，45（9）：565-568.

[3] PILOTTO A，GAZZINA S，BENUSSI A，et al. Mild cognitive impairment and progression to dementia in progressive supranuclear palsy. Neurodegener Dis，2017，17（6）：286-291.

[4] QUATTRONE A，NICOLETTI G，MESSINA D，et al. MR imaging index for differentiation of progressive supranuclear palsy from Parkinson disease and the Parkinson variant of multiple system atrophy. Radiology，2008，246（1）：214-221.

[5] MASSEY L A，JÄGER H R，PAVIOUR D C，et al. The midbrain to pons ratio：a simple and specific MRI sign of progressive supranuclear palsy. Neurology，2013，80（20）：1856-1861.

[6] 郁金泰，谭辰辰，谭兰 . 进行性核上性麻痹诊断与治疗新进展及新诊断标准解读 . 中国现代神经疾病杂志，2018，18（1）：1-6.

[7] HEIM B，MANGESIUS S，KRISMER F，et al. Diagnostic accuracy of MR planimetry in clinically unclassifiable parkinsonism. Parkinsonism Relat Disord，2021，82：87-91.

[8] QUATTRONE A，ANTONINI A，VAILLANCOURT D E，et al. A new MRI measure to early differentiate progressive supranuclear palsy from de novo Parkinson's disease in clinical practice：an international study. Mov Disord，2021，36（3）：681-689.

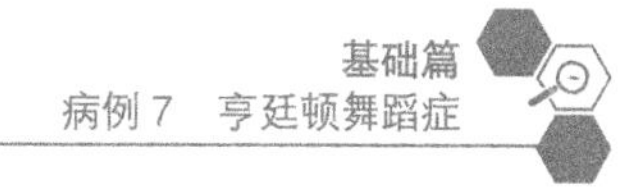

病例 7　亨廷顿舞蹈症

病例介绍

【主诉】

患者，男，34 岁，主诉："四肢不自主运动，步态不稳 6 年。"

【现病史】

患者 6 年前出现右上肢不自主运动，静止时可见右上肢不自主扭动，起初幅度小，后逐渐加重，左上肢、下肢及躯干也出现不自主运动，幅度较前增大，无明显规律性，舞蹈样，自己难以控制。同时患者出现上肢抖动，多于运动时及接近目标时抖动明显，表现为拿东西、吃饭时抖动，紧张时加重，并逐渐发展至头面部、右下肢和左侧肢体。此后患者逐渐出现精细动作减慢，如穿衣服、系纽扣等动作变慢，伴步态不稳，行走步基宽，无体位性头晕，无踩棉花感，未予诊治。3 年前患者出现言语不清，饮水偶有呛咳，不伴流涎、吞咽困难等。1 年前患者出现不自主"清嗓子"动作。患者无焦虑抑郁情绪，无尿频、尿急、尿失禁，无便秘，无性功能减退，否认记忆力减退。8 天前患者至我院门诊就诊，行头颅 MRI 示幕上脑室扩大，小脑表面部分脑沟裂增宽，脑干萎缩，壳核体积减小。为求进一步系统治疗，来我科就诊，以不自主运动、锥体外系综合征收入院。

【既往史、个人史、家族史】

2020 年因步态不稳摔倒致左上肢骨折，行手术治疗，钢板已取出。否认高血压、冠心病、糖尿病、脑血管病、精神病病史，否认肝炎、疟疾、结核病史，否认手术史、外伤史、输血史，否认过敏史，预防接种史不详。吸烟

20年，平均10支/日，偶饮酒，无毒物接触史，无一氧化碳中毒史。姥姥、母亲、姨有不自主运动。

【入院查体】

右侧卧位血压134/84 mmHg，心率70次/分，双肺呼吸音清，未闻及干湿啰音，心律齐，未闻及明显杂音。腹软，无压痛及反跳痛，肝、脾肋下未触及。神经系统查体：神志清楚，构音障碍，时间、地点、人物定向力及计算力可，记忆力减退。双侧瞳孔等大等圆，直径3.0 mm，双侧瞳孔直接及间接对光反射灵敏，眼球运动慢，未见眼震。双侧面部针刺觉对称，双侧角膜反射可正常引出，双侧咀嚼对称有力。双侧额纹、面纹对称，闭目及示齿有力。双耳粗测听力可。双侧软腭上抬有力，双侧咽反射存在。双侧转颈、耸肩有力，伸舌居中，未见舌肌纤颤。四肢肌容积正常，四肢肌力5级，四肢肌张力不高。四肢可见舞蹈样不自主运动，双侧指鼻试验不稳，意向性震颤，双侧轮替试验缓慢。双侧跟膝胫试验欠稳准，睁闭眼站立不稳。躯体及四肢可见不自主动作。宽步基步态，走"一"字不能，后拉试验阴性。双侧针刺觉及音叉振动觉对称。四肢腱反射对称引出。双侧掌颏反射、Hoffmann征阴性。双侧Babinski征阴性。颈软，脑膜刺激征阴性。

【院前辅助检查】

MMSE评分（文化程度：中专）：27分（回忆能力–3分）。

MoCA评分（文化程度：中专）：24分（视空间与执行功能–1分，注意–1分，延迟回忆–4分）。

卧立位血压及心率：卧位血压134/84 mmHg，心率70次/分；立位即刻血压135/87 mmHg，心率76次/分；立位1分钟血压119/89 mmHg，心率79次/分；立位3分钟血压137/99 mmHg，心率72次/分；立位5分钟血压143/88 mmHg，心率73次/分。

头部MRI：幕上脑室扩大，小脑表面部分脑沟裂增宽，脑干萎缩，壳核体积减小（图7-1）。

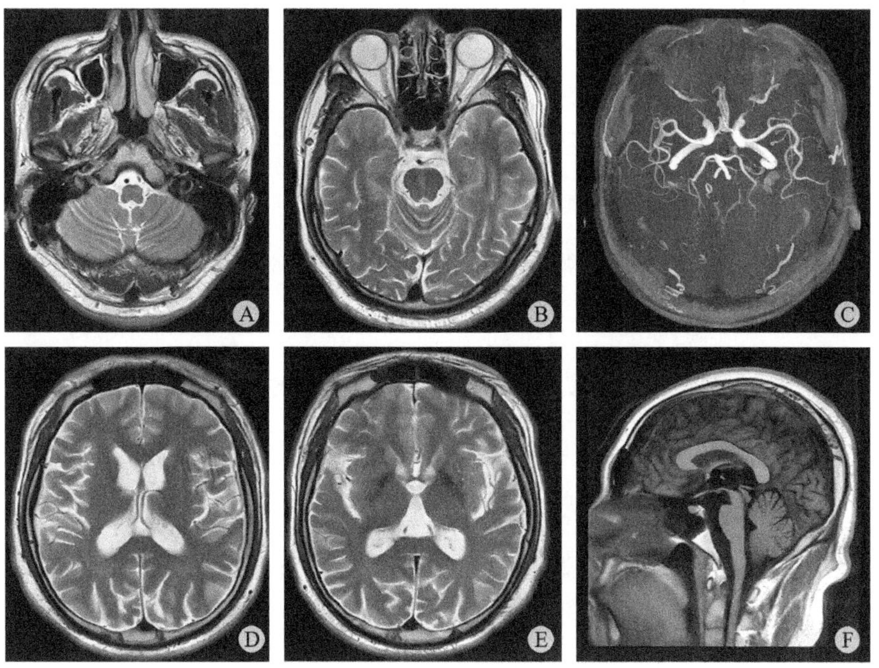

A、B：小脑半球及小脑蚓部萎缩；C：颅内大动脉未见明显异常；D：幕上脑室扩大；E：双侧壳核体积减小；F：脑干萎缩；余未见异常信号及结构。

图 7-1　头部 MRI

【初步诊断】

一、定位诊断

1. 锥体外系

患者临床表现为肢体不自主运动，精细动作减慢，符合锥体外系受累表现，定位于锥体外系。

2. 小脑及其联络纤维

患者表现为站立及步态不稳，查体可见睁闭眼站立不稳，双侧指鼻试验欠稳准，意向性震颤，轮替动作欠灵活，步基宽，走直线不能，考虑小脑及其联络纤维受累的可能。

3. 大脑皮质

患者记忆力下降，完善 MoCA 评分提示 24 分，故考虑患者存在大脑皮质受累。

二、定性诊断

1. 亨廷顿舞蹈症

亨廷顿舞蹈症是一种常染色体显性遗传病，主要是位于 4 号染色体上的 *HTT* 基因内 CAG 三核苷酸重复序列过度扩张所致。患者大多在 30 岁后发病，隐匿起病，慢性进展，临床特征主要表现为舞蹈样不自主运动、精神障碍和痴呆。该患者存在不自主运动，伴有认知障碍和帕金森综合征的表现，考虑患者家族中有亲属存在不自主运动，需进一步完善基因检测以协助诊断。

2. 小脑性共济失调

患者为青年男性，慢性进展性病程，起病年龄 28 岁，主要表现为站立及步态不稳，言语不清，存在肢体不自主运动，运动迟缓，伴有记忆力下降，查体可见构音障碍，静息状态下躯体及四肢可见不自主动作，双侧指鼻试验欠稳准，意向性震颤，轮替动作欠灵活，跟膝胫试验欠稳准，睁闭眼站立不稳，步基宽，走直线不能。患者头部 MRI 提示小脑及小脑蚓部萎缩，脑干萎缩，MoCA 测评 24 分。综合患者的起病年龄、起病形式、临床表现、体格检查及辅助检查，考虑小脑性共济失调可能。患者母亲、外婆、姨妈有不自主运动，需进一步完善基因检测以明确诊断。

【鉴别诊断】

1. 脊髓小脑性共济失调

脊髓小脑性共济失调是遗传性共济失调的主要类型，大多数为常染色体显性遗传，极少数为常染色体隐性遗传或 X 连锁遗传。临床表现为小脑性共济失调，可伴有眼球运动障碍、视神经萎缩、锥体束征、锥体外系征、肌萎缩、周围神经病、痴呆。患者存在步态不稳，查体可见构音障碍，双侧指鼻试验欠稳准，跟膝胫试验欠稳准，睁闭眼站立不稳，但患者有家族史，可进一步完善基因检测以协助诊断。

2. 多系统萎缩

多系统萎缩是一组原因不明的，累及锥体外系、锥体系、小脑和自主神经

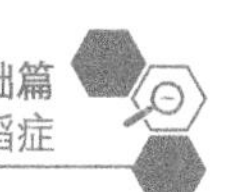

系统等多部位的神经系统变性疾病。患者多于 50 岁以后发病，自主神经系统通常早期受累。头颅 MRI 可见壳核、小脑、脑干萎缩，部分患者可见脑干典型“十字征”。该患者表现为站立及步态不稳、言语不清、肢体不自主运动，有锥体外系、小脑及其联络纤维系统受累证据，考虑多系统萎缩的可能性，但患者青年发病，没有明确自主神经受损证据，需进一步完善肛门括约肌肌电图、直立倾斜试验等检查以明确诊断。

3. 肝豆状核变性

肝豆状核变性是一种常染色体隐性遗传的铜代谢障碍性疾病。其致病基因 *ATP7B* 定位于染色体 13q14.3，编码一种铜转运 P 型 ATP 酶。*ATP7B* 基因突变导致 ATP 酶功能减弱或丧失，致血清铜蓝蛋白合成减少及胆道排铜障碍，蓄积体内的铜离子在肝、脑、肾、角膜等处沉积，引起进行性加重的肝硬化、锥体外系症状、精神症状、肾损害及角膜色素环（Kayser-Fleischer ring，K-F 环）等。本病在中国较多见，尤其好发于青少年，因其临床表现的多样性，50 岁以下出现运动障碍的患者需考虑肝豆状核变性可能。该患者头颅 MRI 未见基底节异常信号，考虑完善铜蓝蛋白检查、眼科 K-F 环检查以鉴别。

4. 小舞蹈病

小舞蹈病又称风湿性舞蹈症，由 A 组 β 溶血性链球菌感染引起的自身免疫反应所致，病理改变部位主要为黑质、纹状体、丘脑底核、小脑齿状核及大脑皮质。青少年和儿童起病多，有风湿热或链球菌感染史，大多数为亚急性起病，少数急性起病。风湿性舞蹈症主要累及面部和肢体远端，表现为挤眉弄眼、不自主舞蹈样动作等，紧张时加重，睡眠时消失，有明显肌张力减低和肌无力，可伴精神症状，如焦虑、抑郁、情绪不稳定等。血清学检查可见白细胞升高，红细胞沉降率加快，抗链球菌溶血素 O 滴度增加。本患者为青年男性，慢性起病，无风湿热或链球菌感染史，肌力正常，可进一步完善 C 反应蛋白、抗链球菌溶血素 O 滴度等检查，以明确诊断。

【院内辅助检查】

血常规、生化：未见明显异常。

尿常规：尿蛋白↑（±），余正常。

叶酸：4.21 ng/mL ↓。

铜蓝蛋白：177.76 mg/L ↓（正常值范围：200 ～ 600 mg/L）。

外周血细胞形态学：红细胞形态大致正常。

肿瘤标志物：神经元特异性烯醇化酶 20.93 ng/mL ↑。

黑质超声：黑质回声强度Ⅱ级；第三脑室稍增宽。

颈部血管超声：右侧锁骨下动脉起始处内 – 中膜增厚。

腹部超声：肝、胆、胰、脾未见明显异常。

泌尿系超声：双肾、膀胱、前列腺未见占位性病变；残余尿量＜ 5 mL。

超声心动图：目前心内主要结构及血流未见明显异常；心功能正常。

肛门括约肌肌电图：①肛门括约肌神经源性损害；②交感皮肤反应：四肢波形分化尚可，重复性尚可，潜伏期正常。

体感诱发电位：提示 C_7 以上至双侧皮质深感觉传导通路障碍；T_{12} 以上至双侧皮质深感觉传导通路障碍。

震颤分析（表 7-1）：

表 7-1　震颤分析

部位	类型
双上肢	静止性：右侧未见，左侧未见 姿势性：右侧可见间断细小抖动，无规律。左侧可见间断细小抖动，无规律 意向性：右侧可见间断细小抖动，无规律，左侧可见间断细小抖动，无规律 姿势性（持物 1 kg）：右侧可见间断细小抖动，无规律，左侧可见间断细小抖动，无规律
双下肢	静止性：右侧未见，左侧未见 姿势性：右侧可见间断细小抖动，无规律，左侧可见间断细小抖动，无规律
头颈部	静止性：未见 姿势性：未见

基因检测：经 STR- 动态突变分析，提示该受检者 *HTT* 基因存在 CAG 的重复次数增加；经毛细管电泳检测验证，结果显示 *HTT* 基因两个等位基因 CAG 重复次数分别为 20 和 53 次，符合亨廷顿舞蹈症致病特征（图 7-2）。

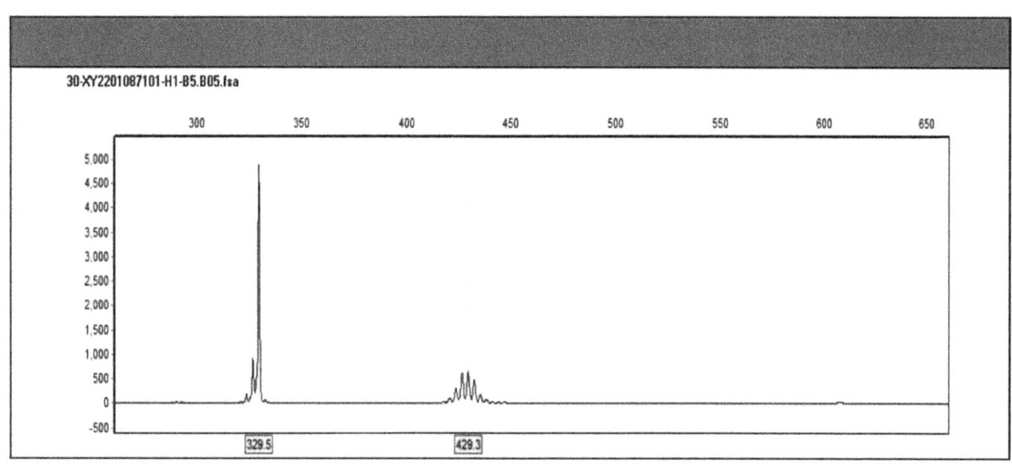

经毛细管电泳检测验证，*HTT* 基因两个等位基因 CAG 重复次数分别为 20 和 53 次，符合亨廷顿舞蹈症致病特征（亨廷顿舞蹈症完全外显致病重复次数为≥ 40 次）。

图 7-2　毛细管电泳检测结果

【治疗过程】

入院后完善常规检查，包括血、尿、便常规和超声等；完善肛门括约肌肌电图、残余尿彩超、震颤分析、黑质超声等检查。根据患者临床特征及基因检测结果，考虑为亨廷顿舞蹈症。明确诊断后给予患者氘丁苯那嗪 6 mg，1 次 / 日改善不自主舞蹈样运动，给予苯海索 1 mg，2 次 / 日；金刚烷胺 100 mg，2 次 / 日，患者不自主运动、运动迟缓、肢体抖动有所改善。

【最终诊断】

亨廷顿舞蹈症

【出院时情况】

患者不自主运动、运动迟缓、肢体抖动有所改善。神经系统查体：神志清楚，构音障碍。四肢肌力 5 级，肌张力不高。四肢可见舞蹈样不自主运动，较前有减轻。双侧指鼻试验不稳，意向性震颤，双侧轮替试验缓慢。双侧跟膝胫试验欠稳准，走路速度较前加快。

讨论与分析

【病例特点】

1. 青年男性，慢性起病，逐渐进展。

2. 临床主要表现为不自主舞蹈样动作，运动迟缓，步态不稳，记忆力下降。

3. 查体可见构音障碍，静息状态下躯体及四肢可见不自主动作，双侧指鼻试验欠稳准，跟膝胫试验欠稳准，睁闭眼站立不稳。

4. 认知功能：记忆力下降，MoCA 评分 24 分。

5. 头部 MRI：小脑及小脑蚓部脑沟裂增宽，脑干萎缩，双侧壳核体积减小。

6. 基因检测：*HTT* 基因两个等位基因 CAG 重复次数分别为 20 和 53 次，符合亨廷顿舞蹈症致病特征。

【诊疗思路与疾病分析】

本例患者青年起病，临床表现为逐渐进展的不自主运动、共济失调和锥体外系综合征，伴有认知障碍，由于患者不自主舞蹈样运动只是临床表现的一部分，在进行基因检测明确诊断之前，需要与以共济失调和锥体外系综合征为主要表现的疾病进行鉴别，最终患者通过基因诊断。

亨廷顿舞蹈症（Huntington disease，HD）是一种常染色体显性遗传的神经退行性疾病，由位于 4 号染色体 4p16．3 区域的 *HTT* 基因的 CAG 三核苷酸重复序列异常扩增（重复次数＞ 36 次）所致。典型症状包括舞蹈样症状、认知障碍和精神障碍。HD 的全球流行率为 2.7/10 万，欧洲、北美和澳大利亚的流行病学研究显示其流行率（5.7/10 万）高于亚洲（0.4/10 万）。HD 平均发病年龄为 40 岁，青少年和老年也有发病，发病后生存期为 15 ～ 20 年。目前尚无有效延缓病程进展的治疗措施，仍以经验性对症治疗为主。

青少年型 HD 较为少见，一般于 20 岁前发病，临床表现与成年型有所不同，舞蹈样症状可不占主导，甚至不出现。运动症状多为肌张力失常、肌阵挛、肌强直、构音障碍和共济失调，可发生癫痫。认知减退出现早而严重，行为障碍显著。青少年 HD 比成人进展更快，起病后生存期通常小于 15 年。

1. 临床表现

（1）运动障碍

HD 的运动症状可分为两类，以舞蹈样症状为典型的不自主运动和进行性自主运动障碍，后者表现为运动迟缓、肌强直（斜颈、角弓反张、弓足等）、手部精细动作减慢、姿势反射消失等。尽管舞蹈样症状通常在疾病早期就很突出，但是进行性的运动障碍更大的影响患者的生活质量。随着病程进展，患者在病程晚期自主运动障碍逐渐加重，舞蹈样症状逐渐减轻。

（2）认知障碍

40% 的 HD 基因携带者中有轻度认知功能障碍，且越接近发病其认知障碍越明显。认知障碍包括思维减慢和执行功能退化（控制认知功能其他方面的高级认知过程）。患者主要表现为在多任务执行、注意力集中和短期记忆等方面存在困难，出现思维方式局限化、工作效率低下、任务启动困难等。而患者常对自身的认知减退缺乏自知力，随着疾病进展，可发展为痴呆。

（3）精神障碍

抑郁症是 HD 患者最常见的精神症状之一，约 40% 的 HD 患者有抑郁症状。其他精神症状包括躁狂、强迫症状、焦虑、冲动、社会退缩，较少见的有性欲亢进和精神分裂症状。在疾病晚期，患者面部表情和声音的变化将增加上述症状的识别难度，因此早期识别亨廷顿舞蹈症的精神症状非常重要，有助于尽早提供对症治疗。此外，自杀倾向也是 HD 的一种常见并发症，其危险因素包括抑郁和冲动。

（4）非特异性症状

HD 患者可出现新陈代谢异常，包括体重减轻（但无食欲减退）、内分泌功能障碍和睡眠障碍，表现为睡眠潜伏期延长、睡眠效率下降、夜间觉醒次数增加及深慢波睡眠减少。

本患者除舞蹈样症状及运动迟缓，查体时还可见到行走不稳、步基宽、意向性震颤、跟膝胫试验欠稳准的表现，定位诊断中也考虑共济失调的可能。目前我们对以上症状有以下考虑：①属于共济失调的表现。青年 HD 与成年型临床表现有所不同，舞蹈样症状可不占主导，运动症状可表现为肌张力障碍、肌阵挛、肌强直和共济失调等，但青年 HD 多于 20 岁之前起病；②以上症状有可能与舞蹈样症状相关，舞蹈样症状影响患者行走、指鼻等动作，出现类共济失调的表现。

2. 辅助检查

（1）基因检测

根据美国医学遗传学与基因组学学会（ACMG）制定的 HD 基因测试技术标准与指南（2004 版），致病基因 *HTT* 的 CAG 重复拷贝数的阈值为 36：小于 36 尚不足以引起临床症状；36 ～ 39 不完全外显，部分携带者可不发病或推迟发病时间；大于 39 则完全外显，所有携带者均发病。*HTT* 基因中 CAG 重复拷贝数是发病年龄的主要决定因素，重复拷贝数越高，发病年龄越早。*HTT* 基因也可作为有风险的家族成员的症状前检测，携带致病性 *HTT* 基因的患者可行产前检查。

（2）影像学检查

早期 HD 患者的头部 CT 及 MRI 多正常，中晚期 HD 患者头部 CT 或 MRI 可见双侧侧脑室前角扩大、基底节萎缩，尾状核头萎缩最为显著，PET 和 SPECT 可显示尾状核代谢减低。

（3）其他检查

抗核抗体谱、抗磷脂抗体、抗链球菌溶血素 O 试验、血涂片、甲状腺功能等检查常用于鉴别诊断排除其他疾病。

3. 诊断

HD 基于典型的临床三联征（舞蹈样症状、精神障碍、认知障碍），结合家族史可初步做出临床诊断。表现为常染色体显性遗传方式的家族史是诊断的关键因素，如无阳性家族史或症状不典型，可通过基因检测而确诊。应注意鉴别由 HD 以外的疾病引起的上述症状，如棘红细胞增多症、风湿性舞蹈症、妊娠性舞蹈病、神经梅毒、肝豆状核变性、多系统萎缩、脊髓小脑性共济失调、良性遗传性舞蹈病、齿状核红核苍白球路易体萎缩症等。影像学检查（MRI、CT）不可单独作为诊断依据，但阳性发现有参考价值。

4. 治疗

目前 HD 的治疗仅限于对症及支持治疗，尚无特异性治疗方法或对因治疗。强调 HD 的综合性治疗，药物治疗应与心理、社会和环境支持相协同，在疾病的不同阶段各有侧重。

（1）运动障碍的治疗

首先需防护 HD 导致外伤，评估 HD 是否严重影响生活，如干扰自主运动、造成跌倒或引起巨大心理压力等，以确定药物治疗利弊及是否启动药物治疗。

1）药物治疗：药物治疗舞蹈样症状首选丁苯那嗪，临床试验表明丁苯那嗪具有较好的控制舞蹈样症状、改善运动能力的效应，不良反应比抗精神病药轻，但也可导致帕金森样症状，加重抑郁和自杀倾向。因此必须权衡自杀风险与舞蹈样症状治疗的必要性。如患者因抑郁等精神症状严重不能耐受，或丁苯那嗪无效者，可使用非典型抗精神病药代替，首选奥氮平。非典型抗精神病药无效者可试用典型抗精神病药如氟哌啶醇、氟奋乃静等。丁苯那嗪联用一种抗精神病药可能对顽固的重度舞蹈样症状有效。必须注意上述药物应随着病程进展逐渐减量直至停药，因为舞蹈样症状在 HD 晚期常消失，继续用药反而会加重其他运动障碍。HD 的肌强直和运动迟缓可选用苯二氮䓬类及治疗帕金森病的药物如金刚烷胺和多巴丝肼等。青少年 HD 患者可能出现肌阵挛、抽搐与癫痫。肌阵挛治疗可使用氯硝西泮或丙戊酸盐；抽搐可选抗精神病药、苯二氮䓬类药物或选择性 5- 羟色胺再摄取抑制剂（SSRI）；

伴癫痫者首选丙戊酸盐。

2）非药物治疗：包括康复治疗，采用生活辅助设备如软垫、躺椅和床垫等，减少外伤风险。

（2）精神障碍的治疗

精神行为异常若不伴舞蹈症，初始治疗建议采用喹硫平，奥氮平或利培酮可作为替代选择，但对伴重度舞蹈症的精神症状则可作为首选。抑郁通常使用三环类抗抑郁药或选择性 5- 羟色胺再摄取抑制剂。

（3）认知障碍的治疗

尚无治疗 HD 认知障碍的有效药物，通常借助心理治疗等加以干预。

（4）并发症的治疗

严重的吞咽障碍及体重减轻常需胃管鼻饲或经皮胃造瘘手术治疗。运动障碍致患者活动减少甚至卧床，可导致吸入性肺炎、其他感染及压疮等，需给予相应的抗感染治疗和护理支持。

（5）其他治疗

饮食及物理支持治疗对家庭护理要求较高。HD 患者代谢需求高，常需要高热量饮食。应由物理治疗师对患者的步态和平衡问题进行评估，选择助行器，以防跌倒；由于跌倒在疾病后期很常见，推荐采用髋关节保护器以降低髋部骨折风险。同时进行患者教育，解决患者和家属的心理及社会需求。

亨廷顿舞蹈症诊治流程见图 7-3。

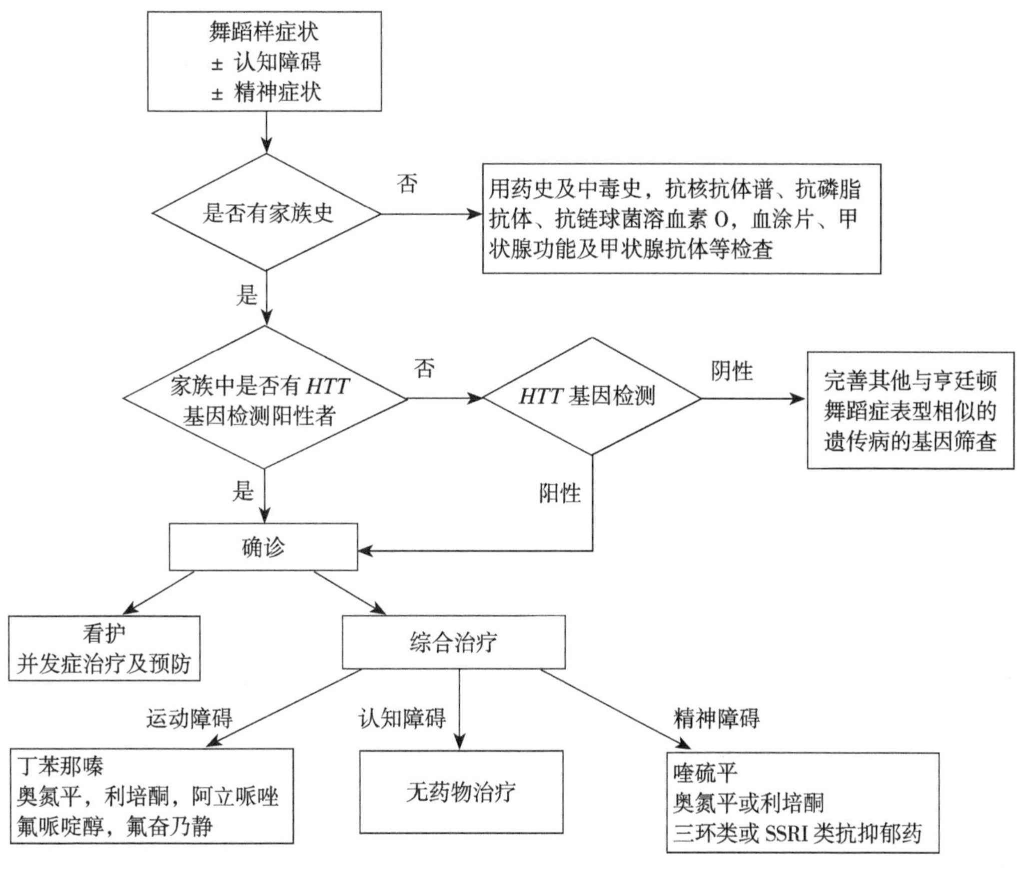

图 7-3　亨廷顿舞蹈症诊治流程

（金佳宁　马凌燕）

参考文献

[1] 中华医学会神经病学分会神经遗传学组．遗传性共济失调诊断与治疗专家共识．中华神经科杂志，2015，48（6）：459-463.

[2] 中华医学会神经病学分会帕金森病及运动障碍学组，唐北沙，陈生弟，等．多系统萎缩诊断标准中国专家共识．中华老年医学杂志，2017，36（10）：1055-1060.

[3] PAN L，FEIGIN A. Huntington's disease：new frontiers in therapeutics. Curr Neurol Neurosci Rep，2021，21（3）：10.

[4] NOVAK M J，TABRIZI S J. Huntington's disease. Bmj，2010，340：c3109.

[5] 中华医学会神经病学分会帕金森病及运动障碍学组．亨廷顿病的诊断与治疗指南．中华神经科杂志，2011，44（9）：638-641.

病例 8　路易体痴呆

病例介绍

【主诉】

患者，女，75 岁，主诉："运动迟缓 1 年半，加重伴记忆力减退半年。"

【现病史】

患者 1 年半前无明显诱因出现运动迟缓，表现为解系纽扣或鞋带、洗脸、刷牙、起床、行走缓慢，行走时右下肢拖曳。半年前上述症状加重，讲话缓慢、语调变低、吐字不清，并出现波动性记忆力减退，夜间及下午重，表现为近记忆力减退，在熟悉的地方找不到回家的路，伴有幻觉，看到人群晃动，夜间明显，同时有焦虑、抑郁，表现为情绪低落、多思、多虑。病程中有长期便秘、尿频、尿急，偶有饮水呛咳，有睡眠中大喊大叫、肢体舞动，否认嗅觉减退。患者曾到我院门诊就诊，考虑帕金森综合征，给予多巴丝肼（125 mg，3 次 / 日，三餐前 1 小时）、金刚烷胺（早 50 mg、晚 50 mg，2 次 / 日）治疗，症状无明显改善，自行停药 2 个月，停药后症状加重，主要表现为运动迟缓、记忆力下降较前加重，再次到我院门诊就诊，调整药物为多巴丝肼（早 187.5 mg、午 125 mg、晚 187.5 mg，3 次 / 日）、金刚烷胺（早 50 mg、晚 50 mg，2 次 / 日）治疗，症状稍好转。为进一步改善症状，以帕金森综合征收入我科。

【既往史、个人史、家族史】

甲状腺功能减退病史半年，口服左甲状腺素钠片 50 μg，1 次 / 日治疗。疝气手术史 1 个月。吸烟史 10 余年，3 ～ 4 支 / 日，戒烟半年。否认糖尿病、脑外伤、脑炎、脑血管病病史，否认服用抗精神病药物及一氧化碳中毒史。否认类似家族史。

【入院查体】

右侧卧立位血压及心率：卧位血压 159/91 mmHg，心率 70 次 / 分；立位即刻血压 110/73 mmHg，心率 73 次 / 分；立位 1 分钟血压 151/100 mmHg，心率 77 次 / 分；立位 3 分钟血压 166/101 mmHg，心率 75 次 / 分；立位 5 分钟血压 170/102 mmHg，心率 76 次 / 分。双肺呼吸音清，未闻及干湿啰音，心律齐，未闻及明显杂音。腹软，无压痛及反跳痛，肝脾肋下未触及。神经系统查体：神志清楚，构音障碍，时间、地点、人物定向力减退，记忆力、计算力减退。双侧瞳孔等大等圆，直径 3.0 mm，双侧瞳孔直接及间接对光反射灵敏，眼球各项运动充分，未见眼震。双侧面部针刺觉对称，双侧角膜反射可正常引出，双侧咀嚼对称有力。双侧额纹、面纹对称，闭目及示齿有力。双耳粗测听力可，Weber 征居中，Rinne 试验双侧气导＞骨导。双侧软腭上抬有力，双侧咽反射存在。双侧转颈、耸肩有力，伸舌居中，未见舌肌纤颤。四肢肌容积正常，四肢肌力 5 级，右侧肢体肌张力增高，左侧肢体肌张力正常。双侧指鼻、跟膝胫试验稳准，闭目难立征阴性。行走时躯干稍前倾，右上肢联带动作减少，右下肢行走拖曳，后拉试验阳性。双侧针刺觉及音叉振动觉对称。四肢腱反射对称引出。双侧掌颏反射、Hoffmann 征阴性。双侧 Babinski 征阴性。颈软，脑膜刺激征阴性。

【院前辅助检查】

MMSE 评分（文化程度：初中）：20 分（定向力 –4 分，计算力 –4 分，结构能力 –2 分）。

MoCA 评分（文化程度：初中）：14 分（视空间与执行功能 –4 分，延迟回忆 –5 分，注意 –2 分，语言 –1 分，定向 –4 分）。

【初步诊断】

一、定位诊断

1. 广泛大脑皮质

患者出现认知功能减退，表现为近记忆力减退，在熟悉的地方找不到回家的路，夜间及下午较重，查体提示高级皮质功能粗测下降（时间、地点、人物定向力减退，记忆力、计算力减退），MMSE、MoCA 评分减低，患者病程中出现生动的视幻觉，结合患者头部 MRI 提示脑内散在缺血性脑白质病变，双侧顶叶、额叶、颞叶萎缩，故定位于广泛大脑皮质。

2. 锥体外系（黑质 – 纹状体系统）

患者临床表现为运动迟缓、肌强直，查体可见四肢肌力 5 级，右侧肢体肌张力增高，左侧肢体肌张力正常，行走时躯干稍前倾，右上肢联带动作减少，右下肢行走拖曳，后拉试验阳性。上述表现符合锥体外系受累表现，符合运动减少 – 肌张力增高综合征表现，故定位于锥体外系的黑质 – 纹状体系统。

二、定性诊断

很可能的路易体痴呆。

诊断依据：路易体痴呆是一种神经系统变性疾病。临床主要表现为波动性认知障碍、帕金森综合征、视幻觉。

根据 2021 年《中国路易体痴呆诊断与治疗指南》及 2017 年 DLB 联盟最新的路易体痴呆的指南得出的诊断条件。

1. 必要特征

患者出现进行性认知功能减退，且其严重程度足以影响患者的社会和职业功能及日常生活活动能力。在早期阶段并不一定会出现显著或持续的记忆功能障碍，但随着疾病进展会变得明显。注意力、执行功能和视觉功能的损害可能在早期出现。

2. 核心特征

（1）波动性认知功能障碍，伴有注意力和警觉性显著减退。

（2）反复出现的视幻觉。

（3）快速眼动睡眠行为障碍，可能在认知功能下降之前出现。

（4）出现帕金森综合征核心症状的一种或多种，包括：运动迟缓、静止性震颤或肌强直。

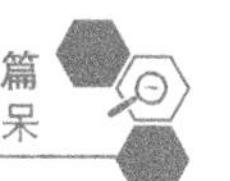

3. 支持性临床特征

（1）对抗精神病药物高度敏感。

（2）姿势不稳。

（3）反复摔倒。

（4）晕厥或其他短暂性意识丧失。

（5）严重自主神经功能障碍（包括便秘、直立性低血压、尿失禁）。

（6）嗜睡。

（7）嗅觉减退。

（8）幻觉。

（9）妄想。

（10）淡漠、焦虑和抑郁。

4. 提示性生物标志物

（1）通过 SPECT/PET 显示的基底节多巴胺转运体摄取下降。

（2）^{123}I-MIBG 心肌扫描成像异常（摄取减低）。

（3）多导睡眠图证实快速眼动期肌肉弛缓消失。

5. 支持性生物标志物

（1）头颅 CT 或者 MRI 提示内侧颞叶结构相对保留。

（2）SPECT 或 PET 灌注成像或代谢扫描显示普遍低灌注或低代谢，FDG-PET 成像显示枕叶活性下降，伴或不伴有扣带回岛征（指后扣带回活性异常增高）。

（3）脑电图出现显著的后部慢波，且出现前 α 波和 θ 波之间周期性波动。

诊断很可能的 DLB 需要满足：出现两项或两项以上的核心临床特征，伴或不伴有提示性生物标志物阳性；或仅出现一项 DLB 核心临床特征，但伴有一项或一项以上的提示性生物标志物阳性，仅仅基于生物标志物并不能诊断为很可能的 DLB。

患者有进行性认知功能减退，呈波动性且伴有明显的注意力异常，合并反复发作的视幻觉，且有睡眠中大喊大叫、肢体舞动。根据 2021 年《中国路易体痴呆诊断与治疗指南》，该患者符合诊断很可能的 DLB 的必要特征，即痴呆，并符合 4 条核心特征，还存在支持性临床特征的第 5、第 10 条，故可诊断为很可能的路易体痴呆。患者缺乏 DLB 生物标志物的相关检测，需进一步完善相关辅助检查，并排除可能导致上述症状的其他疾病。

【鉴别诊断】

1. 阿尔茨海默病

阿尔茨海默病是发生于老年和老年前期，以进行性认知功能障碍和行为损害为特征的中枢神经系统退行性病变。临床表现为记忆障碍、失语、失用、视空间损害、抽象思维和计算力损害、人格和行为改变等，一般无视幻觉和错觉；偶有锥体外系功能异常，常出现在病程晚期，且程度较轻。脑脊液检查可发现 Aβ 水平下降伴 T-tau 或 P-tau 水平升高。Tau-PET 可见示踪剂滞留增加。MRI 可见双侧颞叶，尤其是海马不同程度萎缩。

该患者有近记忆力减退及锥体外系功能异常，但患者有生动的视幻觉，且锥体外系症状较重，在病程早期出现，此为不支持点。

2. 帕金森病合并痴呆

帕金森病合并痴呆（Parkinson's disease with dementia，PDD）患者可出现帕金森样症状与认知功能障碍，但无波动性认知功能障碍，视幻觉和错觉较少出现，且一部分是药物治疗的不良反应所致。目前认为，若痴呆发生于运动障碍出现 1 年以后，就应当诊断为帕金森病合并痴呆，痴呆症状常出现在病程后期，且对多巴胺能药物反应良好。但 PDD 和 DLB 是相同神经病理过程的不同临床表现，还是有相似转归的不同疾病，尚需进一步研究。该患者存在认知功能减退、帕金森样表现，故与该病鉴别，但该患者记忆力减退为波动性，视幻觉较明显，在病程早期即出现认知障碍，此为不支持点。

3. 血管性痴呆

血管性痴呆（vascular dementia，VaD）是由缺血性卒中、出血性卒中和造成记忆、认知和行为等脑区低灌注的脑血管疾病所致的严重认知功能障碍综合

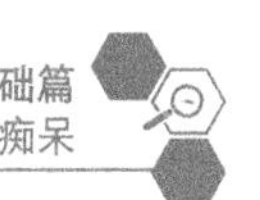

征。痴呆的智能障碍以认知功能损害为核心，涉及记忆力、学习能力、定向力、判断力等，在病程某一阶段还会伴有精神、行为及人格异常。但认知功能减退一般无波动性或轻度波动，且少有锥体外系功能障碍。该患者有认知功能减退，MRI 显示脑内散在缺血性脑白质病变，但该患者有明显的锥体外系功能障碍且认知功能减退有波动性，此为不支持点。

【院内辅助检查】

心肌梗死 3 项 + 脑利尿钠肽：脑利尿钠肽 116.6 pg/mL ↑。

生化 35 项：总蛋白 59.6 g/L ↓，尿素 8.8 mmol/L ↑，总二氧化碳 30 mmol/L ↑，钠 146.1 mmol/L ↑，氯 108.1 mmol/L ↑，同型半胱氨酸 17.47 μmol/L ↑。

血常规：红细胞绝对值 3.68×10^{12}/L ↓，血红蛋白 111 g/L ↓。

便常规 + 潜血 + 集卵：潜血 ↑。

肿瘤标志物（女性）：糖类抗原 19 ～ 931.06 U/mL ↑，细胞角蛋白 19 片段 4.86 ng/mL ↑。

术前 8 项病毒筛查：乙肝表面抗体 68.960 mIU/mL ↑，乙肝核心抗体 5.330 S/CO ↑。

甲状腺功能 8 项：三碘甲状腺原氨酸 0.69 nmol/L ↓，游离三碘甲状腺原氨酸 2.83 pmol/L ↓，促甲状腺激素 6.336 μIU/mL ↑，抗甲状腺球蛋白抗体 566.05 IU/mL ↑，甲状腺球蛋白＜ 0.1 ng/mL ↓。

黑质超声：黑质回声强度Ⅱ级。

头部 MRI（图 8-1）：双侧顶叶、额叶、颞叶萎缩；脑内散在腔隙灶、缺血性脑白质病变（改良 Fazekas Scale Ⅱ级）；双侧基底节 V-R 间隙；左侧壳核、颞叶微出血灶。

头部 MRA（图 8-1）：右侧颈内动脉海绵窦段动脉瘤可能；左侧颈内动脉海绵窦段局部突起；基底动脉扩张迂曲且粗细不均；左侧大脑中动脉水平段略窄，其远端略膨隆；右侧大脑前动脉 A1 段、双侧大脑后动脉 P1 段局部略细。

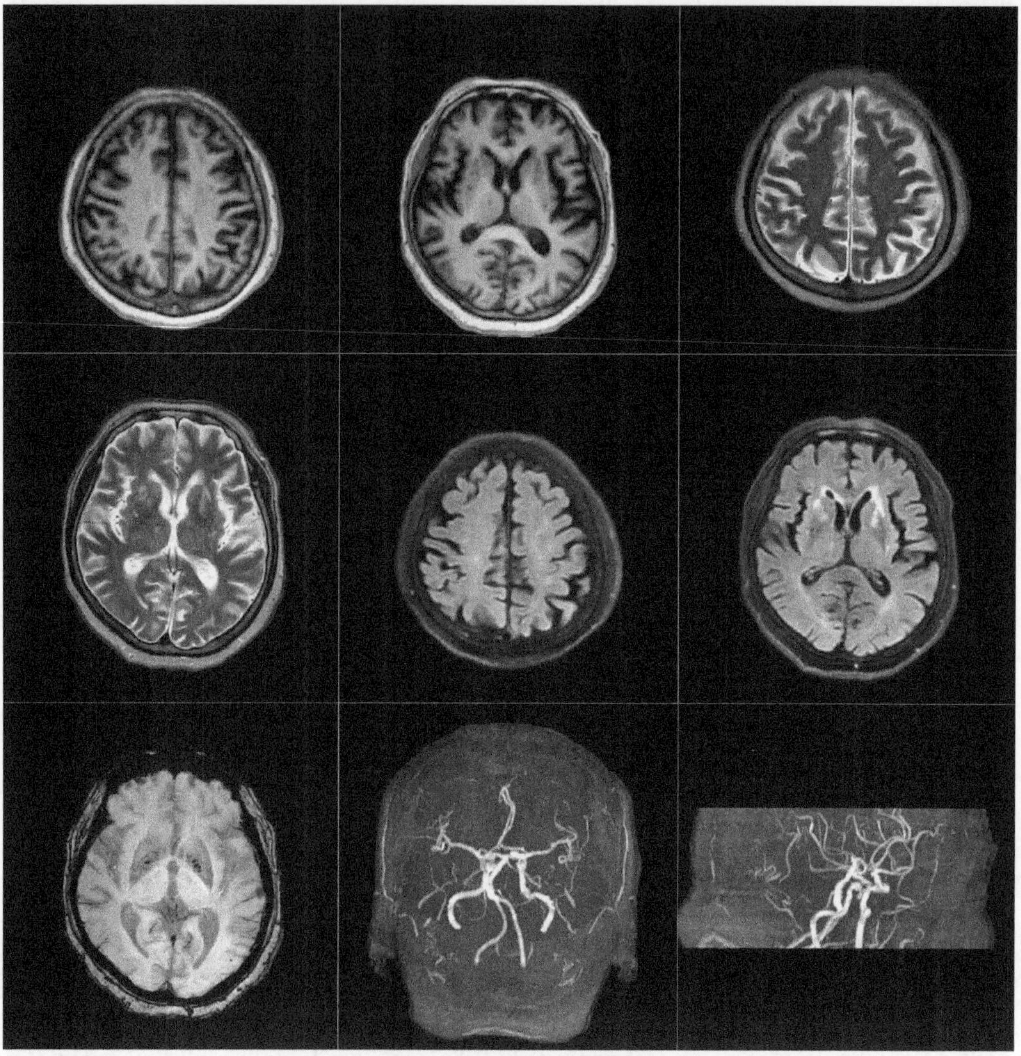

图 8-1　头部 MRI+ 头部 MRA

行多巴胺能药物测评：多巴丝肼 250 mg 药物测评结果如下。基线 MDS-UPDRS Ⅲ评分 23 分，卧位血压 169/99 mmHg，立位血压 121/75 mmHg，右侧对指计数 161 次 / 分，左侧对指计数 153 次 / 分；服药后 1 小时 MDS-UPDRS Ⅲ评分 19 分，改善率 17%，卧位血压 147/89 mmHg，立位血压 101/69 mmHg，右侧对指计数 147 次 / 分，左侧对指计数 150 次 / 分；服药后 2 小时 MDS-UPDRS Ⅲ评分 21 分，改善率 8%，卧位血压 159/94 mmHg，立位血压 110/68 mmHg，右侧对指计数 148 次 / 分，左侧对指计数 150 次 / 分；服药后 3 小时 MDS-UPDRS Ⅲ

评分 22 分，改善率 4%，卧位血压 145/85 mmHg，立位血压 120/80 mmHg，右侧对指计数 153 次 / 分，左侧对指计数 149 次 / 分。

【治疗过程】

患者诊断为很可能的路易体痴呆。根据 2021 年《中国路易体痴呆诊断与治疗指南》，胆碱酯酶抑制剂（cholinesterase inhibitors，ChEIs）多奈哌齐和卡巴拉汀可以改善 DLB 患者的认知功能和日常活动。路易体痴呆的胆碱能不足比 AD 更重。胆碱能不足与幻视相关联，ChEIs 增加胆碱能，可缓解幻视，改善认知，减少行为紊乱。重酒石酸卡巴拉汀胶囊为常用于治疗痴呆的胆碱酯酶抑制剂药物之一。该患者有进行性认知功能减退，呈波动性，伴有明显的注意力异常，且合并反复发作的视幻觉，MMSE 评分 20 分、MoCA 评分 14 分。针对患者认知功能减退及视幻觉的症状，予重酒石酸卡巴拉汀口服 1.5 mg，2 次 / 日，患者未出现恶心、呕吐等不良反应，7 天后加量至 3 mg，2 次 / 日。

患者有运动迟缓、肌强直的帕金森样症状，多巴丝肼 250 mg 药物测评示最佳改善率为 17%，但仍可将 MDS-UPDRS Ⅲ评分降至 19 分，维持患者较好的日常生活能力。故予多巴丝肼 187.5 mg（早晚餐前 1 小时）、125 mg（午餐前 1 小时）口服，以改善运动迟缓、肌强直等症状。

此外，患者合并焦虑、抑郁状态，并有幻觉症状，予喹硫平片 0.0125 g，1 次 / 晚口服改善症状。经治疗后，患者症状较前好转，遂出院。

【最终诊断】

很可能的路易体痴呆

【出院时情况】

患者运动迟缓、幻觉较前稍有改善。出院查体：神志清楚，构音障碍，时间、地点、人物定向力及记忆力、计算力减退。四肢肌力 5 级，右侧肢体肌张力增高。行走时躯干稍前倾，右上肢联带动作减少，右下肢行走拖曳，后拉试验阳性。

讨论与分析

【病例特点】

1. 老年女性，隐匿起病，慢性进展性病程。

2. 以运动迟缓、肢体僵硬、波动性记忆力减退、幻觉为主要表现。

3. 查体示时间、地点、人物定向力及记忆力、计算力减退；运动迟缓，右侧肢体肌张力增高，行走时躯干稍前倾，右上肢联带动作减少，右下肢行走拖曳，后拉试验阳性。

4. 多巴胺能药物测评提示 250 mg 多巴丝肼最佳改善率为 17%。

5. 头颅磁共振提示双侧顶叶、额叶、颞叶萎缩。

【诊疗思路与疾病分析】

本例患者有近记忆力下降、找不到回家的路等认知功能减退表现，入院后完善 MMSE 和 MoCA 评分提示痴呆，且其严重程度影响了患者的正常社会和职业功能。并且该患者合并生动的视幻觉，存在运动迟缓、肌僵直的帕金森综合征表现和情绪淡漠、多思、多虑的焦虑、抑郁状态，根据临床表现诊断路易体痴呆明确。

DLB 是一种常见的神经退行性疾病，其特征是波动性认知障碍、帕金森病样症状、反复生动的视幻觉和快速眼动睡眠行为障碍。路易小体的病理标志主要是 α- 突触核蛋白的异常聚集，主要存在于神经元细胞。异常的蛋白沉积可能导致神经元功能紊乱和凋亡。随着疾病进展，路易小体可以分布于大脑皮质、黑质、边缘系统（海马和杏仁核等）、脑干等。

诊断 DLB 的必要条件是出现痴呆，即出现进行性认知功能减退，且其严重程度足以影响患者的正常社会和职业功能。有时注意力、执行功能和视觉功能的损害会比记忆功能障碍更早出现，但在疾病后期记忆功能障碍会逐渐明显。

DLB 有 4 种核心临床症状。①波动性认知功能障碍：这一症状是 DLB 最

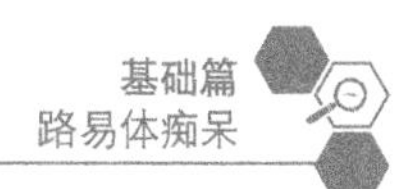

主要的特征，患者会出现突发、短暂的认知功能障碍，持续时间不等，几分钟到几天均可出现，常常伴有注意力和警觉性显著减退；②反复出现的生动视幻觉：大部分的视幻觉都是可怕的场景，十分生动形象，更容易在晚上发生；③ RBD：主要表现为出现反复的噩梦、说梦话、手舞足蹈、拳打脚踢，这些症状在认知功能下降之前就可以出现，在临床上常常被低估；④出现帕金森综合征核心症状的一种或多种，包括运动迟缓、静止性震颤或肌强直，但与 PD 相比，DLB 的静止性震颤不明显，平衡障碍和反复跌倒在 DLB 患者中尤为突出。

神经影像学检查在 DLB 的临床诊断及鉴别中起到重要作用。头颅磁共振可见 DLB 患者颞叶、枕叶、顶叶脑容量下降及丘脑、下丘脑广泛萎缩，与 AD 患者不同的是，DLB 患者颞叶内侧结构萎缩相对较轻。与 PD 类似的是，通过碘氟烷单光子发射 CT 标记并显影多巴胺转运蛋白（dopamine transporter，DAT），可以发现 DLB 患者基底节区 DAT 摄取显著减少，这一表现可对 DLB 进行诊断，研究显示，其诊断的敏感性为 78%，特异性为 90%，但难以区分其他多巴胺转运体减少的疾病。

目前针对 DLB 尚无有效的病因治疗手段，对于 DLB 患者的综合管理是至关重要的。在非药物治疗方面，应加强对 DLB 患者的运动训练和认知训练，这对改善患者运动和认知功能障碍症状可以起到良好的效果。在药物治疗方面，根据 DLB 的临床特点，许多用于治疗 PD、AD 的药物广泛应用于 DLB 患者中。需要注意的是，DLB 患者容易出现谵妄等精神症状的恶化，而多巴胺能药物和抗胆碱能药物会对认知和精神行为产生不利影响，加重患者的精神症状，所以对 DLB 患者的药物治疗需更加谨慎，权衡利弊。此外，神经干细胞治疗、脑深部电刺激治疗、α - 突触核蛋白的免疫抑制治疗也被认为是未来治疗 DLB 可能的研究方向。

（杨晨　马凌燕）

参考文献

[1] 中国微循环学会神经变性病专业委员会 . 中国路易体痴呆诊断与治疗指南 . 中华老年医学杂志，2021，40（12）：1473-1484.

[2] KAI T，ASAI Y，SAKUMA K，et a1. Quantitative dec— troencephalogram analysis in dementia witIl Lewy bodies and A ／ zheimer，8 disease. J Neurol Sci，2005，237（1-2）：89-95.

[3] HENRLKSEN A L，ST DENNIS C，SETTER S M，et a1. Dementia with lewy bodies：therapeutic opportunities and pitfalls. Consult Pharm，2006，21（7）：563- 575.

[4] WALKERL，STEFANIS L，ATTEMS J.Clinical and neuropathological differences between Parkinson′s disease，Parkinson′s disease dementia and dementia with Lewybodies-currentissues and future directions. J Neurochem，2019，150（5）：467-474.

[5] THOMAS A J，ATTEMS J，COLLOBY S J，et al.Autopsy validation of ^{123}I-FP-CIT dopaminergic neuroimaging for the diagnosis of DLB.Neurology，2017，88（3）：276-283.

[6] 周益毅，徐仁伵 . 路易体痴呆的研究进展 . 中华老年医杂志，2020，39（12）：1492-1496.

病例 9　不宁腿综合征

病例介绍

【主诉】

患者，男，66 岁，主诉："夜间双下肢不适感 3 年余。"

【现病史】

患者 3 年前无明显诱因出现入睡前双下肢不适感，主要表现为发胀感及难以描述的不适，起初症状轻，按摩后症状有所改善。此后，上述症状逐渐加重，有时感觉虫子在腿上爬，伴有疼痛感，需起身走动或大力按摩，极其影响睡眠。睡眠中无大喊大叫，无肢体舞动。白天患者活动正常，无运动变慢，无嗅觉减退，无性功能障碍，无体位性头晕，无便秘，无尿频、尿急、尿失禁，无幻觉等精神行为异常。否认症状日间波动，否认肢体无力、感觉异常、构音障碍、饮水呛咳等。外院曾诊断睡眠障碍、焦虑状态，给予劳拉西泮 1 mg，1 次 / 晚，症状稍有缓解，但症状仍严重影响睡眠。此次患者为进一步诊治就诊于我院。

【既往史、个人史、家族史】

高血压病史 3 年，最高 140/90 mmHg，服用硝苯地平，目前血压控制在 120/80 mmHg。否认糖尿病、脑外伤、脑炎、脑血管病病史，否认服用抗精神病药物及一氧化碳中毒史。否认类似家族史。

【入院查体】

血压 140/85 mmHg，心率 88 次 / 分。内科系统查体未见异常。神经系统查体：神志清楚，语利，时间、地点、人物定向力及记忆力、计算力正常。双侧瞳孔等大等圆，直径 3.0 mm，双侧瞳孔直接及间接对光反射灵敏，颅神经查体未见异常。四肢肌容积正常，四肢肌力 5 级，肌张力正常。四肢未见震颤，双侧指鼻、跟膝胫试验稳准，闭目难立征阴性。双侧针刺觉及音叉振动觉对称。四肢腱反射对称存在。双侧 Babinski 征阴性。颈软，脑膜刺激征阴性。

【院前辅助检查】

血常规、尿常规、便常规、生化全套：未见明显异常。

腰椎 MRI：腰椎间盘稍膨出。

【初步诊断】

一、定位诊断

锥体外系（黑质 – 纹状体系统）。

患者临床表现为入睡前双下肢不适感，主要表现为发胀感及难以描述的不适，起初症状轻，按摩后症状有所改善，间歇期完全正常，四肢力量正常，初步考虑锥体外系受累可能。此外，周围神经病变也可能有类似表现，需注意筛查。

二、定性诊断

不宁腿综合征。

患者存在睡前双下肢不适感，主要表现为发胀感及难以描述的不适，逐渐出现疼痛，活动或按摩后有所缓解，考虑不宁腿综合征的可能。不宁腿综合征临床主要表现为双下肢刺痛、灼热、瘙痒、抽痛、痉挛感、瘙痒感，感觉腿部血管里有气泡水，部分患者感觉腿部有疼痛且小腿更为明显。不宁腿综合征根据病因，可分为原发性和继发性。原发性不宁腿综合征的病因不明，也称为特发性不宁腿综合征，可能与家族遗传有关。继发性不宁腿综合征是由其他原因引发的，包括肾脏疾病、透析、铁缺乏、怀孕、多发性硬化、帕金森病、周围神经病变、偏头痛、药物、炎症感染等。

根据 2014 年美国睡眠医学会出版的《睡眠障碍国际分类（第 3 版）》、国际不宁腿综合征研究小组 2012 年制定的诊断标准和《中国不宁腿综合征的诊断与治疗指南（2021版）》，诊断需同时满足以下条件。

（1）有强烈的腿部活动的欲望，通常伴腿部不适感或由腿部不适感所致，同时符合以下条件：①症状在休息或不活动时出现或者加重，如躺位或坐位；②运动可使症状部分或完全缓解，如行走或活动腿部；③症状全部或主要发生在傍晚或夜间。

（2）上述症状不能由其他疾病或行为问题解释（如腿抽筋、姿势不适、肌痛、静脉曲张、下肢水肿、关节炎或习惯性踮脚）。

（3）上述症状导致患者忧虑、苦恼、睡眠紊乱或心理、躯体、社会、职业、教育、行为及其他重要功能障碍。

综合上述诊断标准和症状，本患者符合第1、第3个条件，考虑不宁腿综合征，但需进一步完善相关检查筛查排除其他病因。

【鉴别诊断】

1. 周期性肢体运动障碍

周期性肢体运动障碍在中老年人群中常见，发病机制不明，可以与不宁腿综合征同时存在，可能与中枢神经系统中多巴胺的神经传递异常相关。周期性肢体运动障碍的临床特征是睡眠过程中出现远端肢体重复（通常为每20～40秒）的抽搐或踢腿样动作。患者经常抱怨夜间睡眠不良或日间过度嗜睡，而对这些动作和之后短暂的觉醒没有记忆，也没有肢体的感觉障碍。同床者可能会提供自己被踢的信息。单纯的周期性肢体运动障碍无下肢难以描述的不适感，与本患者临床特征不符。

2. 周围神经病变

周围神经病变可出现四肢麻木无力等症状，部分患者可自觉下肢麻木、不适感。周围神经病变多由创伤、神经压迫、营养失调、感染、代谢、炎症、中毒或其他因素引起，通常引起感觉障碍，但症状无昼夜规律性，活动后症状不能缓解。本患者无肢体无力，症状于夜间睡前明显，目前无周围神经受累证据，可进一步完善肌电图检查。

3. 外周血管性病变

下肢动脉粥样硬化可表现为活动后痉挛性疼痛加重，可出现间歇性跛行，休息后可改善，症状无昼夜规律性。下肢静脉系统疾病，如静脉曲张患者可出现下肢发胀及不适感，长时间站立症状加重，查体可见下肢凹陷性水肿。该患者可进一步完善下肢血管超声检查。

4. 位置性腿部不适

患者在局部小区域内会自觉疼痛，可能由久坐所致，且缺乏昼夜节律，改变位置后症状缓解。多数患者症状较轻。

5. 静坐不能

静坐不能常与抗精神病药物的使用相关，患者表现为长时间坐位保持困难，有想活动的欲望。但不一定与腿部不适相关，症状无夜间加重现象，活动后并不能缓解。该患者无抗精神病药物应用史，故不支持该诊断。

【院内辅助检查】

血常规、尿常规、便常规、凝血全套、甲状腺功能、生化全套、蛋白电泳、抗链球菌溶血素 O、类风湿因子、糖化血红蛋白正常。

血清铁蛋白：正常范围。

肌电图：未见神经源性或肌源性损害。

下肢动静脉超声：未见明显异常。

肝胆胰脾超声：未见明显异常。

黑质超声：黑质回声强度Ⅱ级。

MMSE 评分：30 分；MoCA 评分：29 分；HAMA 评分：5 分；HAMD 评分：5 分。

头 MRI：老年性脑改变；头 MRA：右侧颈内动脉海绵窦段内侧局部略膨隆，椎基底动脉迂曲（图 9-1）。

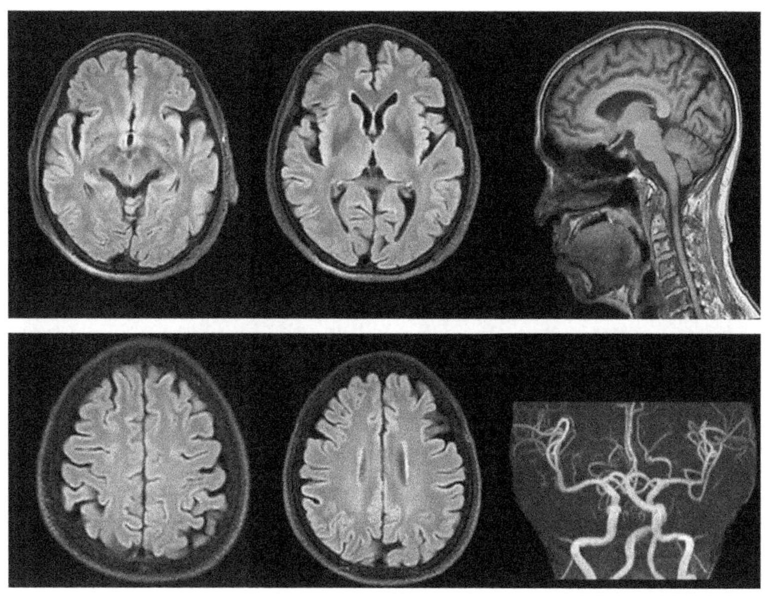

图 9-1　头颅 MRI 及 MRA

【治疗过程】

综合患者临床症状及辅助检查，诊断考虑不宁腿综合征。根据《中国不宁腿综合征的诊断与治疗指南（2021 版）》，治疗方案有如下选择：①避免使用可能诱发不宁腿综合征的药物。②缺铁可补充铁剂。③多巴胺受体激动剂，如普拉克索、罗匹尼罗、罗替高汀。④多巴胺能制剂：复方左旋多巴制剂（左旋多巴 - 卡比多巴、多巴丝肼）。左旋多巴是最早用于不宁腿综合征治疗的多巴胺能药物，100 ～ 200 mg 可有效减轻症状。⑤ α2δ 钙通道配体：α2δ 钙通道配体如加巴喷丁、普瑞巴林均为多巴胺能疗法的替代治疗药物。与多巴胺能药物相比，其优势在于不存在与多巴胺受体激动剂类似的不良反应，且症状恶化风险相对低，但目前这些药物尚未在中国获批用于不宁腿综合征的治疗。⑥阿片类受体激动剂：根据以上治疗方案，给予普拉克索睡前 0.125 mg，建议 1 周后加量至 0.25 mg，门诊随诊。

【最终诊断】

不宁腿综合征

高血压（1 级，低危组）

【出院时情况】

患者双下肢不适感稍有改善。出院查体：神志清楚，语利，时间、地点、人物定向力及记忆力、计算力正常。双侧瞳孔等大等圆，直径 3.0 mm，双侧瞳孔直接及间接对光反射灵敏，颅神经查体未见异常。四肢肌容积正常，四肢肌力 5 级，肌张力正常。四肢未见震颤，双侧指鼻、跟膝胫试验稳准，闭目难立征阴性。双侧针刺觉及音叉振动觉对称。四肢腱反射对称存在。双侧 Babinski 征阴性。颈软，脑膜刺激征阴性。

【随访情况】

给予普拉克索睡前 0.125 mg，建议 1 周后加量至 0.25 mg，患者双下肢不适感有所改善，但疼痛感无明显改善，第 3 周起加用加巴喷丁 0.3 g 睡前服用，第 4 周起双下肢不适、疼痛感均有明显缓解，无明显不良反应。

讨论与分析

【病例特点】

1. 患者为中老年男性，慢性进展性病程。

2. 主要临床表现：入睡前有双下肢不适感，主要表现为发胀感及难以描述的不适，伴有疼痛感，活动后减轻。

3. 神经系统查体：未见明确阳性体征。

4. 头 MRI、肌电图、铁蛋白、下肢动静脉超声、黑质超声等检查未见明显异常。

【诊疗思路与疾病分析】

患者临床症状符合不宁腿综合征的诊断，但病程中需注意鉴别诊断，需要鉴别的疾病包括周期性肢体运动障碍、周围神经病变、外周血管性病变、位置性腿部不适、静坐不能等。

不宁腿综合征又称不安腿综合征，最早由 Willis 描述其症状，后 Ekbom

对其进行更为详细的描述并命名，故又被称为 Willis-Ekbom 病（Willis-Ekbom disease，WED）。不宁腿综合征在国内中老年人群中常见，严重影响睡眠及患者生活质量。

不宁腿综合征可在任何年龄段发生，随着年龄增长，发病率逐渐增加，女性居多。不同国家和地区患病率存在明显差异。不宁腿综合征在欧美国家较为普遍，患病率为 5% ～ 10%，亚洲国家和地区（日本、韩国、新加坡、中国大陆和中国台湾）患病率较低，波动在 0.1% ～ 3.0%。

不宁腿综合征最典型的临床表现为难以抗拒的、比较强烈的想要活动下肢的欲望，大部分是由下肢感觉异常所引发，这种欲望可以是主观的，也可以是自发形成的。症状具有明显时间性，休息或睡眠时出现，因此患者通常主诉夜间症状明显，清晨或白天减轻。除了难以抗拒的下肢活动欲望，下肢的感觉异常也非常明显，这种感觉异常通常难以描述，患者可能会用“虫爬感”“刺痛感”“抽筋”“电击样”“瘙痒感”“灼烧或灼热感”等词语描述。感觉异常多位于下肢深部肌肉，小腿上部尤为多见。症状通常双侧同时出现。症状发作频率因人而异，大部分患者平均每月发作数次，15% 的患者每周发作数次，8% 的患者每夜至少发作 1 次。临床上常用国际不宁腿综合征评定量表来评估患者症状及其严重程度。

不宁腿综合征按照病因可分为原发性和继发性。原发性不宁腿综合征多与遗传有关，发病年龄较早，常染色体显性遗传占家族性不宁腿综合征的大多数，少数家系呈常染色体隐性遗传或者非孟德尔遗传模式。继发性不宁腿综合征则继发于其他神经系统疾病，如帕金森病、脑血管病、多发性硬化、脊髓病变、周围神经病变等，也与铁缺乏、妊娠或慢性肾脏疾病有关。另外，多种药物或物质可诱发或加重症状，如抗抑郁药、抗精神病药、抗组胺药、烟、酒、咖啡等。

不宁腿综合征的发病机制尚不明确，可能与中枢神经系统铁缺乏、中枢神经系统多巴胺能功能紊乱和基因突变等有关。为明确诊断，患者需完善相关辅助检查。实验室检查主要用来筛查继发性因素。考虑到部分患者与铁缺乏、糖尿病、肾衰竭有关，患者需进行铁、肾功能及血糖方面的筛查。检测血常规、血清铁蛋白、总铁结合度、转铁蛋白饱和度等指标明确铁代谢情况，排除缺铁性贫血继发的不宁腿综合征。筛查肾功能明确患者肾脏功能情况，排除慢性肾衰竭或尿毒症继发的不宁腿综合征。进行血糖、糖化血红蛋白检查，排除糖尿病继发的不宁腿综合征。此外，多导睡眠监测可客观显示不宁腿综合征患者的睡眠紊乱及周围性肢体运动。下肢的肌电图及血管超声检查有助于明确是否存在周围神经病变、下肢血管病变所继发的不宁腿综合征。

根据《中国不宁腿综合征的诊断与治疗指南（2021 版）》，治疗方案有如下选择：①避免使用可能诱发不宁腿综合征的药物：这其中包括多巴胺受体拮抗剂、抗抑郁药、抗组胺药及钙离子通道阻滞剂。钙离子通道阻滞剂包括硝苯地平、氨氯地平等，这是高血压患者的常用药物，临床上要注意询问平时用药史。②缺铁可补充铁剂：指南建议血清铁蛋白水平＜ 75 μg/L 和（或）转铁蛋白饱和度＜ 45% 时补充铁剂。临床上常用的口服补铁剂包括琥珀酸亚铁、硫酸亚铁、富马酸亚铁和多糖铁复合物等。推荐首选口服铁剂治疗 3 个月，并评估血清铁蛋白水平，决定后续治疗。③多巴胺受体激动剂，如普拉克索、罗匹尼罗、罗替高汀。普拉克索是目前国内唯一批准的治疗不宁腿综合征的药物，指南推荐普拉克索作为中 – 重度不宁腿综合征的首选治疗药物，小剂量起始，根据症状调整剂量。罗匹尼罗可改善不宁腿综合征的症状及睡眠质量，对于周期性肢体运动障碍有效。④多巴胺能制剂：复方左旋多巴制剂（左旋多巴 – 卡比多巴、多巴丝肼）。左旋多巴是最早用于不宁腿综合征治疗的多巴胺能药物，100 ～ 200 mg 可有效减轻症状。但维持度差，长期服用可导致症状恶化，对生活质量改善不明显，因此目前不作为首选治疗药物。⑤ α2δ 钙通道配体：α2δ 钙通道配体如加巴喷丁、普瑞巴林均为多巴胺能疗法的替代治疗药物。与多巴胺能药物相比，其优势在于不存在与多巴胺受体激动剂类似的不良反应，且症状恶化风险相对低，但目前这些药物尚未在中国获批用于不宁腿综合征的治疗。加巴喷丁还可联合其他药物治疗，作为多巴胺能治疗的补充药物，特别是伴有疼痛的患者。本患者服用普拉克索后不适感明显缓解，但疼痛感仍极其影响生活，因此对于疼痛缓解，为患者选择加巴喷丁，之后疼痛症状明显改善。⑥阿片类受体激动剂。以上药物临床比较常用的是多巴胺受体激动剂和 α2δ 钙通道配体，而苯二氮䓬类或非苯二氮䓬类镇静催眠药、氯硝西泮等助眠药物，目前尚无证据证明能够改善不宁腿综合征的症状。

（马凌燕）

参考文献

[1] 中国医师协会神经内科医师分会睡眠学组，中华医学会神经病学分会睡眠障碍学组，中华睡眠研究会睡眠障碍专业委员会 . 中国不宁腿综合征的诊断与治疗指南（2021 版）. 中华医学杂志，2021，101（13）：908-925.

[2] MANCONI M，GARCIA-BORREGUERO D，SCHORMAIR B，et al. Restless legs syndrome. Nat Rev Dis Primers，2021，7（1）：80.

[3] TRENKWALDER C，ALLEN R，HÖGL B，et al. Comorbidities，treatment，and pathophysiology in restless legs syndrome. Lancet Neurol，2018，17（11）：994-1005.

[4] SILBER M H，BUCHFUHRER M J，EARLEY C J，et al. The management of restless legs syndrome：an updated algorithm. Mayo Clin Proc，2021，96（7）：1921-1937.

[5] OHAYON M M，O’HARA R，VITIELLO M V. Epidemiology of restless legs syndrome：a synthesis of the literature. Sleep Med Rev，2012，16（4）：283-295.

[6] LV Q，WANG X，ASAKAWA T，et al. Pharmacologic treatment of restless legs syndrome. Curr Neuropharmacol，2021，19（3）：372-382.

进阶篇

病例 10　基底节钙化综合征（Fahr 综合征）

病例介绍

【主诉】

患者，女，21 岁，主诉："行走姿势异常半年余。"

【现病史】

半年余前被人发现走路姿势异常，步态不稳，左下肢行走拖曳，易疲劳，摆臂减少，休息后好转，外院头 CT 提示脑内多发钙化，考虑线粒体脑肌病？多发性硬化？结节性硬化？给予辅酶 Q_{10}、维生素 B_1、维生素 B_6 片治疗，症状未见好转，并逐渐加重，出现运动迟缓，整体活动变慢，双下肢无力感，以左下肢为著，步伐前冲，向前摔倒，平均 1 个月 1 次，行走 1000 米左右出现疲劳、无法行走，疲劳时伴有左侧脚趾疼痛，休息后症状稍好转，为明确诊断收入我科治疗。病程中伴有便秘、嗅觉减退，无焦虑、抑郁，无尿频、尿急、尿失禁，无体位性头晕，无饮水呛咳，无记忆力减退。

【既往史、个人史、家族史】

10 余年前患者无明显诱因出现双下肢间断剧烈疼痛，休息 10 余分钟后可自行缓解，未予处理，10 余年来症状反复发作，无明显规律可循，疼痛性质相同，无固定疼痛位置，春季为著，多次就诊后未明确诊断，后于 6 年前自行缓解，日常活动不受影响。发现贫血半年余，未予处理。使用红霉素类药物曾出现胃肠道反应。无高血压、糖尿病、冠状动脉粥样硬化性心脏病病史，否认毒物接触史及一氧化碳中毒史。否认类似家族史。

【入院查体】

卧立位血压及心率：卧位血压 109/66 mmHg，心率 91 次 / 分；立位即刻

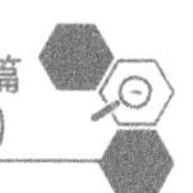

血压 91/63 mmHg，心率 133 次 / 分；立位 1 分钟血压 111/65 mmHg，心率 137 次 / 分；立位 3 分钟血压 121/73 mmHg，心率 134 次 / 分；立位 5 分钟血压 111/78 mmHg，心率 131 次 / 分。双肺呼吸音清晰，未闻及干湿啰音，心律齐，未闻及明显杂音。腹软，无压痛及反跳痛，肝脾肋下未触及。神经系统查体：神志清楚，正常面容，言语缓慢，时间定向力、记忆力、计算力正常，地点、人物定向正常。双侧瞳孔等大等圆，直径 3.0 mm，双侧瞳孔直接及间接对光反射灵敏，眼球各项运动充分，未见眼震。双侧面部针刺觉对称，双侧角膜反射正常引出，双侧咀嚼对称有力。双侧额纹、面纹对称，闭目及示齿有力。双耳粗测听力可，Weber 征居中，Rinne 试验双侧气导＞骨导。双侧软腭上抬有力，双侧咽反射存在。双侧转颈、耸肩有力，伸舌居中，未见舌肌纤颤。双上肢轮替动作减慢，四肢肌容积正常，四肢肌力 5 级，四肢肌张力增高，左侧为著。双侧指鼻、跟膝胫试验稳准，闭目难立征阴性。行走时躯干前倾，双上肢联带动作减少，行走缓慢，双下肢弯曲困难，后拉试验阳性。双侧音叉振动觉对称。双下肢针刺觉减退，四肢腱反射对称。双侧掌颏反射、Hoffmann 征阴性。双侧 Babinski 征阴性。颈软，脑膜刺激征阴性。

【院前辅助检查】

脑电图（外院）：正常范围脑电图。

头 MRI（外院）：①脑内多发对称性异常信号，代谢性脑病可能性大；②脑桥小软化灶可能；③双侧下鼻甲肥大。

头 CT（外院）：双侧小脑半球、脑干、双侧丘脑、基底节区、双侧额顶颞叶皮质下多发钙化密度。

肌电图（外院）：①双腓浅神经感觉传导对称未引出；②余上下肢未见神经源或肌源性损害。

甲状旁腺激素测定（外院）：31.5 pg/mL（15 ～ 65 pg/mL）。

皮质醇（外院）：9.8 ng/mL ↓（20.2 ～ 194.2 ng/mL）。

促肾上腺皮质激素（外院）：5.34 pg/mL ↓（6 ～ 48 pg/mL）。

促甲状腺激素（外院）：0.37 mIU/L ↓（0.4 ～ 5.0 mIU/L）。

血浆乳酸（外院）：3.95 mmol/L ↑（0.63 ～ 2.44 mmol/L）。

【初步诊断】

一、定位诊断

锥体外系（黑质 – 纹状体系统）。

患者临床表现为运动迟缓、姿势异常、步态异常，查体可见动作缓慢、姿势步态异常、四肢肌张力增高，符合锥体外系受累表现，定位于黑质 – 纹状体系统。

二、定性诊断

基底节钙化综合征：特发性基底节钙化可能?

患者青少年起病，临床表现为运动迟缓、姿势异常、步态异常等锥体外系受累症状，无眼部症状、肝肾功能异常及精神症状，结合头 CT 见基底节钙化影，头 MRI 显示脑内多发对称性异常信号，脑干、双侧小脑齿状核、丘脑、基底节区片状对称性异常信号，考虑基底节钙化综合征（Fahr 综合征）。Fahr 综合征是由多种原因引起的两侧对称性基底核钙化，其常见的病因有甲状旁腺功能异常，包括甲状旁腺功能减退症、假性甲状旁腺功能减退症、假假性甲状旁腺功能减退症和特发性基底节钙化。该患者神经影像学检查可见双侧基底节区钙化，并累及小脑、脑干等其他区域，无甲状旁腺功能减退症、假性 / 假假性甲状旁腺功能减退症的临床表现，甲状旁腺激素未见异常，同时排除感染、中毒、外伤等因素，故考虑特发性基底节钙化可能性大，需进一步完善基因检测及相关生化检查以明确诊断。

【鉴别诊断】

1. 基底节变性疾病

肝豆状核变性：是一种常染色体隐性遗传性铜代谢障碍所致的肝硬化和以基底节变性为主的脑部变性疾病。临床上表现为进行性加重的锥体外系症状、肝硬化、精神症状、肾功能损害及 K-F 环。实验室检查可见铜蓝蛋白及血清铜明显减低，尿铜增加。CT 可见双侧豆状核区异常低密度影，尾状核头部、小脑齿状核及脑干内也可见低密度影，大脑皮质及小脑可见萎缩。MRI 可见基底节区、丘脑、脑干及齿状核 T_1 低信号，T_2 高信号，病灶双侧对称。该患者无肝豆状核变性典型症状，头 CT 见基底节钙化影，MRI 表现与该病类似，可完善铜蓝蛋白检查以进一步鉴别诊断。

卡恩斯 – 塞尔综合征（Kearns-Sayre syndrome，KSS）：属于线粒体脑肌病的一种类型，临床表现包括进行性眼外肌麻痹、视网膜色素变性和心脏传导阻滞。CT 平扫可见双侧基底节呈低密度，MRI 可见 T_2 加权高信号。病变也可见于丘脑、齿状核、大脑白质和小脑。常伴有轻度或重度普遍性脑萎缩。晚期基底节或小脑半球可发生钙化。该患者无眼肌及心脏受累表现，暂不支持。

2. 基底节炎性疾病

病毒性脑炎多侵犯基底节，且往往为双侧性，但双侧病变的形态往往不太对称，少数也可比较对称。病变往往不局限于基底节，常同时累及基底节及其周围脑组织。该患者为双侧对称性基底节病变，且无脑炎相关临床表现，可排除。

3. 基底节血管性疾病

基底节区血管钙化可见于海绵状血管瘤、动静脉畸形、硬脑膜动静脉瘘和动脉瘤。海绵状血管瘤多在血管壁或邻近的脑实质中发现散在点状、斑点状或细沙砾状钙化；脑内动静脉畸形发生钙化主要与血栓形成和反复出血有关，钙化可以呈小点状或不规则小片状，也可呈团块状或许多血管条样钙化；动静脉瘘中也可见钙化，表现为非特异性两侧对称的皮质下钙化模式，可见线团样钙化。该患者临床症状及影像学表现与血管性疾病不符合，可排除。

4. 脑组织铁沉积神经变性病

脑组织铁沉积神经变性病是以肌张力障碍、震颤麻痹及痉挛为特点的一组神经退行性疾病。其中泛酸激酶相关性神经变性病较常见，典型影像学表现为轴位 T_2WI 压脂像上苍白球铁沉积导致的低信号，伴中心高信号，即“虎眼征”，该患者临床症状与该病类似，影像学未见上述表现，可排除。

【院内辅助检查】

尿常规、便常规、凝血全套、抗链球菌溶血素 O 试验、类风湿因子、糖化血红蛋白、铜蓝蛋白、肿瘤标志物、自身抗体谱、甲状腺功能、甲状旁腺激素检查正常。

生化 35 项：γ - 谷氨酰基转移酶 7.8 U/L ↓，无机磷 1.57 mmol/L ↑。

血常规：血红蛋白 92 g/L ↓，红细胞平均体积 68.3 fL ↓，平均血红蛋白量 19.9 pg ↓，平均血红蛋白浓度 292 g/L ↓，红细胞分布宽度 CV 17.3% ↑，红细胞比容 32% ↓。

贫血 3 项：叶酸 5.09 ng/mL ↓，铁蛋白 2.4 ng/mL ↓。

尿常规：尿白细胞（+）。

认知测评（文化程度：本科）：MMSE 评分为 30 分；MoCA 评分为 29 分（语言 –1 分）。

子宫双附件、泌尿系及腹部超声：未见异常。

心脏彩超：二尖瓣、三尖瓣少量反流。

黑质超声：黑质回声强度Ⅱ级。

肌电图：①上下肢神经传导检测未见异常。②交感皮肤反应：左上肢波幅降低，重复性尚可，潜伏期正常，请结合临床；右上肢及双下肢波幅正常，重复性尚可，潜伏期正常。③ R-R 间期变化率（心率变异趋势图）：平静呼吸时，变化率正常；深呼吸时，变化率正常，E/I 正常。④重复神经电刺激：刺激尺神经，小指展肌记录，低频未见递减。⑤右侧尺神经运动易化试验未见递增。⑥患者拒绝继续完成重复神经电刺激及针极肌电图检测。

头 CT：脑内多发钙化，建议结合临床进一步检查（图 10-1）。

头 MRI+MRA：脑内多发对称性钙化灶，考虑代谢性病变，请结合实验室检查。MRA 未见明显异常（图 10-2）。

基因检测结果：该患者特发性基底节钙化 7 型相关基因 *MYORG* 存在 2 处杂合突变，分别为 c.510_514dup、c.1328G ＞ A（图 10-3）。

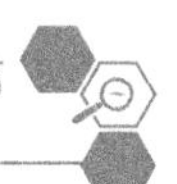

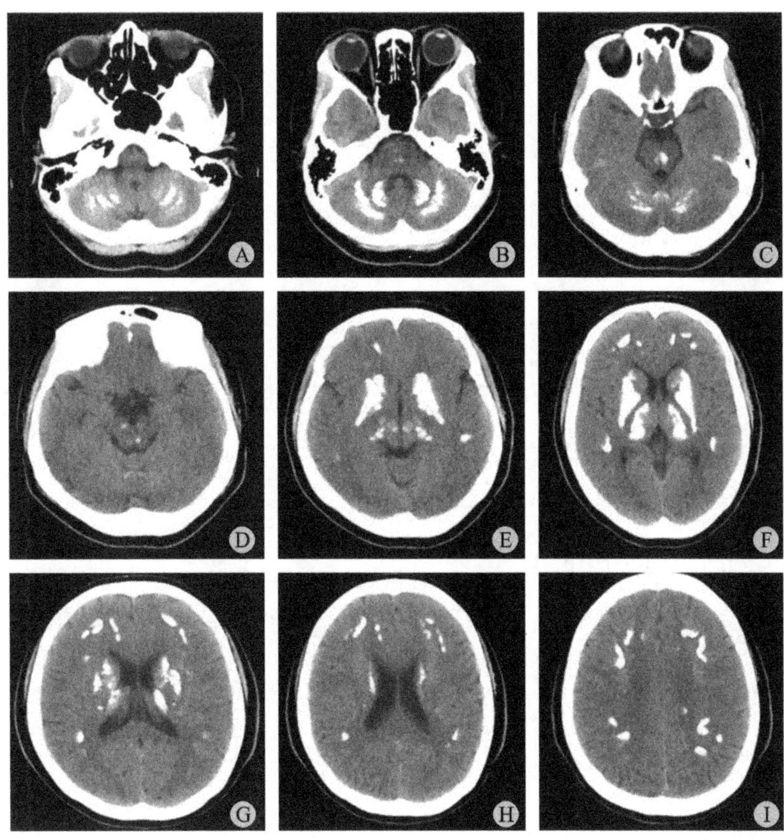

A ～ I：双侧小脑半球、脑干、双侧丘脑、基底节区、双侧额顶颞叶皮质下多发钙化密度。

图 10-1　头颅 CT

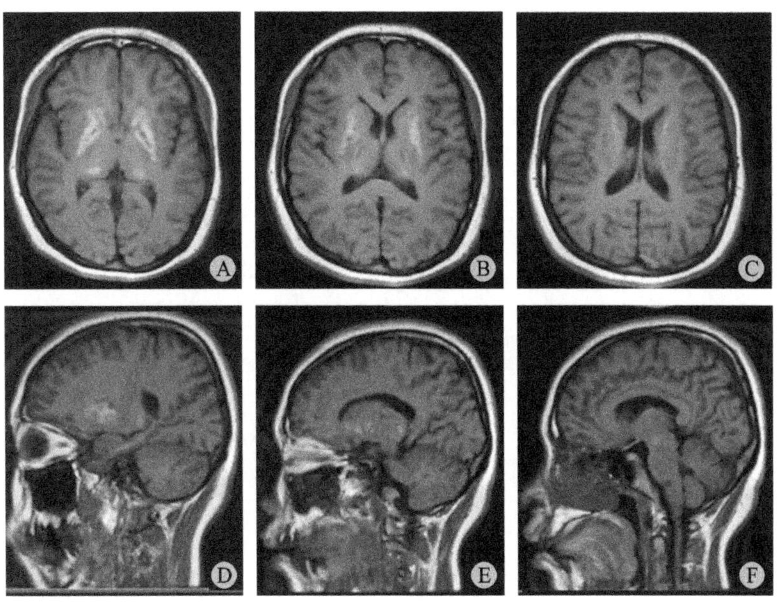

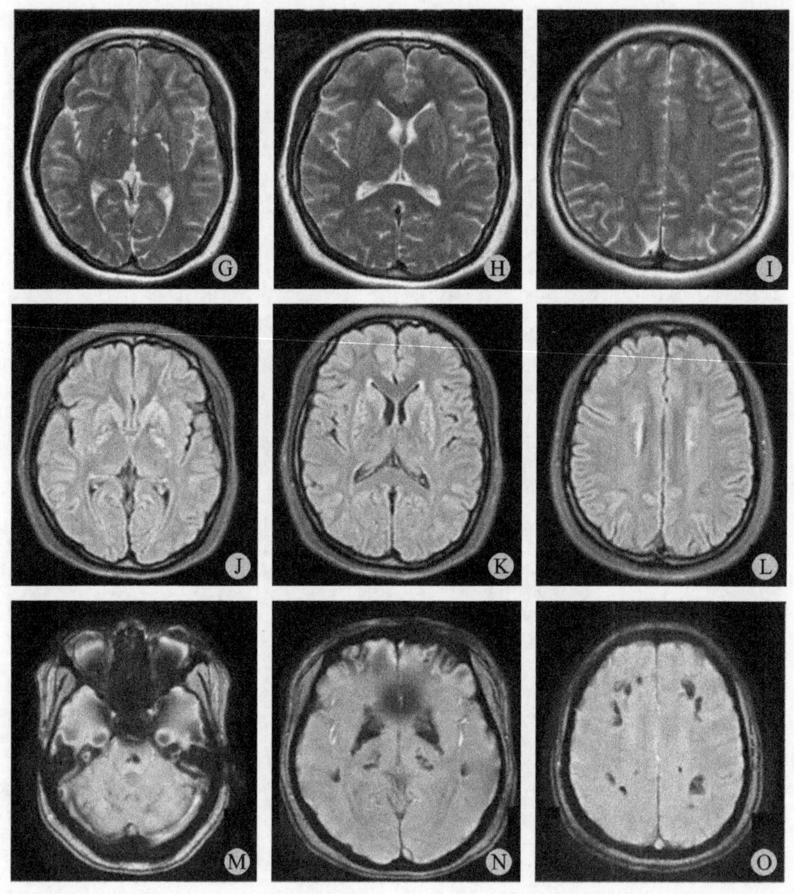

A ~ C：T_1 序列（轴位）；D ~ F：T_1 序列（矢状位）；G ~ I：T_2 序列；J ~ L：FLAIR 序列；M ~ O：SWI 序列。提示双侧齿状核、双侧丘脑、豆状核和尾状核对称性 T_1 高信号、T_2 等信号及混杂信号，FLAIR 稍高及混杂信号，SWI 见脑桥、双侧额顶叶皮质下多发对称性斑片状低信号。

图 10-2 头颅 MRI

先证者

chr9：34372427 存在 c.510_514dup 的杂合变异（反义链）

C C A C G G C C C G G C C C G G C G C G G C G T T G

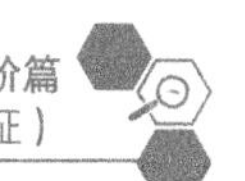

chr9：34371614 存在 c.1328G ＞ A 的杂合变异（反义链）

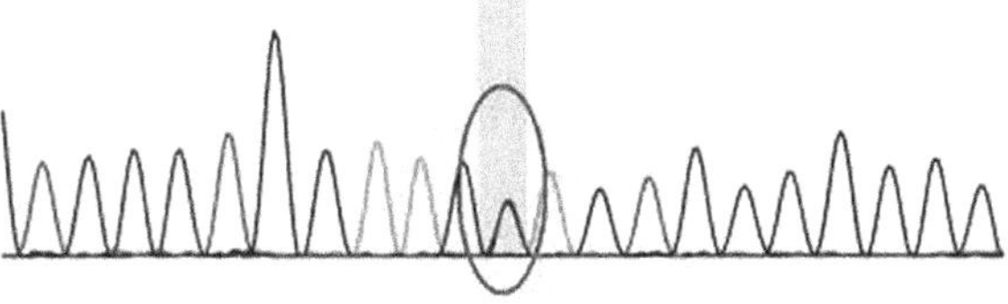

先证者之母

chr9：34371614 存在 c.1328G ＞ A 的杂合变异（反义链）

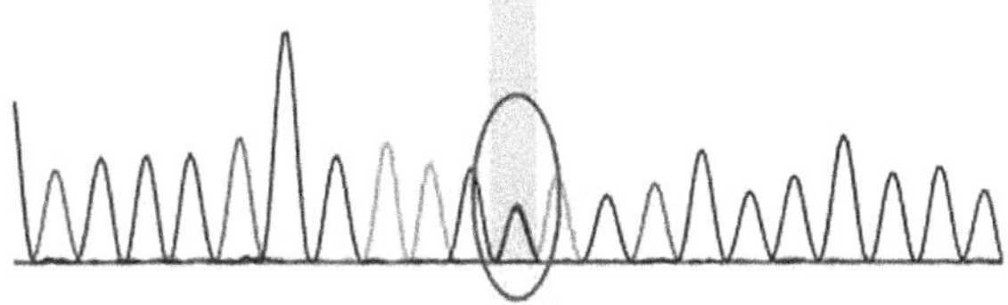

先证者特发性基底节钙化 7 型相关基因 *MYORG* 存在 2 处杂合突变，分别为 c.510_514dup、c.1328G ＞ A，先证者 c.1328G ＞ A 位点的杂合突变来自母亲。

图 10-3 基因检测结果

【治疗过程】

患者入院检查头 CT 见脑内多发钙化，头 MRI 示基底节区、小脑及皮质下多发异常信号影，结合钙化的特征性分布（双侧纹状体 – 苍白球 – 齿状核钙化），考虑 Fahr 综合征，同时完善相关化验后排除钙磷代谢异常、中毒、外伤及自身免疫性疾病等因素，进一步完善基因检测提示特发性基底节钙化 7 型相关基因 *MYORG* 存在 2 处杂合突变，诊断为特发性基底节钙化 7 型。患者叶酸低，给予口服叶酸片，患有缺铁性贫血，给予口服琥珀酸亚铁缓释片补铁，同时给予乳果糖通便，莫沙必利促进胃肠蠕动及药物吸收。患者眼科会诊进行眼部检查：视力：右 0.3，左 0.6（戴镜）。眼底：双眼视乳头界清，视乳头周萎缩斑，左眼明显，右眼颞侧及颞下视网膜可见圆形萎缩灶，左眼视网膜散在多个斑片状萎缩灶及多个灰白色点状病灶。OCT：双眼黄斑正常，左眼黄斑颞下局部外层视网膜结构紊乱。视野：右眼视敏度弥漫性下降，左眼颞侧及下方视敏度弥漫性下降。诊断：双眼屈光不正，双眼陈旧性脉络膜视网膜病变，左眼白点综合征？建议：择期眼科门诊复查眼底，必要时完善眼底血管造影检查。

【最终诊断】

特发性基底节钙化 7 型

MYORG 基因突变

【出院时情况】

出院查体：神志清楚，正常面容，言语缓慢，记忆力、计算力正常，时间、地点、人物定向力正常。双侧瞳孔等大等圆，直径 3.0 mm，直接及间接对光反射灵敏，眼球各项运动充分，未见眼震。双上肢轮替动作减慢，四肢肌容积正常，四肢肌力 5 级，四肢肌张力增高，行走时躯干前倾，双上肢联带动作减少，行走缓慢，双下肢弯曲困难，后拉试验阳性。

讨论与分析

【病例特点】

1. 患者为青少年女性，隐匿起病，慢性进展性病程。

2. 以双下肢疼痛、运动迟缓、行走姿势异常为主要表现。

3. 神经系统检查：言语缓慢，双上肢轮替动作减慢，四肢肌容积正常，四肢肌力 5 级，四肢肌张力增高，左侧为著。双侧指鼻、跟膝胫试验稳准，闭目难立征阴性。行走时躯干前倾，双上肢联带动作减少，双下肢弯曲困难，后拉试验阳性。

4. 头 CT 示双侧小脑半球、脑干、双侧丘脑、基底节区、双侧额顶颞叶皮质下多发钙化，头 MRI 提示双侧齿状核、双侧丘脑、豆状核和尾状核对称性异常信号，甲状旁腺激素、自身抗体谱及乳酸未见异常。

5. 基因检测提示特发性基底节钙化 7 型相关基因 *MYORG* 存在 2 处杂合突变。

【诊疗思路与疾病分析】

特发性基底节钙化是一种以基底神经节对称性钙化为特征的神经系统疾病，在进行基因检测明确诊断之前，需要与其他引起基底节钙化的病因进行鉴别。

1. 钙磷代谢异常相关疾病：甲状旁腺激素是参与磷酸钙代谢的主要激素，是成年患者的主要鉴别诊断。持续性甲状旁腺功能减退症或对甲状旁腺激素反应改变（假性甲状旁腺功能减退症）会导致血钙水平低和磷酸盐含量高，从而促进磷酸钙晶体沉积。甲状旁腺功能减退症可为特发性或继发于甲状腺手术中意外切除甲状旁腺。假性甲状旁腺功能减退症是一种由 *GNAS* 和 *STX16* 基因突变引起的遗传性疾病，其特征是外周甲状旁腺激素抵抗（甲状旁腺激素水平正常），导致智力残疾和骨营养不良（身材矮小、肥胖、全身组织钙化、性腺功能减退）。此类疾病 CT 多表现为双侧基底节、丘脑、小脑齿状核和大脑皮髓交界区对称性钙化，一般钙化灶面积大，与特发性基底节钙化十分相似，病史、临床表现及生化检查有助于鉴别诊断（表 10-1）。

表 10-1　特发性基底节钙化与甲状旁腺功能减退症鉴别要点

	特发性基底节钙化	甲状旁腺功能减退症
甲状旁腺激素	正常	降低
血钙	正常	降低
血磷	正常	升高
遗传方式	多为常染色体显性遗传或常染色体隐性遗传	无

2. 感染后钙化包括结核、慢性感染性疾病、弓形虫病、囊虫病等，影像学主要表现为脑实质内散在、多发、结节样钙化。它们所引起的钙盐沉积的形式及范围通常与特发性基底节钙化大不相同。例如，囊虫病患者中钙化是幼虫死

亡的表现，呈圆形，非对称性地分布在灰质或灰白质交界区，有时在基底节或深部白质也能见到。在囊虫病常见地区应及时考虑到该病的可能性，在鉴别寄生虫囊肿方面 MRI 要比 CT 更加敏感。

3. 基底节或其他脑组织的钙化也可见于先天性或早发性的几种综合征，这些疾病往往钙磷代谢正常，伴有智力发育延迟。先天性疾病包括结节性硬化、21- 三体综合征、科凯恩综合征、神经纤维瘤病及甲基血红蛋白病等。其中结节性硬化主要表现为面部皮脂腺瘤、癫痫及智力低下三联征，2 岁后出现，CT 表现为室管膜下多发的胶质结节或结节状钙化，沿侧脑室外侧壁分布，为较小的类圆形病灶，多突向侧脑室内，边界清楚，直径在 10 mm 以下。胶质结节呈略高密度，可被强化。临床上痴呆较明显，面部多有皮脂腺瘤。

4. 线粒体疾病：这类疾病中可以发现基底节或脑组织其他部位的矿物质沉积现象。一些线粒体疾病仅仅累及 1 个器官（如莱伯遗传性视神经病变），而多数是累及多个器官或系统而表现为突出的神经或肌肉症状。很多线粒体疾病患者表现为多种症状的综合征，从而临床上可分为以下综合征：卡恩斯 – 塞尔综合征、慢性进展性眼外肌麻痹、线粒体脑肌病伴高乳酸血症和卒中样发作、肌阵挛癫痫伴破碎红纤维综合征、伴有共济失调和视网膜色素变性的神经病、Leigh 综合征。线粒体脑肌病发生钙化可能与以下原因相关：①线粒体基因突变导致细胞内钙调节受损，钙盐易于沉积。②基底节细胞内的线粒体和细胞色素 c 因为能量产生不足而代偿性增加，因此当细胞死亡时，线粒体富含的铜、铁等金属物质也沉积在局部，形成对称性、进行性钙化。但与典型 Fahr 病不同的是，线粒体脑肌病颅内钙化甚少累及齿状核，而主要集中在纹状体、苍白球，同时伴有高乳酸血症，线粒体疾病患者由于具有特征性的基因型，可以通过抽取外周血检测 DNA 来协助诊断。

特发性基底节钙化又称 Fahr 病，该病发病率约为 4.5/100 000，多为中年起病，男女比例无差异。该病可以是散发性或常染色体显性或隐性遗传，常染色体显性遗传的临床外显率近 2/3，表型异质性较大，帕金森综合征是最常见的运动表型，但 1/3 的患者仅有非运动表型（多为认知障碍），确诊时无临床症状，无症状但存在严重脑钙化的中年患者随时间推移仍有很高的风险出现临床症状。常染色体隐性遗传者临床外显率＞ 90%，钙化累及的脑区更多，容易出现广泛皮质下和小脑半球钙化，临床上也更常出现小脑性共济失调、智能减退、精神异常等症状。目前发现的致病基因包括：常染色体显性遗传基因（*SLC20A2*、*PDGFRB*、*PDGFB*、*XPR1*）及常染色体隐性遗传基因（*MYORG*、*JAM2* 及 *CMPK2*）。常染色体显性遗传患者可通过无机磷转运异常、血 – 脑屏障破坏和细胞稳态失衡而致病。然而 70% 的 Fahr 病患者未发现明确的致病基因。对于特发性基底节钙化的诊断需要一定的经验积累和辅助检查的支持，尤其是 CT、MRI 等影像学检查，以及排除钙化其他潜在原因的特定血液检查和分子遗传检测，其中 CT 是定位和评估大脑钙化程度的最佳方法。

特发性基底节钙化 7 型相关基因 *MYORG*：常染色体隐性遗传基因 *MYORG* 也称为 *KIAA1161* 或 *NET37*，定位于 9 号染色体（9p13.13），在星形胶质细胞和各种细胞系中表达。*MYORG* 突变导致星形胶质细胞功能障碍，进而影响星形胶质细胞和周细胞之间的联系，并干扰神经血管单位的正常功能，导致钙化结节的形成。在有症状的 *MYORG* 突变携带者中，最常见的症状是构音障碍（甚至是孤立的），这些携带者往往表现出以进行性小脑体征为主的表型，伴有共济失调和认知能力下降。*MYORG* 突变携带者也可以表现出类似于进行性核上性麻痹的表型，伴有垂直凝视麻痹、进行性认知能力下降和无运动性强直性帕金森病的早期跌倒。神经精神障碍包括各种程度的认知障碍、情绪障碍和其他精神障碍。在放射学特征上，与显性基因相比，*MYORG* 和 *JAM2* 的双等位基因突变与更严重、更广泛的钙沉积模式有关，并伴有明显的皮质和小脑受累。其次脑桥中央钙化高度提示 *MYORG* 突变，这种突变也会导致严重的小脑萎缩，似乎会产生更严重的表型。特发性基底节钙化 7 型临床特征总结见表 10-2。

表 10-2　特发性基底节钙化（*MYORG* 基因型）的临床特征

	特发性基底节钙化（*MYORG* 基因型）
遗传方式	常染色体隐性遗传
常见症状	构音障碍
其他运动及非运动症状	运动迟缓、共济失调、姿势步态异常、精神障碍、情绪障碍
影像学特征	基底节、小脑及脑桥钙化较常见

特发性基底节钙化主要以对症治疗为主，包括左旋多巴及脑深部电刺激治疗帕金森综合征、抗癫痫药物控制癫痫发作、抗精神病药物控制精神症状等。左旋多巴治疗该病帕金森病症状的疗效欠佳，既往研究发现应用双侧丘脑底核脑深部电刺激术可有效缓解该病继发的肌张力障碍。在特发性基底节钙化患者中使用卡马西平和巴比妥类药物可导致步态功能障碍加重，临床应非常谨慎地使用抗抑郁药和抗焦虑药，这些药物在该病中不良反应阈值很低。目前尚无明确有效的方法可以阻断或延缓颅内钙化进展，二膦酸盐类药物可以抑制钙和无机磷沉积，阻断非结晶型磷酸钙转变为羟基磷灰石，延缓磷灰石结晶进一步聚集，二膦酸盐类药物还可以透过血 - 脑屏障。既往研究应用二膦酸盐类药物依替膦酸钠治疗，发现部分患者某些临床症状有所改善，但颅内钙化程度并无变化。由于存在样本量少、对照组缺乏、随访时间短等局限性，依替膦酸钠的疗效仍不确定，尚待进一步研究证实。近年来，致病基因的相继发现和相关功能研究的逐步深入，有助于阐明特发性基底节钙化的分子遗传学机制，可能为研发新的治疗方法提供思路。

（甘亚文　马凌燕）

参考文献

[1] 李睿婷，李涛 . 特发性基底节钙化的研究进展 . 疑难病杂志，2014（8）：862-865.

[2] DONZUSO G，MOSTILE G，NICOLETTI A，et al. Basal ganglia calcifications（Fahr's

syndrome）：related conditions and clinical features. Neurol Sci，2019，40（11）：2251-2263.

[3] EL-HATTAB A W，ADESINA A M，JONES J，et al. MELAS syndrome：clinical manifestations，pathogenesis，and treatment options. Mol Genet Metab，2015，116（1/2）：4-12.

[4] BALCK A，SCHAAKE S，KUHNKE N S，et al. Genotype-phenotype relations in primary familial brain calcification：systematic mdsgene review. Mov Disord，2021，36（11）：2468-2480.

[5] BAUER M，RAHAT D，ZISMAN E，et al. MYORG mutations：a major cause of recessive primary familial brain calcification. Curr Neurol Neurosci Rep，2019，19（10）：70.

病例 11　亚历山大病Ⅱ型

病例介绍

【主诉】

患者，女，57 岁，主诉："双下肢僵硬、运动迟缓 3 年，步态不稳伴小便失禁 1 年。"

【现病史】

患者 3 年前无明显诱因出现双下肢僵硬，行走时拖曳，小碎步，左下肢为著。伴面部表情减少，洗脸、穿衣及刷牙等动作变慢。1 年前患者症状加重，行走时有不稳感，需拄拐辅助行走，害怕摔倒。并出现讲话语调低、吐字不清，饮水时偶有呛咳。伴尿频、尿急，夜尿 6～10 次，有时小便失禁。伴近记忆力减退。就诊于外院，考虑多系统萎缩可能，间断服用多巴丝肼、普拉克索及司来吉兰治疗，具体剂量不详，后因疗效不佳停药，无明显不良反应。后就诊于我院，调整治疗方案为雷沙吉兰 0.5 mg，1 次 / 日；卡左双多巴片 100 mg，3 次 / 日；金刚烷胺 0.1 g，2 次 / 日，自觉疗效不佳。病程中存在嗅觉减退、睡眠时说梦话 10 余年，便秘 5 年。否认存在幻觉及症状波动。否认体位性头晕、焦虑、抑郁及跌倒。为改善运动迟缓、步态异常症状收入院。

【既往史、个人史、家族史】

糖尿病病史 3 年，未规律服药及监测。左乳乳腺癌术后 6 年。其母亲 50 岁时患有双手不自主抖动、行走时小碎步，服多巴丝肼后有好转，后病情进展、长期卧床，于 58 岁去世。其姨妈有相似症状，具体服药及预后不详。否认吸烟、饮酒史，否认药物、食物过敏史。

【入院查体】

（未服药）卧位血压 114/87 mmHg，心率 120 次 / 分，双肺呼吸音清，未闻及干湿啰音，心律齐，未闻及明显杂音。腹软，无压痛及反跳痛，肝脾肋下未触及。神经系统查体：神志清楚，构音障碍，时间、地点、人物定向力正常，记忆力、计算力减退，双侧瞳孔等大等圆，直径 2.5 mm，双侧瞳孔直接及间接对光反射灵敏，眼球各向运动充分，左视时可见水平眼震。双侧面部针刺觉对称，双侧角膜反射正常引出，双侧咀嚼对称有力。双侧额纹对称，闭目及示齿有力。双耳粗测听力可，Weber 征居中，Rinne 试验双侧气导＞骨导。双侧软腭上抬有力，双侧咽反射存在。双侧转颈、耸肩有力，伸舌居中，未见舌肌纤颤。四肢肌容积正常，四肢肌力 5 级，肌张力增高。动作迟缓。双侧指鼻、跟膝胫试验欠稳准，双侧轮替动作缓慢，闭目难立征阳性。行走时身体前倾，双上肢联带动作减少，需在他人辅助下行走，双下肢行走拖曳，宽基底步态，直线行走困难，后拉试验阳性。双侧针刺觉及音叉振动觉对称。四肢腱反射正常，对称引出。双侧掌颏反射、Hoffmann 征、Babinski 征阴性，右侧 Rossolimo 征阳性，左侧阴性。颈软，脑膜刺激征阴性。

卧立位血压及心率：卧位血压 114/87 mmHg，心率 120 次 / 分；立位即刻血压 79/67 mmHg，心率 124 次 / 分；立位 1 分钟血压 82/58 mmHg，心率 131 次 / 分；立位 3 分钟血压 90/50 mmHg，心率 138 次 / 分；立位 5 分钟血压 80/62 mmHg，心率 129 次 / 分。

【院前辅助检查】

MMSE 评分（文化程度：高中）：21 分（定向力 –2 分，注意力和计算力 –2 分，回忆能力 –3 分，语言 –2 分）。

MoCA 评分（文化程度：高中）：17 分（视空间与执行功能 –4 分，命名 –1 分，注意 –1 分，抽象 –1 分，延迟回忆 –5 分，定向 –1 分）。

【初步诊断】

一、定位诊断

1. 锥体外系（黑质－纹状体系统）

患者表现为双下肢僵硬，行走时小碎步，面部表情减少，动作变慢。查体可见动作迟缓，肌张力增高。符合锥体外系受累表现，故定位于黑质－纹状体系统。

2. 前庭小脑系统

患者步态不稳，讲话语调低、吐字不清。查体可见构音障碍，左视时可见水平眼震，指鼻及跟膝胫试验欠稳准，双侧轮替动作缓慢，闭目难立征阳性，宽基底步态，考虑定位于前庭小脑系统。

3. 自主神经系统

患者尿频、尿急，伴尿失禁，卧立位血压收缩压相差 35 mmHg，舒张压相差 20 mmHg，存在直立性低血压，故定位于自主神经系统。

4. 锥体束

查体右侧 Rossolimo 征阳性，考虑锥体束受累。

二、定性诊断

帕金森综合征。

患者为中年女性，慢性起病，进展性病程。存在运动迟缓、双下肢僵硬表现，查体动作迟缓，四肢肌张力增高，符合 2015 年 MDS 帕金森综合征纳入标准，帕金森综合征诊断明确。同时患者存在自主神经、小脑及锥体束受累的症状及体征，多巴胺能药物反应不佳，需考虑多系统萎缩诊断，入院后继续完善多巴胺能药物测评、头 MRI、膀胱残余尿、肛门括约肌肌电图等检查明确诊断。但患者有明确家族史，此特点与多系统萎缩不符，不能排除遗传性疾病可能，入院后完善基因检测予以鉴别。

【鉴别诊断】

脊髓小脑性共济失调：该病是一组常染色体显性遗传病，由致病基因上

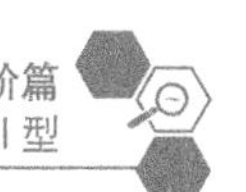

CAG 重复数量过多引起。常见发病年龄为 30 ～ 50 岁，主要特征包括小脑病变、眼外肌麻痹、锥体束征、锥体外系受累、痴呆、癫痫发作、周围神经病变等。该患者发病年龄为 54 岁，有明确家族史，临床特点为运动迟缓、肌张力增高、步态不稳，需考虑该病。入院后完善头 MRI、基因检测明确诊断。

【院内辅助检查】

血便常规、心肌标志物、肿瘤标志物检查正常。

贫血 3 项：叶酸 4.64 ng/mL ↓。

生化：胆碱酯酶 11652 U/L ↑，葡萄糖 6.29 mmol/L ↑，尿素 9.3 mmol/L ↑，甘油三酯 3.04 mmol/L ↑，总胆固醇 6.59 mmol/L ↑，低密度脂蛋白胆固醇 4.51 mmol/L ↑，载脂蛋白 B 1.22 g/L ↑，氯 109 mmol/L ↑。

甲状腺功能：三碘甲状腺原氨酸 0.96 nmol/L ↓。

类风湿因子：类风湿因子 11.3 IU/mL，抗链球菌溶血素 O 154 IU/mL。

凝血：活化部分凝血活酶时间 24.5 s ↓。

尿常规：尿酮体↑（±），尿白细胞↑（3+）。

糖化血红蛋白：7.2% ↑。

腹部超声：脂肪肝，胆囊多发结石。

超声心动图：室间隔增厚，主动脉瓣退行性改变伴轻度关闭不全，二尖瓣少量反流。

颈部血管超声：双侧颈动脉分叉处内 – 中膜增厚，右侧锁骨下动脉起始处内 – 中膜增厚。

泌尿系超声：左肾囊肿伴囊壁钙化，膀胱残余尿量约 122 mL。

肛门括约肌肌电图：未见神经源性损害。

黑质超声：黑质超声显示不清。

头 MRI：脑桥、双侧桥臂、延髓及上颈段脊髓萎缩，双侧小脑齿状核、黑质、红核、基底节对称性异常信号，双侧侧脑室角少量白质高信号（图 11-1）。

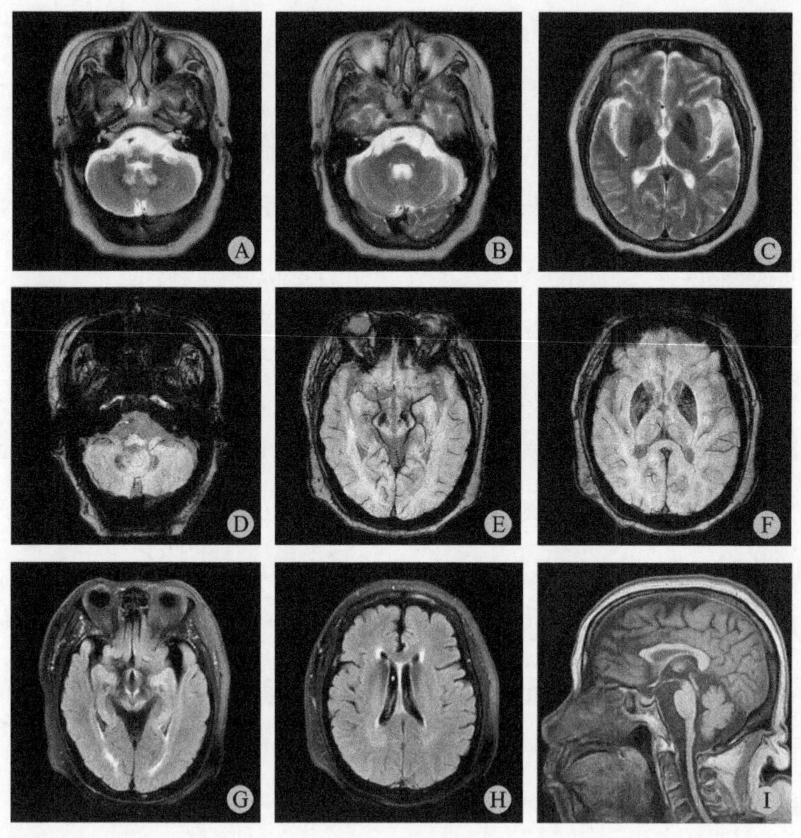

A：双侧小脑齿状核 T_2 高信号；B：桥臂变细，脑桥萎缩，可见类似“十字征”样改变；C：双侧基底节区 T_2 低信号；D ～ F：SWI 序列可见双侧小脑齿状核、黑质、红核、基底节区低信号；G ～ H：FLAIR 序列可见双侧侧脑室角少量白质高信号；I：T_1 矢状位可见延髓萎缩较脑桥萎缩更为明显，呈现“蝌蚪征”。

图 11-1　患者头颅 MRI 平扫

颈椎 MRI：颈髓变细，信号不均，颈椎轻度退行性变（图 11-2）。

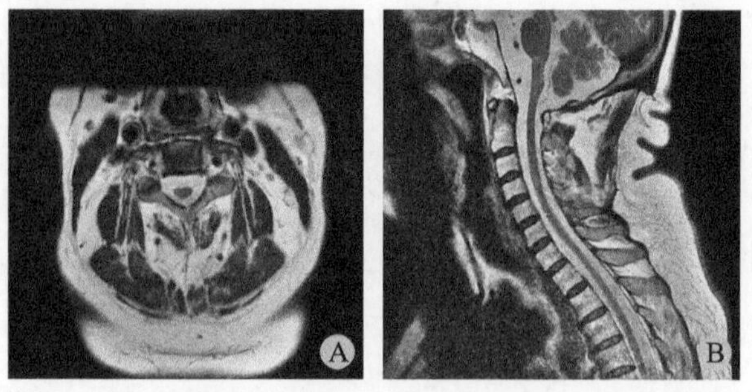

A：T_2 冠状位显示颈髓横截面积减小；B：T_2 矢状位显示颈髓全长变细。

图 11-2　患者颈椎 MRI 平扫

基因检测：*GFAP* 基因存在突变，突变位点 c.208C ＞ T（p.r70w），

ACMG 分级：可能致病。*SCA* 基因未检测出异常扩增（图 11-3）。

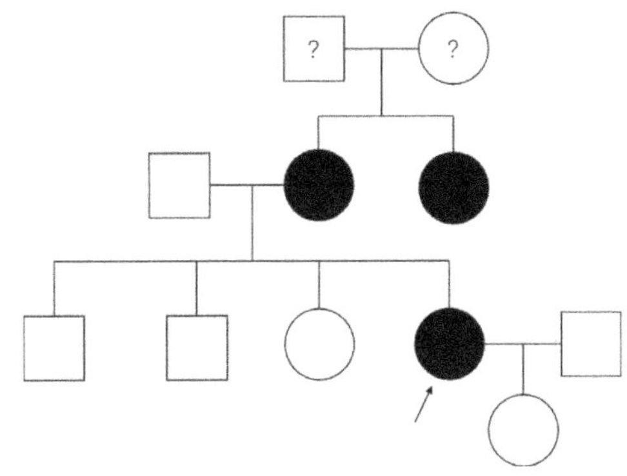

箭头所指为先证者（本患者），患者母亲及姨妈均患有类似疾病，患者女儿目前无症状，未行基因检测。

图 11-3　患者家系图示

【治疗过程】

患者入院后，予神经内科一级护理，监测卧立位血压，加强看护。完善血尿便常规、生化、内分泌、肿瘤筛查等常规检查。完善腹部超声、超声心动图、颈部血管超声等常规辅助检查，完善泌尿系超声、肛门括约肌肌电图评估自主神经功能，完善黑质超声评估黑质病变情况。完善头 MRI 评估颅内结构，完善颈椎 MRI 明确颈髓病变情况。结合患者病史、查体及辅助检查，患者头 MRI 提示延髓和上颈段脊髓萎缩伴双侧小脑齿状核、双侧基底节对称性异常信号，完善基因检测提示 *GFAP* 基因杂合突变，综合患者阳性家族史，考虑亚历山大病。予以卡左双多巴片 100 mg，4 次 / 日（三餐前 1 小时及睡前）、金刚烷胺 100 mg，2 次 / 日（早午餐后）、雷沙吉兰 0.5 mg，1 次 / 日（午餐后）改善肌强直、运动迟缓等症状，予以屈昔多巴 100 mg，1 次 / 日（早餐前 1 小时）改善直立性低血压。予以经颅磁刺激（双侧 M_1 区 5 Hz 及 C 区 5 Hz）改善运动迟缓及步态不稳症状。

【最终诊断】

亚历山大病Ⅱ型

【出院时情况】

患者出院时步态不稳较前好转。出院查体：神志清楚，构音障碍，记忆力、计算力减退。左视时可见水平眼震。四肢肌力 5 级，肌张力增高。动作迟缓。双侧指鼻、跟膝胫试验欠稳准，双侧轮替动作缓慢，闭目难立征阳性。行走时身体前倾，双上肢联带动作减少，需在他人辅助下行走，双下肢行走拖曳，宽基底步态，直线行走困难，后拉试验阳性。

讨论与分析

【病例特点】

1. 患者为中年女性，慢性起病，进展性病程。

2. 存在肢体僵硬、动作缓慢、步态不稳、饮水呛咳及自主神经受累表现，多巴胺能药物治疗效果不明显。

3. 有明确的家族史。

4. 头 MRI 提示脑桥、双侧桥臂、延髓及上颈段脊髓萎缩，双侧小脑齿状核、黑质、红核、基底节对称性异常信号，双侧侧脑室旁少许白质高信号。颈椎 MRI 提示颈髓全长变细。

5. 基因检测提示 *GFAP* 基因杂合突变，突变位点 c.208C ＞ T（p.r70w）。

【诊疗思路与疾病分析】

1. 亚历山大病疾病分析

亚历山大病是一种星形胶质细胞病，通常以脑白质营养不良为特征，多为常染色体显性遗传，偶见隐性遗传。该病最早于 1949 年由 W. S. Alexander 医生在一名患有脑积水智能发育障碍的婴儿病例中描述，后来研究发现该病也可发生于儿童及成年人中。

（1）*GFAP* 基因及其编码蛋白

亚历山大病是由编码胶质细胞原纤维酸性蛋白（glial fibrillary acidic protein，GFAP）的基因突变引起的星形胶质细胞病。*GFAP* 基因定位于 17 号染色体长臂 21 区，包含 8 个内含子和 9 个外显子，大小约为 10 kb。该基因编码的 GFAP 蛋白是一种 50 kD 的细胞质内丝状蛋白，是构成星形胶质细胞骨架的重要成分，在星形胶质细胞中特异性表达。GFAP 在细胞骨架重组、髓鞘形成和维持、细胞黏附和信号转导等过程中发挥重要作用。

（2）亚历山大病病理特点

所有分型的亚历山大病的病理特征均为中枢神经系统中广泛的罗森塔尔纤维（Rosenthal fiber，RF）。RF 存在于星形胶质细胞胞质内，呈圆形或长方形，有突起和端足，在光镜下为嗜酸性染色。RF 还可见于其他疾病，如星形胶质细胞瘤、错构瘤、胶质瘢痕和多发性硬化等，但仅为局限性分布，只有在亚历山大病中，RF 显示大量和广泛性分布，广泛沉积于软脑膜和室管膜下及血管周围。电镜下，RF 的电子密度很高，经常与星形胶质细胞大量胶质中间丝结合，几乎没有正常的核周细胞质。免疫电镜下可见 RF 被大量 GFAP 特异性标记，这表明 RF 主要由 GFAP 组成，同时还含有小热激蛋白、αβ- 晶状体蛋白和热激蛋白 27。

（3）亚历山大病临床表现及分型

传统分型：根据发病年龄将亚历山大病分为婴儿型（发病年龄＜ 2 岁）、幼儿型（发病年龄 2 ～ 12 岁）和成人型（发病年龄＞ 12 岁）。其中婴儿型亚历山大病主要表现为发育迟缓、癫痫发作、巨颅畸形，进行性加重，新生儿发病患者严重程度增加。幼儿型亚历山大病主要特征为腱反射亢进、球部症状和共济失调，运动和认知功能保留，进展速度比婴儿型稍缓慢。成人型亚历山大病特征类似幼儿型，主要表现为球部症状、共济失调、腭肌阵挛和痉挛性瘫痪。

2011 年 Prust 等学者提出新的分型：根据临床特点及预后，应用聚类的方法，将亚历山大病分为亚历山大病Ⅰ型和亚历山大病Ⅱ型。其中Ⅰ型主要表现为早期发病、癫痫发作、巨颅畸形、脑病、阵发性恶化、发育停滞、发育迟缓，满足 2001 年 Van der Knaap 提出的亚历山大病 5 项影像学诊断标准（见下文）中的至少 4 项。亚历山大病Ⅱ型整个生命周期均可发病，主要表现为自主神经症状、球部症状、眼球运动障碍、腭肌阵挛，且影像学上符合 Van der Knaap 诊断标准的项数不足 4 种（表 11-1）。

表 11-1　亚历山大病Ⅰ型与Ⅱ型鉴别要点

	亚历山大病Ⅰ型	亚历山大病Ⅱ型
起病年龄	早发型（通常＜ 4 岁）	整个生命周期均可发病
临床表现	癫痫发作	自主神经功能障碍
	巨颅畸形	球部症状
	脑病表现	眼球运动障碍
	阵发性加重	腭肌阵挛
	发育停滞	认知及神经发育保留
影像学特征	典型影像学特征（至少 4 项影像学标准）	不典型影像学特征（不足 4 项影像学标准）
预后	平均生存期 14.0 ± 1.8 年	平均生存期 25.0 ± 2.1 年

（4）亚历山大病影像学特征

Van der Knaap 等于 2001 年提出了亚历山大病的影像学诊断标准，以下 5 项影像学特征中满足 4 项即符合亚历山大病Ⅰ型的影像学诊断标准。

1）以额叶为主的广泛脑白质异常信号。

2）脑室旁 T_1 高信号、T_2 低信号改变。

3）基底节及丘脑异常信号。

4）脑干异常信号。

5）增强扫描显示脑室周围白质、额叶白质、基底节、脑干及齿状核等部位的强化。

（5）亚历山大病的治疗

亚历山大病目前尚无特异性治疗药物，Ⅱ型以对症治疗、减少并发症为主。目前仅有动物模型研究显示，脑室内注射 GFAP 反义核苷酸抑制转录，可能对该疾病治疗有效。陶毅等曾对 1 例亚历山大病患者实施干细胞移植治疗，取得一定疗效。

2. 表现为帕金森综合征的亚历山大病

本病例患者起病年龄为 54 岁，主要表现为帕金森综合征 + 共济失调 + 自主神经功能受累，头 MRI 白质异常不明显，属于亚历山大病少见表型。既往也有以帕金森综合征为表现的成人型亚历山大病的类似报道：Park 等于 2020 年报道了一例 58 岁的韩国女性，表现为双侧运动缓慢、肌肉僵硬，伴左侧肢体静止性震颤，左旋多巴反应性良好，无姿势不稳、共济失调等表现。该患者 DAT-PET 显示双侧纹状体摄取率下降，头 MRI 显示双侧齿状核 T_2 高信号，T_1 矢状位可见颈髓萎缩、呈“蝌蚪”状，与本患者 MRI 改变相似。该患者报道的基因突变位点也为 *GFAP* 基因 c.208C ＞ T（p.r70w）突变，与本病例突变位点一致。这提示本病例出现的帕金森综合征可能是该位点突变的特征之一。

（寇文怡　马凌燕）

参考文献

[1] ALEXANDER W S. Progressive fibrinoid degeneration of fibrillary astrocytes associated with mental retardation in a hydrocephalic infant . Brain，1949，72（3）：373-381，3 pl.

[2] RUTKA J T，MURAKAMI M，DIRKS P B，et al. Role of glial filaments in cells and tumors of glial origin：a review. J Neurosurg，1997，87（3）：420-430.

[3] JOHNSON A B，BRENNER M. Alexander's disease：clinical，pathologic，and genetic features. J Child Neurol，2003，18（9）：625-632.

[4] RUSSO L S，Jr，ARON A，ANDERSON P J. Alexander's disease：a report and reappraisal. Neurology，1976，26（7）：607-614.

[5] PRUST M，WANG J，MORIZONO H，et al. GFAP mutations，age at onset，and clinical subtypes in Alexander disease. Neurology，2011，77（13）：1287-1294.

[6] VAN DER KNAAP M S，NAIDU S，BREITER S N，et al. Alexander disease：diagnosis with MR imaging. AJNR Am J Neuroradiol，2001，22（3）：541-552.

[7] HAGEMANN T L，POWERS B，MAZUR C，et al. Antisense suppression of glial fibrillary acidic protein as a treatment for Alexander disease. Ann Neurol，2018，83（1）：27-39.

[8] 陶毅，刘韬，赵明伦 . 亚历山大病一例 . 中国神经免疫学和神经病学杂志，2010，17（5）：381-382.

[9] PARK J，PARK S T，KIM J，et al. A case report of adult-onset Alexander disease clinically presenting as Parkinson's disease：is the comorbidity associated with genetic susceptibility? BMC Neurol，2020，20（1）：27.

病例 12　特发性震颤 - 帕金森病

病例介绍

【主诉】

患者，女，77 岁，主诉:“双上肢抖动 17 年，加重伴运动迟缓 4 年余。”

【现病史】

患者 17 年前无明显诱因出现双上肢抖动，持物时明显，紧张时加重，安静时消失，无下肢及头部抖动，无行动迟缓及肢体僵硬感，外院就诊考虑特发性震颤，未治疗。8 年前双上肢抖动幅度增大、持续时间延长，予阿罗洛尔治疗，逐渐加量至 10 mg，2 次 / 日，自觉双上肢抖动幅度减小、持续时间缩短。4 年余前患者出现双下肢抖动，静止时明显，有时出现下颌抖动，伴行动迟缓，肢体活动欠灵活，双下肢疲乏感，左侧肢体重于右侧。外院就诊考虑帕金森综合征，停用阿罗洛尔，予多巴丝肼早 125 mg、午 62.5 mg、晚 62.5 mg，吡贝地尔缓释片 50 mg，3 次 / 日治疗，自觉双下肢抖动稍改善。3 年前肢体抖动及行动迟缓加重，伴睡眠中大喊大叫、肢体乱动，偶有坠床，调整药物为多巴丝肼早 250 mg、午 125 mg、晚 125 mg；普拉克索 0.25 mg，3 次 / 日。因行腰椎手术停药 3 天，停药第 2 天起出现双下肢抖动加重，心慌不适，手术后恢复原用药方案，但自觉双下肢抖动较术前加重。2 年前因焦虑障碍，口服米氮平 15 mg，2 次 / 日；劳拉西泮 0.25 mg，睡前 1 次。治疗 3 个月情绪好转后自行停药。1 年前患者出现幻视、幻听，白天听见未播放的歌曲，睡前看见不存在的人。患者运动障碍持续加重，逐渐出现语速变慢，语调变低，左上肢摆臂减少，偶有前冲步态、流涎。2 个月前将普拉克索 0.25 mg，3 次 / 日换

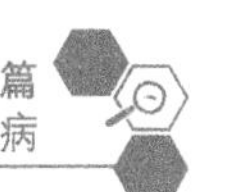

为罗匹尼罗 0.5 mg，3 次 / 日治疗，患者换药后下肢抖动及心慌较前加重，调整方案为多巴丝肼早 250 mg、午 187.5 mg、晚 187.5 mg；普拉克索 0.25 mg，3 次 / 日；苯海索 1 mg，2 次 / 日治疗。患者自觉抖动稍改善，无幻觉，现继续该方案治疗。患者便秘 20 年，现需服用通便药物治疗。患者自患病以来，饮食可，睡眠不佳，自觉记忆力下降，无尿频、尿急、尿失禁，无排尿困难，无嗅觉下降，无饮水呛咳，无头晕及晕厥，无跌倒。为优化治疗方案，来我科住院。

【既往史、个人史、家族史】

既往有骨质疏松病史 3 年，现服用碳酸钙 D_3 及骨化三醇软胶囊治疗。3 年前外院行腰椎手术，2 年前外院行腰椎微创手术。否认嗜酒史、吸烟史。否认糖尿病、脑外伤、脑炎、脑血管病病史，否认一氧化碳中毒史。患者父亲、祖母有手部震颤病史，父亲 90 多岁因骨折去世；祖母 70 多岁因胃癌去世。

【入院查体】

内科系统查体未见异常。神经系统查体：神志清，语声低，语速慢，记忆力、计算力及时间、地点、人物定向力正常。双侧瞳孔等大等圆，直径 3.0 mm，双侧瞳孔直接及间接对光反射灵敏，眼球各向运动充分，颅神经检查未见异常。四肢肌容积正常，四肢肌力 5 级，双上肢肌张力增高，左侧为著。双上肢可见姿势性、动作性震颤，双下肢可见静止性震颤。双侧指鼻、跟膝胫试验稳准，闭目难立征阴性。行走时左上肢联带动作减少，双膝关节稍屈曲，后拉试验阴性。双侧针刺觉及音叉振动觉对称。双下肢膝反射减弱。双侧 Babinski 征阴性。颈软，脑膜刺激征阴性。

右侧卧位血压 118/72 mmHg，心率 82 次 / 分；立位即刻血压 100/61 mmHg，心率 87 次 / 分；立位 1 分钟血压 104/62 mmHg，心率 85 次 / 分；立位 3 分钟血压 109/66 mmHg，心率 86 次 / 分；立位 5 分钟血压 110/64 mmHg，心率 84 次 / 分。

【院前辅助检查】

血常规：白细胞 4.61×10^9/L，红细胞 4.07×10^{12}/L，血红蛋白 133 g/L，血小板 181×10^9/L。

双上肢震颤分析结果见表 12-1。

表 12-1　双上肢震颤分析结果

震颤形式	峰频率（Hz）		波幅（μV）		收缩形式	
	右侧	左侧	右侧	左侧	右侧	左侧
静止性	4～5	4	20～60	30～50	同步	同步
姿势性	6	4～5	70～160	40～80	同步	同步

MMSE 评分（文化程度：高中）：30 分。

MoCA 评分（文化程度：高中）：29 分（视空间与执行功能 –1 分）。

【初步诊断】

一、定位诊断

锥体外系（黑质 – 纹状体系统）。

患者临床表现为双上肢姿势性、动作性震颤，双下肢静止性震颤，行动迟缓，精细动作不灵活，左侧重，左上肢摆臂动作减少。查体：双上肢肌张力增高，左侧为著，双上肢可见姿势性、动作性震颤，双下肢可见静止性震颤，行走时左上肢联带动作减少。上述症状、体征符合锥体外系受累表现，符合运动减少 – 肌张力增高综合征表现，定位于锥体外系的黑质 – 纹状体系统。

二、定性诊断

特发性震颤 – 帕金森病。

诊断依据：患者为老年女性，隐匿起病，慢性进展性病程。发病初期仅表现为双上肢动作性震颤，无肌张力障碍、共济失调、帕金森综合征等其他神经系统体征，病程大于 3 年，且存在阳性家族史，根据 MDS 2018 年震颤分类共识，考虑特发性震颤诊断。患者病程持续约 13 年，出现双下肢静止性震颤、行动迟缓、左上肢摆臂动作减少，查体可见四肢震颤、左侧肢体行动迟缓、双上肢肌张力增高，符合帕金森综合征诊断。根据 2015 年国际 MDS 帕金森病诊断标准及中国的帕金森病诊断标准（2016 版），临床确诊的帕金森病需同时符合以下条件：无绝对排除标准，至少 2 条支持标准，无警示征象；临床很可能的帕金森病需满足：无绝对排除标准，1 条警示征象需对应 1 条支持标准抵消，不超过 2 条警示征象。

1. 支持标准

（1）对多巴胺能药物治疗具有明确且显著的有效应答，可定义为以下两种情况：①治疗后 MDS-UPDRS Ⅲ评分改善超过 30% 或主观描述确定；②明确且显著的“开－关”期波动，有可预测的剂末现象。

（2）出现左旋多巴诱导的异动症。

（3）存在单个肢体静止性震颤。

（4）以下辅助检测阳性：存在嗅觉丧失，或头颅超声显示黑质异常高回声，或心脏间碘苄胍闪烁显像法显示心脏去交感神经支配。

2. 绝对排除标准

（1）明确的小脑功能异常。

（2）向下的垂直性核上性凝视麻痹。

（3）在发病的前 5 年内，诊断为高度怀疑的行为变异型额颞叶痴呆或原发性进行性失语。

（4）发病超过 3 年帕金森综合征的表现仍局限在下肢。

（5）采用多巴胺受体阻滞剂或多巴胺耗竭剂治疗。

（6）尽管病情为中等严重程度，仍对高剂量的左旋多巴治疗缺乏显著的治疗应答。

（7）明确的皮质性的感觉丧失，明确的肢体观念运动性失用或者进行性失语。

（8）分子神经影像学检查突触前多巴胺能系统功能正常。

（9）明确记录的可导致帕金森综合征或疑似与患者症状相关的其他疾病。

3. 警示征象

（1）发病 5 年内出现快速进展的步态障碍，需要使用轮椅。

（2）发病5年或5年以上，运动症状完全没有进展，除非病情稳定与治疗相关。

（3）发病 5 年内出现严重的发音困难或构音障碍、吞咽困难。

（4）发病 5 年内出现吸气性呼吸功能障碍。

（5）发病 5 年内出现严重的自主神经功能障碍，包括直立性低血压，血压下降至少 30/20 mmHg；严重的尿潴留、尿失禁或勃起功能障碍。

（6）发病 3 年内由于平衡障碍反复（＞ 1 次 / 年）跌倒。

（7）发病 10 年内出现不成比例的颈部前倾或手足挛缩。

（8）发病 5 年内未出现任何一种常见的非运动症状。

（9）其他原因不能解释的锥体束征。

（10）双侧对称的帕金森综合征。

根据 MDS 2015 年帕金森病诊断标准，患者存在 1 条支持标准（左下肢明显的静止性震颤），无绝对排除标准与警示征象，可考虑诊断临床很可能的帕金森病。结合病史，患者出现帕金森综合征之前 13 年开始出现双上肢动作性震颤，考虑诊断特发性震颤 – 帕金森病。

【鉴别诊断】

1. 特发性震颤叠加综合征（essential tremor plus，ET-plus）

2018 年 MDS 对震颤分类的共识中指出，部分患者除表现为特发性震颤的特点外，还可伴有轻度串联步态障碍、可疑肌张力障碍性姿势、轻度记忆力障碍等不足以进行额外的综合征分类或诊断的情况。另外，伴有静止性震颤的患者也归为 ET-plus。此患者在双上肢动作性震颤的基础上出现双下肢静止性震颤，同时伴有运动迟缓、双上肢肌张力增高，左侧重，符合帕金森综合征诊断。另外，此患者已伴有便秘、焦虑、快速眼动睡眠行为障碍等帕金森病常见的非运动症状，多巴胺能药物治疗有一定效果，停药后症状加重，已超出 ET-plus 范畴。

2. 其他常见的震颤综合征

肌张力障碍性震颤出现于肌张力障碍的身体部位（如头颈部），多呈姿势性或动作性震颤，震颤幅度及频率多变，多伴有感觉诡计；增强生理性震颤，此类震颤多为高频姿势性震颤，与中毒、感染、代谢异常等疾病相关，病因去除后震颤可缓解；心因性震颤，震颤可突发、突止，震颤形式多样，对侧肢体

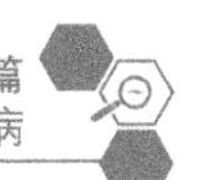

自主运动或注意力转移时，震颤频率随之变化或震颤消失。此患者不符合上述震颤综合征诊断。

3. 帕金森叠加综合征

常见的有进行性核上性麻痹、多系统萎缩、路易体痴呆等，此类疾病表现为帕金森综合征症状，对多巴胺能药物反应差，或开始反应良好但疗效维持时间较短，同时伴有其他系统受累症状，如早期出现姿势平衡障碍、眼球运动障碍、延髓麻痹、明显的自主神经功能障碍、波动性幻视和认知障碍等。此患者无上述症状，故不考虑帕金森叠加综合征诊断。

【院内辅助检查】

血常规、尿常规、便常规、凝血全套、甲状腺功能、生化全套、蛋白电泳、抗链球菌溶血素 O、类风湿因子、糖化血红蛋白、肿瘤标志物均正常。

HAMA：8 分，可能有焦虑。

HAMD：3 分，没有抑郁。

PSQI：11 分。

Epworth 嗜睡量表：0 分。

RBDSQ：8 分。

四肢震颤分析结果见表 12-2、表 12-3、图 12-1。

表 12-2　双上肢震颤分析结果

	峰频率（Hz）		波幅（μV）		收缩形式	
	右侧	左侧	右侧	左侧	右侧	左侧
静止性	未见	未见	/	/	/	/
姿势性	5.2	5.2	170 ～ 512	366 ～ 429	同步	同步
意向性	可见细小抖动，无规律	可见细小抖动，无规律	/	/	/	/
姿势（持物 1 kg）	5.9	6.0	218 ～ 634	258 ～ 341	同步	同步

表 12-3　双下肢震颤分析结果

	峰频率（Hz）		波幅（μV）		收缩形式	
	右侧	左侧	右侧	左侧	右侧	左侧
静止性	3.7	4.3	195 ～ 264	73 ～ 410	交替	同步
姿势性	4.9	4.3	122 ～ 610	86 ～ 146	同步	同步

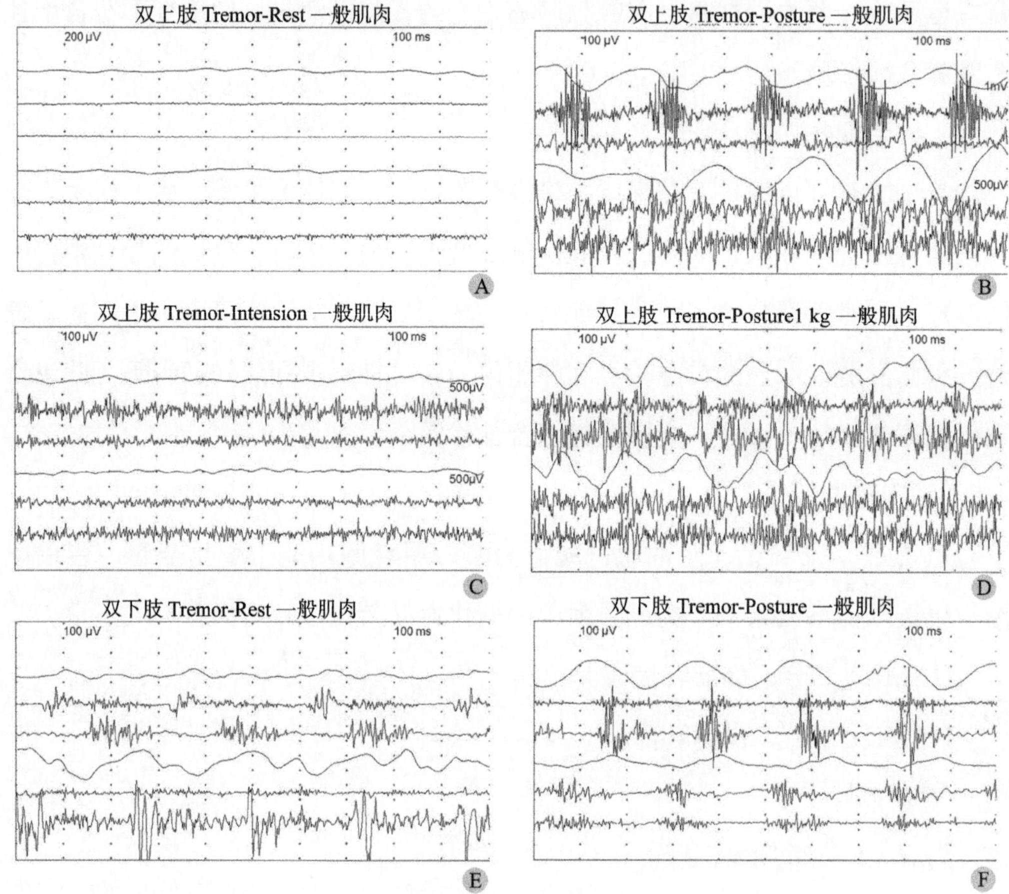

A：双上肢静止时未见震颤；B：双上肢姿势性震颤；C：双手做指鼻运动时可见细小震颤，无规律；D：双上肢持物时震颤；E：双下肢静止性震颤；F：双下肢姿势性震颤。

图 12-1　四肢肌电图震颤分析

肛门括约肌肌电图：未见神经源性损害。

黑质超声：黑质回声强度Ⅱ级。

泌尿系超声：残余尿量约为 0。

心脏超声：左心房稍大，二尖瓣退行性变伴轻度关闭不全，三尖瓣少量反流。

双下肢静脉超声：双下肢静脉未见明显血栓形成。

腹部 B 超：肝胆胰脾未见明显异常。

颈部 + 锁骨下动脉超声：双侧颈动脉内 – 中膜增厚，右侧锁骨下动脉起始处内 – 中膜增厚。

直立倾斜试验：斜立位 6 分钟，舒张压下降 10 mmHg，患者无症状，余未见异常。

头 MRI+MRA：阅片可见小脑轻度萎缩，额顶叶轻度萎缩，右侧壳核尾部 T_2 信号稍欠均匀。MRA：右侧后交通动脉开放；右侧椎动脉纤细，双侧椎基底动脉走行迂曲（图 12-2）。

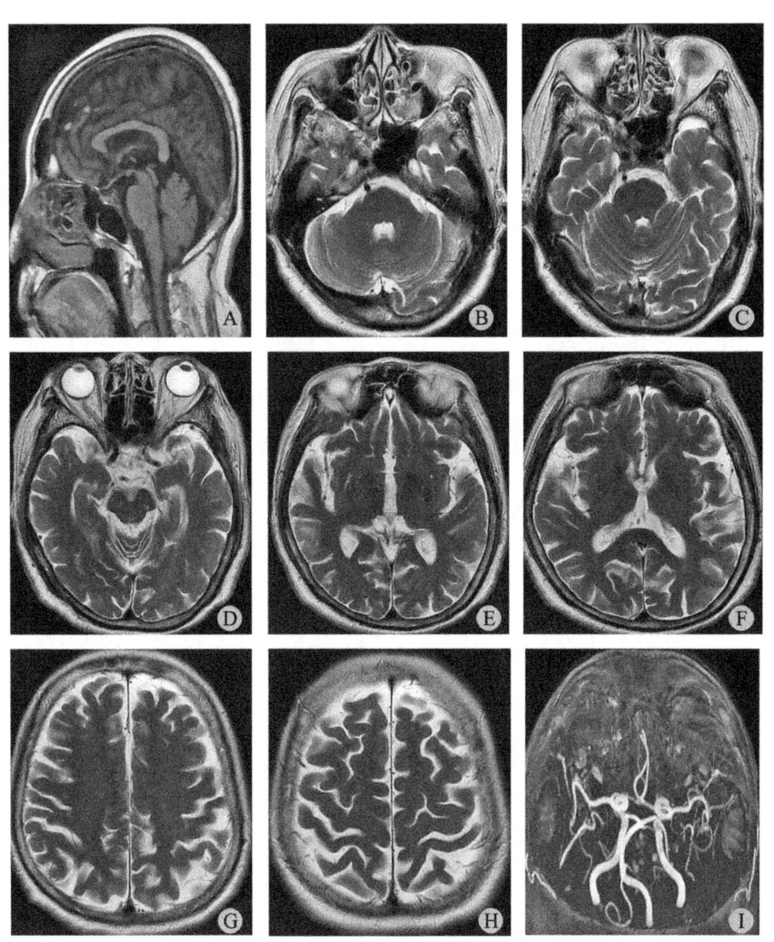

A ～ D：小脑半球轻度萎缩，脑干未见明显异常；E ～ F：右侧壳核尾部 T_2 信号稍欠均匀；G ～ H：双侧额顶叶轻度萎缩；I：右侧后交通动脉开放，右侧椎动脉纤细，双侧椎基底动脉走行略迂曲。

图 12-2　头 MRI+MRA

多巴胺能药物测评：多巴丝肼 250 mg 测评结果如下。基线 MDS-UPDRS Ⅲ评分 36 分，卧位血压 129/68 mmHg，立位血压 121/72 mmHg，右侧对指计数 133 次 / 分，左侧对指计数 135 次 / 分；服药后 1 小时因外出检查未测评；服药后 2 小时 MDS-UPDRS Ⅲ评分 23 分，改善率 36.1%，卧位血压 108/73 mmHg，立位血压 92/61 mmHg，右侧对指计数 155 次 / 分，左侧对指计数 151 次 / 分；服药后 3 小时 MDS-UPDRS Ⅲ评分 23 分，改善率 36.1%，卧位血压 112/97 mmHg，立位血压 110/68 mmHg，右侧对指计数 169 次 / 分，左侧对指计数 173 次 / 分；服药后 4 小时 MDS-UPDRS Ⅲ评分 33 分，改善率 8.3%，卧位血压 121/70 mmHg，立位血压 116/68 mmHg，右侧对指计数 136 次 / 分，左侧对指计数 138 次 / 分。

β 受体阻滞剂测评：阿罗洛尔 10 mg 测评结果如下。服药前震颤等级评分 30 分，血压 125/66 mmHg，心率 82 次 / 分；服药后 1 小时震颤等级评分 26.5 分，改善率 11.7%，血压 108/52 mmHg，心率 71 次 / 分；服药后 2 小时震颤等级评分 26.5 分，改善率 11.7%，血压 108/55 mmHg，心率 68 次 / 分。

多巴胺能 + 抗胆碱能药物测评：多巴丝肼 250 mg+ 苯海索 1 mg 测评结果如下。基线 MDS-UPDRS Ⅲ评分 20 分，卧位血压 139/79 mmHg，立位血压 114/70 mmHg，右侧对指计数 175 次 / 分，左侧对指计数 152 次 / 分；服药后 1 小时 MDS-UPDRS Ⅲ评分 15 分，改善率 25%，卧位血压 116/75 mmHg，立位血压 109/63 mmHg，右侧对指计数 175 次 / 分，左侧对指计数 172 次 / 分；服药后 2 小时 MDS-UPDRS Ⅲ评分 15 分，改善率 25%，卧位血压 122/72 mmHg，立位血压 108/70 mmHg，右侧对指计数 182 次 / 分，左侧对指计数 171 次 / 分。

【治疗过程】

患者诊断为特发性震颤 – 帕金森病，突出的临床症状为肢体震颤起病，10 余年后出现运动迟缓等帕金森病的症状。根据《中国帕金森病治疗指南（第四版）》，震颤型患者，在不伴智能减退的情况下，主要有以下选择：①多巴胺受体激动剂；②复方左旋多巴；③抗胆碱能药物。若为年轻患者（＜ 60 岁），经济负担不重，或伴有抑郁等情绪障碍，可首选多巴胺受体激动剂；经济负担重的，可首选抗胆碱能药物。若为老年患者，可首选复方左旋多巴。临床上，部分震颤患者对多巴胺能药物反应不好，可根据患者情况添加抗胆碱能药物、

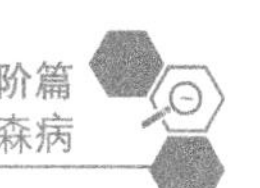

β 受体阻滞剂或氯氮平，但需警惕认知障碍、幻觉、心率减慢、粒细胞减少等不良反应。

根据个体化治疗原则，该患者住院期间分别行多巴胺能药物（多巴丝肼）、β 受体阻滞剂（阿罗洛尔）及多巴胺能 + 抗胆碱能药物（多巴丝肼 + 苯海索）测评，结果提示多巴胺能药物效果最好，最佳改善率为 36.1%，药效可维持 3 小时以上，对指计数明显改善。故治疗上仍维持患者入院前多巴胺能药物种类及剂量，多巴丝肼改为三餐前服药，减少蛋白类食物对药效的影响。告知患者需定期监测血压，避免直立性低血压导致跌倒等意外。因患者震颤对生活影响大，单用多巴胺能药物不能满足患者生活需求，且目前患者认知状态良好，可继续应用抗胆碱能药物治疗震颤。但患者既往有幻觉病史，年龄较大，将抗胆碱能药物适当减量，改为早 1 mg、午 0.5 mg，嘱密切关注患者认知变化及有无幻觉。患者合并快速眼动睡眠行为障碍，加用氯硝西泮 0.125 mg 睡前口服，注意有无日间嗜睡及双下肢无力、跌倒等不良反应。

综合上述结果，该患者最终药物治疗以多巴胺能药物为主，多巴丝肼，早餐前 1 小时 250 mg、午餐前 1 小时 187.5 mg、晚餐前 1 小时 187.5 mg；普拉克索 0.25 mg，3 次 / 日，三餐后服用；同时给予非多巴胺能药物，苯海索，早餐前 1 小时 1 mg、午餐前 1 小时 0.5 mg；氯硝西泮，睡前 0.125 mg。住院期间给予经颅磁刺激 M_1 区 5 Hz 及 C 区 5 Hz 治疗，协助改善震颤，给予乳果糖 30 mL 空腹服用改善便秘。患者临床症状改善，出院。

【最终诊断】

特发性震颤 – 帕金森病

H-Y 分期（开期 2 期，关期 2 期）

快速眼动睡眠行为障碍

焦虑状态

便秘

【出院时情况】

患者双下肢抖动较入院前有改善，睡眠中喊叫较入院时减少，睡眠改善，服用通便药物后便秘改善，小便正常，饮食良好。

出院查体：神志清，语声低，语速慢，颅神经查体未见异常。四肢肌容积正常，四肢肌力5级，双上肢肌张力增高，左侧为著。双上肢可见姿势性、动作性震颤，双下肢可见静止性震颤。双侧指鼻、跟膝胫试验稳准，闭目难立征阴性。行走时左上肢摆臂减少，后拉试验阴性。双侧针刺觉及音叉振动觉对称。双下肢膝反射减弱。双侧 Babinski 征阴性。颈软，脑膜刺激征阴性。

讨论与分析

【病例特点】

1. 患者为老年女性，隐匿起病，慢性进展性病程。

2. 发病开始仅表现为双上肢动作性震颤，病情进展缓慢，病程13年后出现双下肢静止性震颤，伴行动迟缓、肌强直，左侧重。

3. 神经系统查体：双上肢姿势性、动作性震颤，双下肢静止性震颤，左侧肢体运动迟缓，双上肢肌张力增高，左侧重。

4. 多巴胺能药物测评提示多巴丝肼 250 mg，最佳改善率为 36.1%。

5. 四肢震颤分析：双上肢未见静止性震颤，双上肢姿势性震颤频率 5.2 Hz，同步收缩；双下肢静止性震颤，左侧震颤频率 4.3 Hz，同步收缩，右侧震颤频率 3.7 Hz，交替收缩；双下肢姿势性震颤频率 4.3 ～ 4.9 Hz，同步收缩。

【诊疗思路与疾病分析】

1. 特发性震颤 – 帕金森病（essential tremor-Parkinson’s disease，ET-PD）的临床特征

目前尚无对此疾病的统一定义，多数研究将此类患者定义为①诊断帕金森病之前 ET 病程大于 5 年；②患者表现的 ET 特征是中等或较大幅度的动作

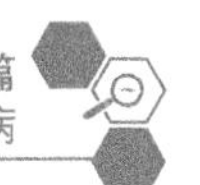

性震颤，且没有任何帕金森病症状（运动迟缓、静止性震颤、姿势不稳等）；③患者在诊断 ET 时没有任何可能出现帕金森病的危险信号（如孤立的姿势性震颤，单侧动作性震颤）。此患者有震颤家族史，60 岁起病，表现为双上肢对称的动作性震颤，在此期间口服阿罗洛尔有一定效果，病情进展缓慢，无帕金森综合征表现，此阶段考虑诊断 ET。患者发病 13 年后出现双下肢静止性震颤，伴运动迟缓及肌强直，左侧重，同时伴有便秘、焦虑、快速眼动睡眠行为障碍等帕金森病常见的非运动症状，应用多巴胺能药物治疗有效，此时考虑 ET 向 PD 转化，符合 ET-PD 诊断标准。

关于 ET-PD 临床特征的研究显示，PD 症状更多出现于 ET 更严重一侧，静止性震颤往往是 ET 向 PD 转化的首发症状。与 PD 患者相似，男性在 ET-PD 中占比更高。ET 发展为 PD 的平均潜伏期是 14 年，中位数是 6 年（0.5 ～ 52.0 年）。近期有研究纳入 93 例新发 ET-PD 患者与 93 例新发 PD 患者，结果显示 ET-PD 患者较 PD 患者具有更高概率的 ET 家族史（55.91% *vs.*0）。聚类分析显示，ET-PD 患者分 2 种类型，一类病情相对复杂，ET 发展为 PD 的潜伏期较短（12.89 年 *vs.*17.23 年），ET 家族史较少（35.29% *vs.* 67.80%），PD 的运动及非运动症状更重。ET-PD 患者运动迟缓及肌强直可能比原发性 PD 轻，病情进展相对较慢，但其震颤负担更重。遗憾的是，目前尚无针对 ET-PD 震颤的药物反应性研究，临床中可根据患者震颤特点选择多巴胺能药物、β 受体阻滞剂或抗胆碱能药物等。1 例 ET-PD 患者行 DBS 手术治疗的个案报道显示，患者行单侧丘脑底核 DBS 手术治疗，术中可见静止性震颤、强直迟缓等症状明显改善，但动作性震颤无改善，对丘脑底核及邻近的不确定带行双极刺激可同时改善动作性震颤。有研究纳入 18 例 ET、9 例 PD、3 例 ET-PD 患者行丘脑腹外侧核磁共振引导聚焦超声治疗，术后各组患者震颤及生活质量均有改善，随诊 6 ～ 24 个月，每组分别有 2 例患者震颤复发。以上研究提示，ET-PD 患者手术治疗效果可能与 PD 不同，还需更大样本研究。

2.ET-PD 的鉴别诊断

（1）与 ET、ET-plus 鉴别

ET-PD 患者与单纯 ET 患者鉴别不难，前者在动作性震颤的基础上出现运动迟缓，即运动缓慢和在持续运动中运动幅度或速度的下降，该项可通过 MDS-UPDRS 中手指捏合、手掌运动、前臂旋前－旋后运动、脚趾敲击和足部拍打来评定。有研究显示，ET-PD 患者较 ET 患者嗅觉障碍更常见，姿势性震颤的频率更慢（头部 4.50 Hz *vs*.5.41 Hz；上肢 5.15 Hz *vs*.6.13 Hz；下肢 5.10 Hz *vs*.6.35 Hz）。还有研究发现，ET-PD 患者瞬目反射恢复速度均较 ET 患者明显变慢，鉴别准确性可达 100%。2018 年 MDS 对震颤分类的共识中指出，部分 ET 患者除表现为动作性震颤的特点外，还可伴有轻度串联步态障碍、可疑肌张力障碍性姿势、轻度记忆力障碍等不足以进行额外的综合征分类或诊断的情况，另外，部分患者伴有静止性震颤，共识中将上述患者均归为 ET-plus。ET-plus 与 ET-PD 患者的核心鉴别点在于是否具备足以诊断帕金森综合征的症状、体征，另外，还可通过患者对多巴胺能药物的反应性、分子影像检查（如 DAT-PET）等协助鉴别诊断。

（2）与原发性 PD 鉴别

ET-PD 在 PD 症状前有多年动作性震颤病史，当发展为 PD 时患者震颤更重。ET-PD 患者通常既有动作性震颤，又有静止性震颤，震颤范围较 PD 更广泛，可累及四肢、头部、下颌及声音等，震颤幅度较大，持续时间较长，生活质量更差。有研究显示，ET-PD 患者较年龄及病程匹配的 PD 患者认知障碍更严重，平衡障碍更明显。但也有研究发现伴有 ET 的 PD 患者较原发性 PD 患者运动症状进展更慢，运动并发症及认知下降出现得更晚。ET-PD 患者较原发性 PD 患者嗅觉减退及 RBD 少见。在行震颤分析时，ET-PD 患者静止性震颤更多表现为主动肌及拮抗肌的同步收缩，而 PD 患者多为交替收缩。与原发性 PD 相比，ET-PD 患者以药物及手术治疗震颤的效果更不确切，这可能与其涉及更复杂的震颤环路及神经递质有关。ET、ET-PD 及 PD 的鉴别要点见表 12-4。

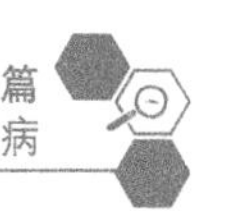

表 12-4 ET、ET-PD 及 PD 的鉴别要点

	ET	ET-PD	PD
起病年龄	双峰（青少年 / 中老年）	中老年	中老年
性别	男女无明显差异	男性更多	男性更多
ET 家族史	多见（30% ～ 70%）	较 PD 常见（25% ～ 56%）	少见（约 5.9%）
震颤形式	动作性＞姿势性＞静止性	静止性 + 动作性 + 姿势性	静止性＞姿势性 / 动作性
震颤累及部位	上肢，头部，声音	广泛	四肢（不对称），下颌
运动迟缓	无	有	有
RBD	少见	可见	多见
纹状体 DAT-PET	正常	缺失	明显缺失，以单侧为主
对多巴胺能药物的反应性	差	无报道	好
疾病发展	进展缓慢	逐渐加重，可能较 PD 进展缓慢	逐渐加重
震颤分析			
震颤频率	4 ～ 12 Hz	4 ～ 8 Hz	4 ～ 6 Hz
交替收缩	少见	较少见	多见
谐波共振	少见	较少见	多见

注：ET，特发性震颤；PD，帕金森病；ET-PD，特发性震颤 - 帕金森病；RBD，快速眼动睡眠行为障碍；DAT-PET，多巴胺转运体正电子发射计算机断层扫描。

3.ET-PD 的危险因素

多项研究通过比较 ET、ET-PD 和 PD 患者的临床特征发现，发病年龄较晚的不对称性姿势性震颤、下颌震颤、伴有局部静止性震颤的 ET 患者，以及出现嗅觉减退、睡眠障碍（尤其是 RBD）、认知障碍、自主神经功能障碍的 ET 患者容易发展为 PD。一项前瞻性队列研究纳入 70 例 ET 患者，平均随访 6.16 年，结果发现 ET 伴有黑质强回声者发展为 PD 的风险是不伴黑质强回声者的 7 倍。部分 ET 患者表现出尾状核轻微多巴胺能缺陷，等位基因纯合突变的 ET 患者发病年龄早、动作性和姿势性震颤程度更重，这部分 ET 患者是否有更高的发展为 PD 的风险，还有待进一步研究。通过评估 ET 患者的临床特征，结合必要的辅助检查，能更好地了解 ET 患者发展为 PD 的风险，有助于延缓疾病进展，开发疾病修饰药物。

（曹双双　马凌燕）

参考文献

[1] BHATIA K P，BAIN P，BAJAJ N，et al. Consensus statement on the classification of tremors. From the task force on tremor of the International Parkinson and Movement Disorder Society. Mov Disord，2018，33（1）：75-87.

[2] POSTUMA R B，BERG D，STERN M，et al. MDS clinical diagnostic criteria for Parkinson's disease. Mov Disord，2015，30（12）：1591-1601.

[3] 中华医学会神经病学分会帕金森病及运动障碍学组，中国医师协会神经内科医师分会帕金森病及运动障碍专业. 中国帕金森病的诊断标准（2016 版）. 中华神经科杂志，2016，49（4）：268-271.

[4] 中华医学会神经病学分会帕金森病及运动障碍学组，中国医师协会神经内科医师分会帕金森病及运动障碍学组. 中国帕金森病治疗指南（第四版）. 中华神经科杂志，2020，53（12）：973-986.

[5] CONNOLLY B S，LANG A E. Pharmacological treatment of Parkinson disease：a review. JAMA，2014，311（16）：1670-1683.

[6] ARMSTRONG M J，OKUN M S. Diagnosis and treatment of Parkinson disease：a review，JAMA，2020，323（6）：548-560.

[7] LOUIS E D，WISE A，ALCALAY R N，et al. Essential tremor-Parkinson's disease：a double whammy. J Neurol Sci，2016，366：47-51.

[8] HOU Y，HAN Q，OU R，et al. Essential tremor-Parkinson's disease syndrome：clinical characteristics and subtypes using cluster analysis. Chin Med J（Engl），2023，136（4）：446-450.

[9] FALCONER R A，ROGERS S L，SHENAI M. Using directional deep brain stimulation to co-activate the subthalamic nucleus and zona incerta for overlapping essential tremor/Parkinson's disease symptoms. Front Neurol，2018，9：544.

[10] ZAAROOR M，SINAI A，GOLDSHER D，et al. Magnetic resonance-guided focused ultrasound thalamotomy for tremor：a report of 30 Parkinson's disease and essential tremor cases. J Neurosurg，2018，128（1）：202-210.

[11] WANG X，CAO Z，LIU Z，et al. Clinical characteristics and electrophysiological biomarkers of Parkinson's disease developed from essential tremor. Front Neurol，2020，11：582471.

[12] ARABIA G，LUPO A，MANFREDINI L I，et al. Clinical，electrophysiological，and imaging study in essential tremor-Parkinson's disease syndrome. Parkinsonism Relat Disord，2018，56：20-26.

[13] OU R，WEI Q，HOU Y，et al. Association between positive history of essential tremor and disease progression in patients with Parkinson's disease. Sci Rep，2020，10（1）：21749.

[14] SPRENGER F S，WURSTER I，SEPPI K，et al. Substantia nigra hyperechogenicity and Parkinson's disease risk in patients with essential tremor. Mov Disord，2016，31（4）：579-583.

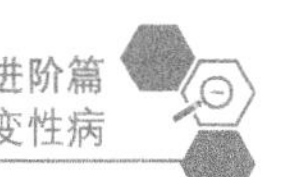

病例 13　泛酸激酶相关性神经变性病

病例介绍

【主诉】

患者，男，35 岁，主诉："肢体抖动 10 年，加重伴步态异常 3 年余。"

【现病史】

10 年前患者无明显诱因出现左下肢不自主抖动，逐渐发展至左手及右下肢，抖动多静止时出现，紧张时加重，活动时可减轻，睡眠时消失，自觉抖动致运动笨拙，未就诊。3 年余前患者自觉肢体抖动幅度较前加重，伴行走时双下肢不协调，表现为行走时左足趾抓地，左足后跟抬高，跑跳等运动能力受限。伴右手不自主抓握，导致右上肢书写、持物等动作常无法准确完成。病程中有时出现口角不自主抽动及挤眼等面部表情异常，无舞蹈样或手足徐动样动作异常，无四肢肌肉僵硬。门诊考虑肌张力障碍，予苯海索 1 mg，2 次 / 日，口服后肢体抖动较前减轻。病程中有焦虑情绪，无便秘、睡眠中异常行为及嗅觉减退，无体位性头晕、饮水呛咳、吞咽困难及幻视。

【既往史、个人史、家族史】

否认脑外伤、脑炎、脑卒中病史，否认使用抗精神病药物，否认一氧化碳中毒史。无毒物及特殊药物接触史。吸烟饮酒约 10 余年，每天吸烟 20 支，目前已戒烟酒。家族三代否认遗传史及类似病史。

【入院查体】

（苯海索 2 mg 口服 3 小时后）卧位血压 129/58 mmHg，心率 77 次 / 分。双肺呼吸音粗，心律齐，未闻及明显杂音。腹软，无压痛及反跳痛，肝脾肋下未触及。神经系统查体：神志清楚，言语清晰，眼睑、口角可见不自主抽动，高级皮质功能粗测正常。双侧瞳孔等大等圆，直径 3.0 mm，双侧瞳孔直接及间接对光反射灵敏，眼球各向运动充分，未见眼震。双侧面部针刺觉对称，双侧角膜反射正常引出，双侧咀嚼对称有力。双侧额纹、面纹对称，闭目及示齿有力。双耳粗测听力可，Weber 征居中，Rinne 试验双侧气导＞骨导。双侧软腭上抬有力，双侧咽反射存在。双侧转颈、耸肩有力，伸舌居中，未见舌肌纤颤。四肢肌容积正常，四肢肌力 5 级，四肢肌张力增高。双侧指鼻、跟膝胫试验基本稳准，闭目难立征阴性。双下肢可见静止性震颤，左上肢可见姿势性震颤及意向性震颤。行走速度缓慢，行走时左下肢有拖曳，左足跟不能着地。右手可见不自主抓握。后拉试验阴性。双侧针刺觉及音叉振动觉对称。双下肢腱反射对称（3+）。双侧掌颏反射阴性，双侧 Hoffmann 征阴性。双侧 Babinski 征阴性。颈软，脑膜刺激征阴性。

【院前辅助检查】

MMSE 评分（文化程度：高中）：29 分（回忆能力 –1 分）。

MoCA 评分（文化程度：高中）：27 分（语言 –1 分，延迟回忆 –2 分）。

卧立位血压及心率：卧位血压 129/58 mmHg，心率 77 次 / 分；立位即刻血压 134/86 mmHg，心率 97 次 / 分；立位 1 分钟血压 134/81 mmHg，心率 89 次 / 分；立位 3 分钟血压 129/62 mmHg，心率 92 次 / 分；立位 5 分钟血压 146/82 mmHg，心率 91 次 / 分。

头 MRI：双侧苍白球对称 T_2 低信号，并内侧点状高信号（图 13-1）。

震颤分析：双上肢：静止性右侧同步 5.5 Hz，左侧可见细小抖动，无规律；姿势性双侧可见细小抖动，无规律；意向性右侧同步 7.5 Hz，左侧大致交替 7.5 Hz；姿势性（持物 1 kg）双侧可见细小抖动，无规律。双下肢：静止性右侧同步 5.3 Hz，左侧同步 3.5 Hz；姿势性右侧同步 5.8 Hz，左侧交替 5.1 Hz；姿势性（直立位）右侧可见细小抖动，无规律，左侧同步 6.1 Hz。

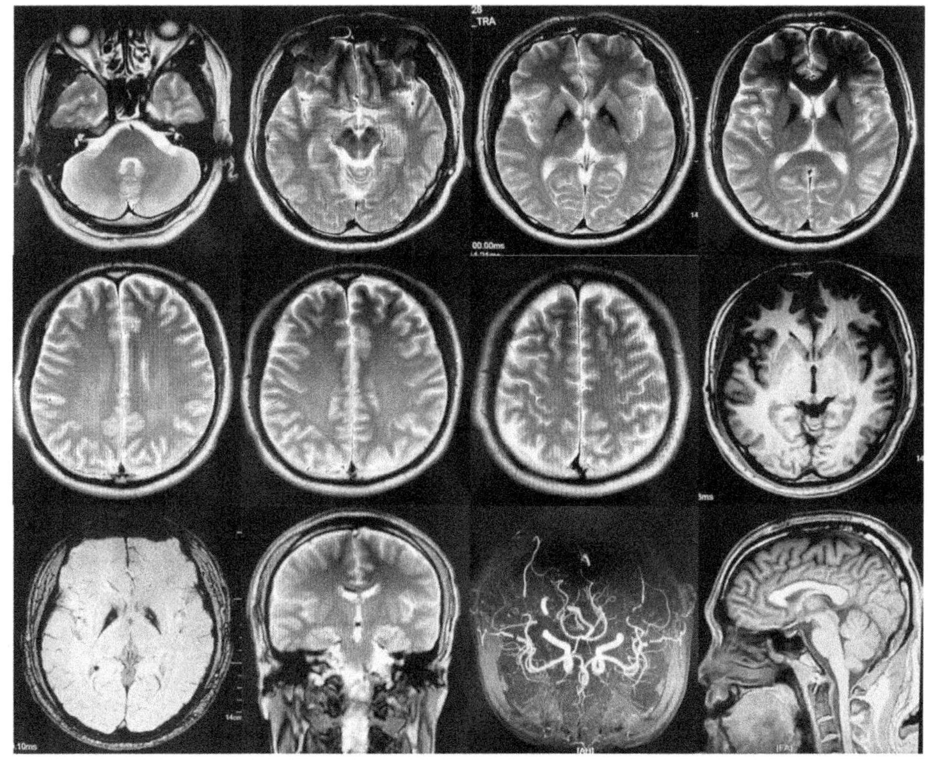

图 13-1　患者头颅 MRI（双侧苍白球对称 T_2 低信号，并内侧点状高信号）

【初步诊断】

肌张力障碍。

脑组织铁沉积神经变性病可能。

一、定位诊断

锥体外系（黑质 – 纹状体系统）。

患者表现为肢体抖动、步态异常，查体可见口角不自主抽动，右手可见不自主握持，行走时左下肢有拖曳、左足跟不能着地等肌张力障碍表现。四肢肌张力正常，四肢肌力 5 级，双侧 Babinski 征阴性。双侧指鼻、跟膝胫试验稳准。符合锥体外系受累表现，定位于黑质 – 纹状体系统。

二、定性诊断

肌张力障碍，脑组织铁沉积神经变性病。

患者存在肌张力障碍症状，表现为口角不自主抽动，右手可见不自主握持，行走时左下肢有拖曳、左足跟不能着地。无肢体无力、肌强直。定性诊断考虑肌张力障碍，结合患者发病年龄、疾病进展形式及影像学表现（“虎眼征”：双侧苍白球对称 T_2 低信号，并内侧点状高信号），病因考虑脑组织铁沉积神经变性病可能，其中“虎眼征”对泛酸激酶相关性神经变性病（*PANK2* 基因突变）有高度提示意义，需要完善基因检测以明确，同时与遗传性帕金森病、多巴反应性肌张力障碍及肝豆状核变性等疾病鉴别。

【鉴别诊断】

1. 代谢障碍性疾病

肝硬化、高氨血症、低血糖等疾病也会表现为双侧对称性基底节区病变，以上疾病均存在明确的继发因素，不符合本例患者的情况。影像学表现方面，以上疾病由于水肿、胶质增生等原因大多表现为基底节区 T_2 高信号，而本患者影像学显示基底节区 T_2 低信号，也是脑组织铁沉积神经变性病特征性影像学表现。

2. 遗传性帕金森病

该病为常染色体显性遗传病，一般进展缓慢，多以震颤和运动迟缓为首发症状，可伴有肌张力障碍表现，对左旋多巴反应良好。患者仅表现为肌张力障碍，无运动迟缓等帕金森综合征表现，同时无家族史，进一步完善基因检测等检查可以明确。

3. 多巴反应性肌张力障碍

该病多于儿童期缓慢起病。通常首发于下肢，表现为上肢或下肢肌张力障碍和异常姿势或步态，肌张力障碍可合并运动迟缓等帕金森综合征表现。对小剂量左旋多巴有戏剧性和持久性反应是该病显著的临床特征。拟进一步完善左旋多巴药物测评，必要时进一步完成基因检测等相关检查明确诊断。

4. 肝豆状核变性

该病是一种常染色体隐性遗传的铜代谢障碍疾病，多在 5 ～ 35 岁发病，临床特点包括：①神经症状（以锥体外系为主）和精神症状；②肝症状；

③ K-F 环；④其他：镜下血尿、微量蛋白尿、肾小管酸中毒、急性非免疫性溶血性贫血、骨关节病及肌肉损害等。该患者存在以锥体外系为主的神经症状，但无明显精神、肝功能异常等表现，需进一步完善铜蓝蛋白、眼科等相关检查明确诊断。

【院内辅助检查】

血常规、尿常规、便常规、凝血全套、甲状腺功能、病毒筛查、肿瘤标志物检查未见明显异常。

铜蓝蛋白：190.41 mg/L ↓。

眼科会诊：未见 K-F 环。

基因检测结果见表 13-1、图 13-2、图 13-3。

表 13-1　全外显子基因检测

受检测者	基因	变异位点	合子型	转录版本 基因亚区	疾病信息
患者	*PANK2*	c.1607A > G chr20-3899388	杂合变异	NM_153638.2 exon6	泛酸激酶相关性神经变性病（AR）； HARP 综合征（AR）
患者	*PANK2*	c.1315T > C chr20-3893184	杂合变异	NM_153638.2 exon4	泛酸激酶相关性神经变性病（AR）； HARP 综合征（AR）
患者之父	*PANK2*	c.1607A > G chr20-3899388	杂合变异	–	–
患者之母	*PANK2*	c.1315T > C chr20-3893184	杂合变异	–	–

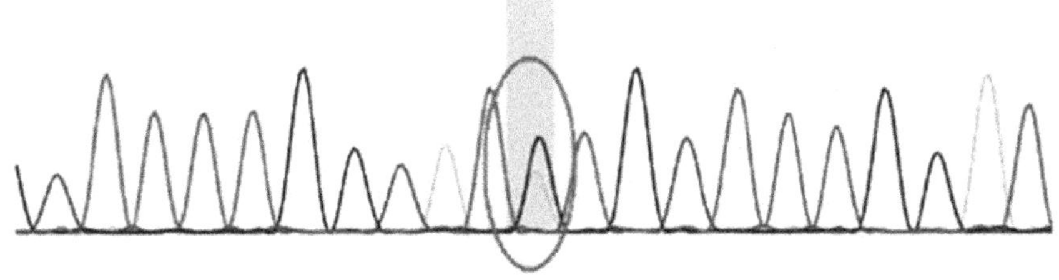

图 13-2　患者 chr20-3899388 存在 c.1607A > G 的杂合变异

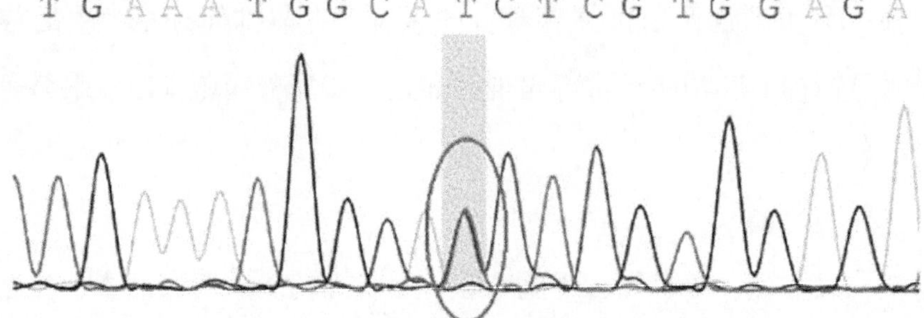

图 13-3　患者 chr20-3893184 存在 c.1315T > C 的杂合变异

【治疗过程】

口服苯海索 2 mg 三餐后、巴氯芬 5 mg 三餐后改善抖动、肌张力障碍等症状；服药期间定期复查血常规、肝肾功能。

【最终诊断】

泛酸激酶相关性神经变性病

PANK2 基因突变

【出院时情况】

患者抖动、行走困难较前稍有改善。出院查体：神清语利，眼睑、口角可见不自主抽动。四肢肌张力增高。双下肢可见静止性震颤，左上肢可见姿势性震颤及意向性震颤，较前改善。行走速度缓慢，行走时左下肢有拖曳，左足跟不能着地。

讨论与分析

【病例特点】

1. 患者为青年男性，慢性病程。

2. 临床表现为早发的肢体抖动，表现为左足、右手不自主运动，伴步态异常。

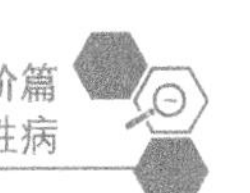

3. 查体可见口角不自主抽动，右手可见不自主握持，行走时左下肢有拖曳、左足跟不能着地等肌张力障碍表现。四肢肌张力增高。

4. 头 MRI 提示双侧苍白球对称 T_2 低信号，并内侧点状高信号，即“虎眼征”。

【诊疗思路与疾病分析】

本例患者为青年男性，表现为早发的肌张力障碍，影像学提示双侧苍白球对称 T_2 低信号，并内侧点状高信号，即特征性的“虎眼征”，需要考虑脑组织铁沉积神经变性病可能。该病有多种分型，进一步基因检测提示，患者在 *PANK2* 基因上发现 c.1607A ＞ G 和 c.1315T ＞ C 位点突变，未见正常人群携带；经家系验证分析，受检者携带 *PANK2* 基因 c.1607A ＞ G 杂合变异（既往文献报道为致病变异）和 c.1315T ＞ C 杂合变异（暂未见相关致病变异报道），突变来源于父母；根据 ACMG 指南，突变位点评级为临床意义未明变异；*PANK2* 基因报道为常染色体隐性遗传，目前考虑复合杂合变异致病。*PANK2* 基因关联疾病为脑组织铁沉积神经变性病，与患者临床症状相符。故诊断为泛酸激酶相关性神经变性病（*PANK2* 基因突变）。

脑组织铁沉积神经变性病属于影像学诊断，其共同的影像学特征为脑内基底节异常铁离子沉积信号。该疾病谱系具有很高的临床和遗传异质性，既往分类主要根据家族史、发病年龄和组织病理学表现。随着对该组疾病相关致病基因的发现，目前可根据基因型确定具体类型，如泛酸激酶相关性神经变性病（致病基因 *PANK2*）、非钙依赖型磷脂酶 A2 相关性神经变性病（致病基因 *PLA2G6*）及 β 螺旋蛋白相关性神经变性病（致病基因 *WDR45*）等。目前人们认为只有铜蓝蛋白基因和铁蛋白 L 链基因可直接导致铁离子代谢障碍，其余基因主要与脂肪代谢、溶酶体活性障碍等继发铁离子异常沉积有关，因此也有学者根据发病机制是否与铁离子代谢直接相关对脑组织铁沉积神经变性病进行分类。脑组织铁沉积神经变性病中最常见的致病基因为 *PANK2* 基因，研究表明，几乎所有早发型脑组织铁沉积神经变性病和 1/3 的晚发型脑组织铁沉积

神经变性病均与 *PANK2* 基因突变相关，该基因突变所致疾病被命名为泛酸激酶相关性神经变性病（既往也被称为 Hallervorden-Spatz 病）。

脑组织铁沉积神经变性病临床多表现为步态异常、进行性加重的锥体外系症状，伴有认知障碍、精神行为异常、视神经萎缩等。发病年龄对诊断具有重要意义，该病多为儿童、青少年起病，成年起病少见。头 MRI 检查有助于发现铁沉积，但正常老年患者或其他神经变性病（多系统萎缩、帕金森病等）患者脑内也可有铁沉积，需注意鉴别。分子遗传学检测致病基因可以确诊，对于临床症状不典型者，在排除其他考虑的疾病后，建议进行 *PANK2*、*PLA2G6* 基因检测，以确诊或排除这两种最常见的脑组织铁沉积神经变性病亚型。

泛酸激酶相关性神经变性病由 Hallervorden 和 Spatz 首先报道，是常染色体隐性遗传性代谢病，致病基因为 *PANK2*，发病率为（1 ～ 3）/1 000 000，约占脑组织铁沉积神经变性病的 50%。该病与铁在苍白球、黑质和红核沉积及神经细胞变性有关，脑干神经细胞和小脑齿状核细胞亦可受累。临床表现为痉挛性瘫痪、腱反射亢进及 Babinski 征等锥体外系受累表现，或者肌强直、舞蹈手足徐动症等锥体外系受损表现，常伴有肌张力障碍和构音障碍。发病机制是 *PANK2* 突变后会抑制泛酸激酶 2 的合成，从而使磷酸泛酰半胱氨酸合成受限，只形成了半胱氨酸，使半胱氨酸和其中间产物聚集，聚集过程中有铁的参与，这样就使铁沉积于苍白球、黑质、红核而导致细胞自由基生成增加，膜蛋白合成障碍，从而造成神经元变性。辅助检查中头颅 MRI 表现为双基底节区对称的“虎眼征”，为该亚型的特征性表现。

（刘亘梁　马凌燕）

参考文献

[1] LIM B C，KI C S，CHO A，et al. Pantothenate kinase-associated neurodegeneration in Korea：recurrent R440P mutation in PANK2 and outcome of deep brain stimulation. Eur J Neurol，2012，19（4）：556-561.

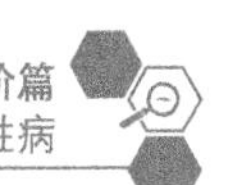

[2] 中华医学会神经病学分会帕金森病及运动障碍学组，中国医师协会神经内科医师分会帕金森病及运动障碍专业 . 脑组织铁沉积神经变性病诊治专家共识 . 中华医学杂志，2016，96（27）：2126-2133.

[3] 吕占云，郭纪锋，李凯，等 . 脑组织铁沉积性神经变性疾病研究进展 . 中华神经科杂志，2015，48（2）：152-156.

[4] HAYFLICK S J，WESTAWAY S K，LEVINSON B，et al. Genetic，clinical，and radiographic delineation of Hallervorden-Spatz syndrome. N Engl J Med，2003，348（1）：33-40.

[5] HEGDE A N，MOHAN S，LATH N，et al. Differential diagnosis for bilateral abnormalities of the basal ganglia and thalamus. Radiographics，2011，31（1）：5-30.

病例 14　早发型帕金森病与 *PARK14* 基因突变

病例介绍

【主诉】

患者，男，30 岁，主诉：“左侧肢体僵硬伴运动迟缓 1 年余。”

【现病史】

患者 1 年前无明显诱因出现左侧肢体僵硬感，左下肢行走缓慢，行走拖曳。逐渐感左上肢摆臂减少，左上肢洗脸、系纽扣、穿衣等精细活动变慢。出现夜间翻身困难。否认症状日间波动，否认肢体无力、感觉异常、构音障碍、饮水呛咳等不适。无嗅觉减退，无性功能障碍，无体位性头晕，有便秘，大便 2 ～ 3 天 1 次，无尿频、尿急、尿失禁，无幻觉等精神行为异常。发病后曾外院检查，诊断为帕金森综合征、肌张力障碍，口服多巴丝肼 62.5 mg，3 次 / 日；普拉克索 0.25 mg，3 次 / 日，起初症状有明显改善，但数月后即感运动迟缓、肢体僵硬加重。为求进一步治疗，就诊于我院。

【既往史、个人史、家族史】

父亲患白血病，爷爷可疑小脑萎缩。否认高血压、糖尿病、脑外伤、脑炎、脑血管病病史，否认服用抗精神病药物及一氧化碳中毒史。

【入院查体】

右侧卧位血压 125/80 mmHg，心率 82 次 / 分；右侧立位血压 118/75 mmHg，心率 88 次 / 分。内科系统查体未见异常。神经系统查体：神志清楚，构音障

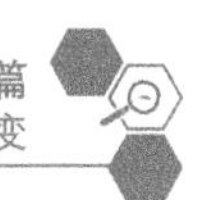

碍，时间、地点、人物定向力正常，记忆力、计算力正常。双侧瞳孔等大等圆，直径 3.0 mm，双侧瞳孔直接及间接对光反射灵敏，颅神经查体未见异常。四肢肌容积正常，四肢肌力 5 级，四肢肌张力增高，左侧肢体肌张力增高较右侧肢体明显。双上肢可见轻微姿势性震颤，四肢未见静止性震颤，双侧指鼻、跟膝胫试验稳准，闭目难立征阴性。行走时左上肢联带动作明显减少，左下肢行走拖曳，后拉试验阴性。双侧针刺觉及音叉振动觉对称。四肢腱反射活跃。双侧 Babinski 征阴性。颈软，脑膜刺激征阴性。

【院前辅助检查】

血常规、肝肾功能、甲状腺功能：正常范围。

铜蓝蛋白：165.25 mg/L（200 ～ 600 mg/L）。

【初步诊断】

一、定位诊断

锥体外系（黑质 – 纹状体系统）。

患者临床表现为左侧肢体运动迟缓，肢体僵硬，具体呈现出左下肢行走缓慢伴拖曳，左上肢精细动作不灵活，左上肢摆臂减少，查体：四肢肌力在正常范围，四肢肌张力增高，左侧肢体肌张力增高较右侧肢体明显，呈不对称性，行走时左上肢联带动作减少。上述表现符合锥体外系受累表现，符合运动减少 – 肌张力增高综合征表现，定位于锥体外系的黑质 – 纹状体系统。

二、定性诊断

早发型帕金森综合征。

患者存在运动迟缓、肢体僵硬，查体可见肢体肌张力增高，左侧明显，符合帕金森综合征的诊断。同时，患者起病年龄早，综合症状、起病年龄、药物反应，考虑早发型帕金森综合征。

早发型帕金森综合征包含一大类疾病的疾病谱，如图 14-1 所示，包含遗传、感染、免疫、变性病、药物等多方面原因。其诊断流程见图 14-2。

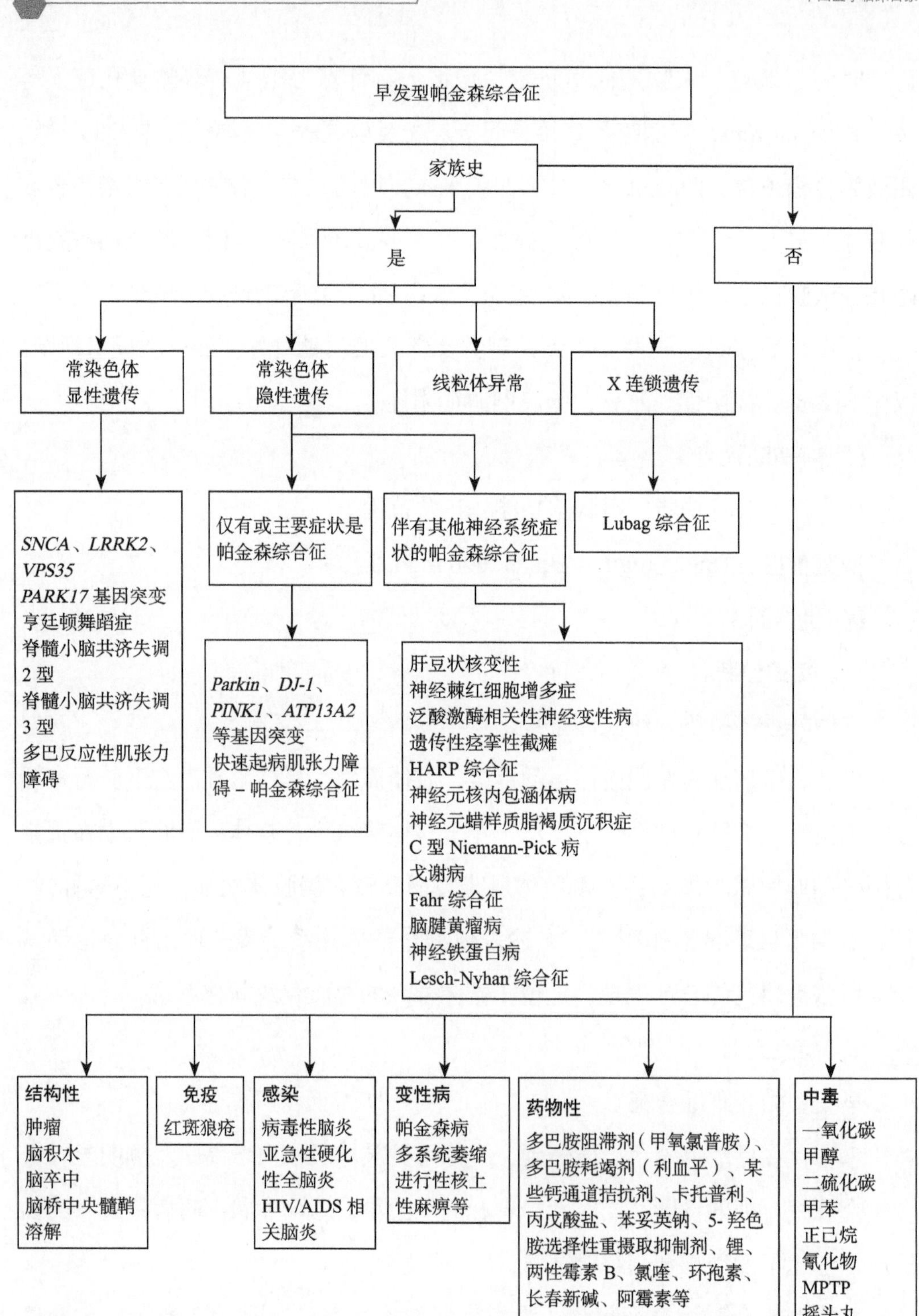

图 14-1　早发型帕金森综合征疾病谱

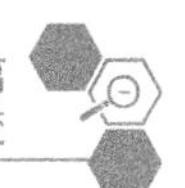

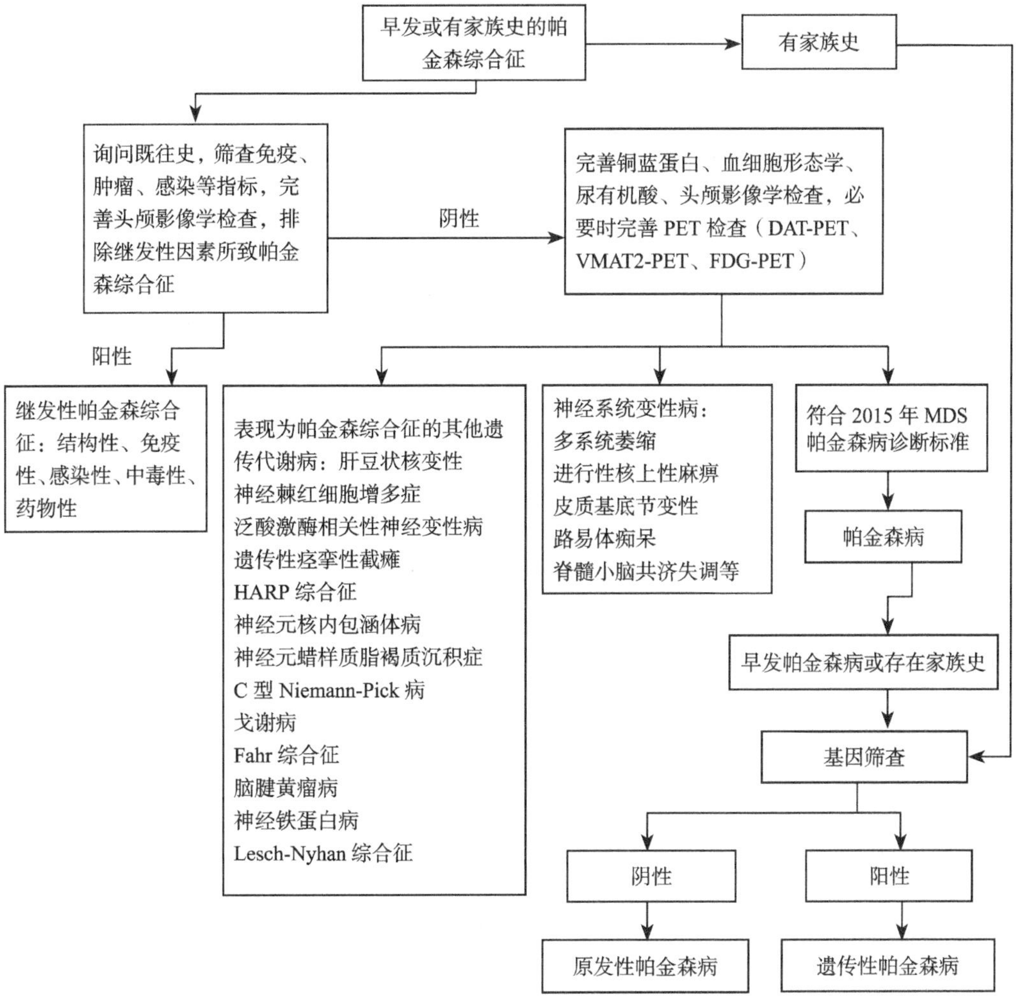

早发或有家族史的帕金森综合征

有家族史

询问既往史，筛查免疫、肿瘤、感染等指标，完善头颅影像学检查，排除继发性因素所致帕金森综合征

阴性

完善铜蓝蛋白、血细胞形态学、尿有机酸、头颅影像学检查，必要时完善 PET 检查（DAT-PET、VMAT2-PET、FDG-PET）

阳性

继发性帕金森综合征：结构性、免疫性、感染性、中毒性、药物性

表现为帕金森综合征的其他遗传代谢病：肝豆状核变性
神经棘红细胞增多症
泛酸激酶相关性神经变性病
遗传性痉挛性截瘫
HARP 综合征
神经元核内包涵体病
神经元蜡样质脂褐质沉积症
C 型 Niemann-Pick 病
戈谢病
Fahr 综合征
脑腱黄瘤病
神经铁蛋白病
Lesch-Nyhan 综合征

神经系统变性病：
多系统萎缩
进行性核上性麻痹
皮质基底节变性
路易体痴呆
脊髓小脑共济失调等

符合 2015 年 MDS 帕金森病诊断标准

帕金森病

早发帕金森病或存在家族史

基因筛查

阴性

阳性

原发性帕金森病

遗传性帕金森病

目前基因筛查受筛查方法影响，阴性并不能完全排除遗传性帕金森病，必要时完善全外显子测序协助寻找致病突变。

图 14-2　早发型帕金森综合征诊断流程

根据目前患者症状、体征、辅助检查，结合早发型帕金森综合征的疾病谱，考虑以下疾病可能。

1. 早发型帕金森病

本病例患者为中青年男性，隐匿起病，慢性进展性病程，临床表现为左侧肢体运动迟缓、僵硬。查体可见左侧肢体运动迟缓、肌张力增高，符合帕金森综合征诊断。早发型帕金森综合征中，早发型帕金森病是比较常见的。根据 2015 年国际 MDS 帕金森病诊断标准及中国的帕金森病诊断标准（2016 版），临床确诊帕金森病需同时符合：无绝对排除标准，至少 2 条支持标准，无警示征象；临床可能的帕金森病需满足：无绝对排除标准，1 条警示征象需对应 1 条支持标准抵消，不超过 2 条警示征象。

（1）支持标准

1）对多巴胺能药物治疗具有明确且显著的有效应答，可定义为以下两种情况：①治疗后 MDS-UPDRS Ⅲ评分改善超过 30% 或主观描述确定；②明确且显著的“开 – 关”期波动，有可预测的剂末现象。

2）出现左旋多巴诱导的异动症。

3）存在单个肢体静止性震颤。

4）以下辅助检测阳性：存在嗅觉丧失，或头颅超声显示黑质异常高回声，或心脏间碘苄胍闪烁显像法显示心脏去交感神经支配。

（2）绝对排除标准

1）明确的小脑功能异常。

2）向下的垂直性核上性凝视麻痹。

3）在发病的前 5 年内，诊断为高度怀疑的行为变异型额颞叶痴呆或原发性进行性失语。

4）发病超过 3 年帕金森综合征的表现仍局限在下肢。

5）采用多巴胺受体阻滞剂或多巴胺耗竭剂治疗。

6）尽管病情为中等严重程度，仍对高剂量的左旋多巴治疗缺乏显著的治疗应答。

7）明确的皮质性的感觉丧失，明确的肢体观念运动性失用或者进行性失语。

8）分子神经影像学检查突触前多巴胺能系统功能正常。

9）明确记录的可导致帕金森综合征或疑似与患者症状相关的其他疾病。

（3）警示征象

1）发病 5 年内出现快速进展的步态障碍，需要使用轮椅。

2）发病 5 年或 5 年以上，运动症状完全没有进展，除非病情稳定与治疗相关。

3）发病 5 年内出现严重的发音困难或构音障碍、吞咽困难。

4）发病 5 年内出现吸气性呼吸功能障碍。

5）发病 5 年内出现严重的自主神经功能障碍，包括直立性低血压，血压下降至少 30/20 mmHg；严重的尿潴留、尿失禁或勃起功能障碍。

6）发病 3 年内由于平衡障碍反复（＞ 1 次 / 年）跌倒。

7）发病 10 年内出现不成比例的颈部前倾或手足挛缩。

8）发病 5 年内未出现任何一种常见的非运动症状。

9）其他原因不能解释的锥体束征。

10）双侧对称的帕金森综合征。

根据 MDS 2015 年帕金森病诊断标准，患者存在 1 条支持标准（对于多巴胺替代治疗有明确显著的获益），无绝对排除标准与警示征象，首先考虑临床可能的帕金森病诊断。需完善相关检查，特别是基因检测，并与其他导致早发型帕金森综合征的疾病仔细鉴别。

2. 肝豆状核变性

肝豆状核变性是一种常染色体隐性遗传的铜代谢障碍疾病，致病基因 *ATP7B* 定位于染色体 13q14.3，编码一种铜转运 P 型 ATP 酶。神经系统的临床表现为帕金森综合征、肌张力障碍、精神症状等。除此之外，还有神经系统外表现，患者可出现肝功能异常、肝硬化、眼部 K-F 环等。该患者查铜蓝蛋白稍有减低，需警惕该疾病，进一步完善相关检查以明确。

【鉴别诊断】

本患者需与其他早发帕金森综合征相鉴别。

1. 多巴反应性肌张力障碍

典型的多巴反应性肌张力障碍常在儿童、青少年早期发病，女孩多于男孩，症状日间波动（早上相对较轻或基本正常，傍晚、夜间肌张力障碍加重）。

临床可表现为肌张力障碍、帕金森综合征，下肢症状重，是青少年帕金森综合征重要的鉴别诊断。多巴反应性肌张力障碍对左旋多巴反应极好，小剂量症状缓解明显。多巴反应性肌张力障碍包括 3 种基因突变类型：GTP 环羟化酶（*GCH1*）基因、酪氨酸羟化酶基因、墨蝶呤还原酶基因突变。其中，*GCH1* 基因突变最为常见。该患者对左旋多巴部分有反应，年龄偏大，目前认为发生多巴反应性肌张力障碍的概率较低。

2. 其他原因所致早发型帕金森综合征

免疫、药物、中毒等也可导致帕金森综合征，但患者否认既往特殊药物服用史，否认一氧化碳中毒史，目前以上病因所致早发型帕金森综合征可能性较小。

【院内辅助检查】

血常规、尿常规、便常规、凝血、甲状腺功能、生化全套、蛋白电泳、抗链球菌溶血素 O、类风湿因子、糖化血红蛋白检查正常。

铜蓝蛋白：正常范围。

眼科 K-F 环：阴性。

肝胆胰脾超声：未见明显异常。

肌电图：未见神经源性及肌源性损害。

黑质超声：黑质回声强度Ⅱ级。

MMSE 评分 30 分；MoCA 评分 30 分；HAMA 评分 8 分；HAMD 评分 6 分。

头颅 MRI+MRA：双额叶皮质下散在白质高信号；双侧乳突内信号欠均匀。MRA 未见明显异常（图 14-3）。

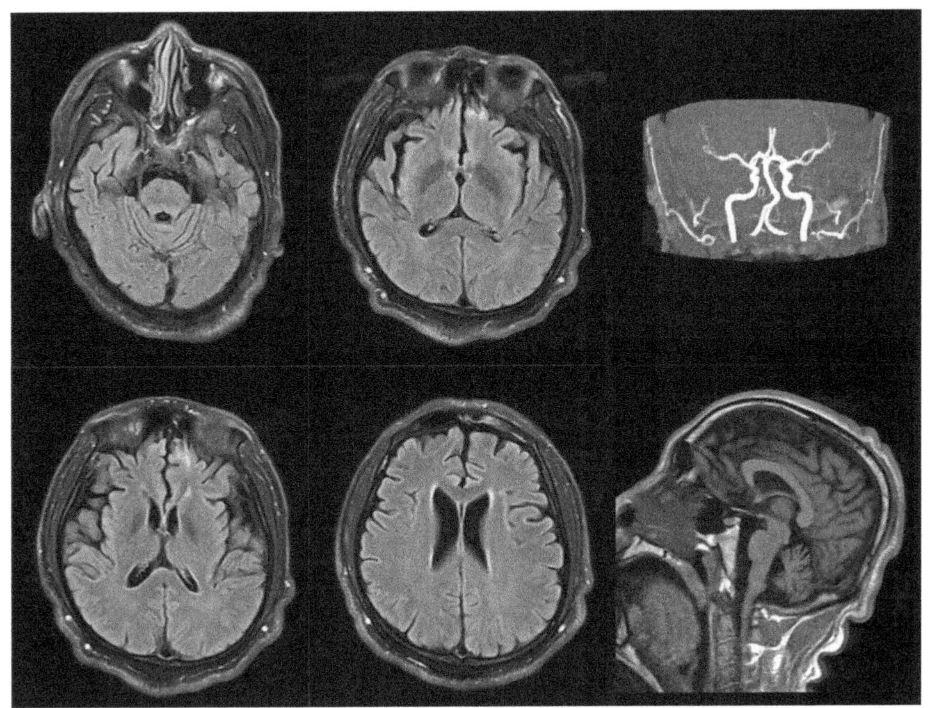

图 14-3　头颅 MRI+MRA：双额叶皮质下散在白质高信号；双侧乳突内信号欠均匀

多巴胺能药物测评结果如下。

多巴丝肼 125 mg 药物测评：基线 MDS-UPDRS Ⅲ评分 38 分，右侧对指计数 113 次 / 分，左侧对指计数 70 次 / 分；服药后 1 小时 MDS-UPDRS Ⅲ评分 31 分，改善率 18.4%，右侧对指计数 118 次 / 分，左侧对指计数 85 次 / 分；服药后 2 小时 MDS-UPDRS Ⅲ评分 32 分，改善率 15.8%，右侧对指计数 115 次 / 分，左侧对指计数 86 次 / 分；服药后 3 小时 MDS-UPDRS Ⅲ评分 35 分，改善率 7.9%，右侧对指计数 110 次 / 分，左侧对指计数 81 次 / 分；服药后 4 小时 MDS-UPDRS Ⅲ评分 36 分，改善率 5.3%，右侧对指计数 110 次 / 分，左侧对指计数 73 次 / 分。

多巴丝肼 125 mg+ 卡左双多巴半片药物测评：基线 MDS-UPDRS Ⅲ评分 39 分，右侧对指计数 115 次 / 分，左侧对指计数 73 次 / 分；服药后 1 小时 MDS-UPDRS Ⅲ评分 26 分，改善率 33.3%，右侧对指计数 125 次 / 分，左侧对指计数 90 次 / 分；服药后 2 小时 MDS-UPDRS Ⅲ评分 28 分，改善率 28.2%，右侧对指计数 123 次 / 分，左侧对指计数 88 次 / 分；服药后 3 小时 MDS-UPDRS Ⅲ评分 35 分，改善率 10.3%，右侧对指计数 116 次 / 分，左侧对指计数 85 次 / 分；服药后 4 小时 MDS-UPDRS Ⅲ评分 36 分，改善率 7.7%，右侧对指计数 113 次 / 分，左侧对指计数 79 次 / 分。

为进一步明确诊断，完善基因检测，结果提示：患者非钙依赖型磷脂酶 A2 相关性神经变性病、帕金森病 14 型、婴儿神经轴索营养不良 1 型相关基因 *PLA2G6* 存在杂合突变，分别为 c.668C ＞ A 与 c.1973A ＞ G。进一步行家系验证，c.668C ＞ A 来自患者母亲，父亲暂时拒绝检测。虽仅有母亲一方结果，但考虑存在复合杂合突变，认为符合常染色体隐性遗传规律（图 14-4）。

染色体位置	核苷酸变化	氨基酸变化	外显子/内含子	变异类型	变异分类
chr22:38536118	c.668C>A	p.Pro223Gln	Exon5	杂合	错义变异
chr22:38511595	c.1973A>G	p.Asn658Ser	Exon14	杂合	错义变异

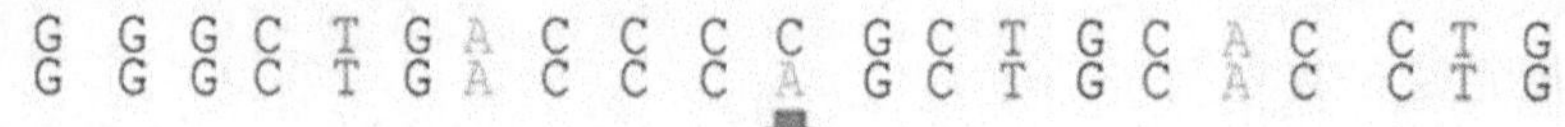

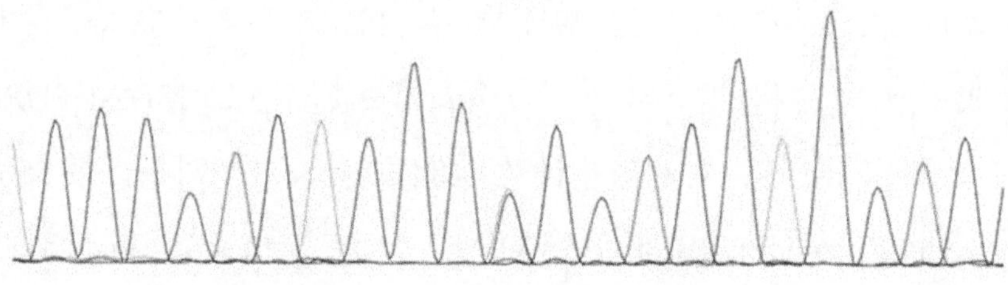

PLA2G6 c. 668C>A, p. Pro223Glu

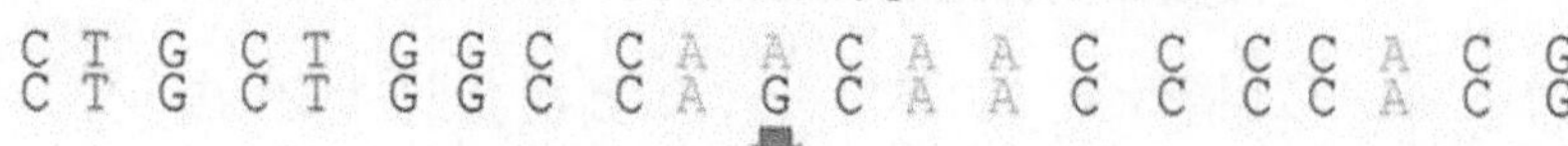

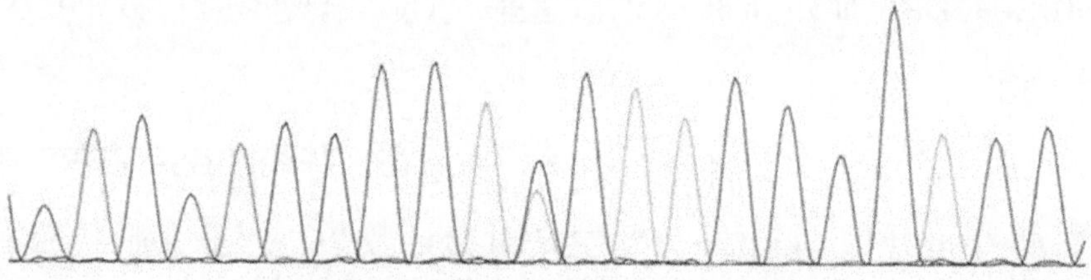

PLA2G6 c. 1973A>G, p. Asn658Ser

图 14-4　基因检测：先证者 *PLA2G6* 基因 c. 668C ＞ A 与 c. 1973A ＞ G 位点存在突变

【治疗过程】

综合患者临床症状、辅助检查、药物测评及基因检测结果，患者诊断为 *PLA2G6*（*PARK14*）基因突变所致早发型帕金森病。根据中国帕金森病治疗指南，早发型患者，在不伴有智能减退的情况下，可有以下选择：①非麦角类多巴胺受体激动剂；②单胺氧化酶 B 抑制剂；③金刚烷胺；④复方左旋多巴；⑤复方左旋多巴 + 儿茶酚氧位甲基转移酶抑制剂。首选药物并非按照以上顺序，需根据不同患者的具体情况而选择不同方案。若遵照美国、欧洲的治疗指南应首选方案①、②或⑤；若患者由于经济原因不能承受高价格的药物，则可首选方案③；若因特殊工作之需，力求显著改善运动症状，或出现认知功能减退，则可首选方案④或⑤；也可在小剂量应用方案①、②或③的同时小剂量应用方案④。在震颤明显而其他抗帕金森病药物疗效欠佳的情况下，可选用抗胆碱能药，如苯海索。同时，考虑患者比较年轻，可适当选用具有疾病修饰作用的药物。

对于药物选择尚需遵循个体化治疗。该患者住院过程中行多巴丝肼 + 卡左双多巴药物测评，1 小时最佳改善率为 33.3%。患者入院前口服多巴丝肼 62.5 mg，3 次 / 日，普拉克索 0.25 mg，3 次 / 日，根据测评结果，调整为多巴丝肼 125 mg，4 次 / 日（三餐前 1 小时及下午 2：00），卡左双多巴半片，4 次 / 日（三餐前 1 小时及睡前），普拉克索 0.25 mg，3 次 / 日（三餐后），金刚烷胺 100 mg，2 次 / 日（早中餐后），雷沙吉兰 1 mg，1 次 / 日，患者症状控制良好。

【最终诊断】

早发型帕金森病

PLA2G6（*PARK14*）基因突变

【出院时情况】

患者病情稳定，行走速度较前改善。出院查体：神志清楚，构音障碍，时间、地点、人物定向力正常，记忆力、计算力正常。四肢肌力 5 级，四肢肌张力增高，左侧肢体肌张力增高较右侧肢体明显。双上肢可见轻微姿势性震颤，四肢未见静止性震颤，双侧指鼻、跟膝胫试验稳准。行走时左上肢联带动作明显减少，左下肢行走拖曳，后拉试验阴性。

讨论与分析

【病例特点】

1. 青年男性，慢性进展性病程。

2. 以单侧症状为主，表现为左侧肢体运动迟缓、肌肉发僵。

3. 神经系统查体：四肢肌张力增高，左侧肢体肌张力增高明显。双上肢可见轻微姿势性震颤，四肢未见静止性震颤。行走时左上肢联带动作明显减少，左下肢行走拖曳。

4. 多巴胺能药物测评提示最佳改善率为 33.3%。

5. 基因检测提示 *PLA2G6* 基因 c.668C ＞ A 及 c.1973A ＞ G 位点的复合杂合突变。

【诊疗思路与疾病分析】

患者起病年龄较早，进展较快，病程 1 年 MDS-UPDRS Ⅲ达到 39 分，服用左旋多巴类药物症状可改善。本病例主要从早发型帕金森综合征入手，层层分析，找到最终的病因。

PARK14（*PLA2G6*）基因呈常染色体隐性遗传，其突变与早发型帕金森病、婴儿神经轴索营养不良、脑组织铁沉积神经变性病及 Karak 综合征相关。PLA2G6 位于染色体 22q13，具有 17 个外显子，编码非钙依赖型磷脂酶 A2-β 酪蛋白，参与细胞膜磷脂的转换。

PLA2G6 相关性肌张力障碍 – 帕金森综合征，即 PARK14 型早发型帕金森病，常在青少年或成年早期起病，临床表现复杂多变。患者可表现为早发的左旋多巴反应性帕金森综合征、左旋多巴诱导的异动症、锥体束征、构音障碍、

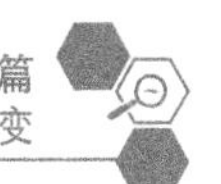

平衡障碍、肌张力障碍、眼动障碍及认知功能下降等。其 MRI 可见轻度的脑萎缩但没有明显的铁沉积。部分患者早期对左旋多巴反应很好，但良好的效果通常不持久，早期就出现症状波动、异动症等运动并发症。不同患者在临床表现、病程进展、预后等方面具有很大的差异，这种较强的临床异质性给临床上识别和诊断这一疾病造成了一定的困难。在治疗方面，多数患者多巴胺能药物早期有效，但剂末现象、异动症等运动并发症出现也早，病情进展迅速。脑深部电刺激疗效欠佳。

（马凌燕）

参考文献

[1] LIN G，TEPE B，MCGRANE G，et al. Exploring therapeutic strategies for infantile neuronal axonal dystrophy（INAD/PARK14）. Elife，2023，12：e82555.

[2] CHIU C C，LU C S，WENG Y H，et al. PARK14（D331Y）PLA2G6 causes early-onset degeneration of substantia nigra dopaminergic neurons by inducing mitochondrial dysfunction，ER stress，mitophagy impairment and transcriptional dysregulation in a knockin mouse model. Mol Neurobiol，2019，56（6）：3835-3853.

[3] MIKI Y，TANJI K，MORI F，et al. PLA2G6 accumulates in Lewy bodies in PARK14 and idiopathic Parkinson's disease. Neurosci Lett，2017，645：40-45.

[4] MIKI Y，YOSHIZAWA T，MOROHASHI S，et al. Neuropathology of PARK14 is identical to idiopathic Parkinson's disease. Mov Disord，2017，32（5）：799-800.

[5] 中华医学会神经病学分会帕金森病及运动障碍学组，中国医师协会神经内科医师分会帕金森病及运动障碍学组 . 中国帕金森病治疗指南（第四版）. 中华神经科杂志，2020，53（12）：973-986.

[6] CHEN S，ZHANG H，ZHANG J，et al. Motor and non-motor responses of STN DBS in early onset PLA2G6 related Parkinsonism with compound heterozygous mutation from China. Parkinsonism Relat Disord，2023，106：105237.

病例 15　舞蹈症 - 棘红细胞增多症

病例介绍

【主诉】

患者，男，40 岁，主诉："舌部不自主运动 6 年，加重伴四肢不自主运动 3 年。"

【现病史】

患者 6 年前无明显诱因出现舌部不自主运动，舌在口腔中蜷曲、咀嚼，有时伸出口外，无规律，幅度不定，偶有咬舌。后舌部不自主运动逐渐加重，出现频繁咬嘴唇、咬舌，影响说话。3 年前出现四肢不自主运动，表现为上下肢及躯干出现不自主扭动，舞蹈样，影响行走。咬舌症状明显，患者自行在口中塞毛巾，可使咬舌症状有所减轻。外院就诊，考虑不自主运动，给予硫必利 0.1 g，3 次 / 日，不自主运动改善不明显。此次为进一步诊治就诊于我院。

【既往史、个人史、家族史】

平素体健。母亲摇头，姥姥有癫痫病史。否认脑外伤、脑炎、脑血管病病史，否认服用抗精神病药物及一氧化碳中毒史。

【入院查体】

血压 120/85 mmHg，心率 82 次 / 分。神经系统查体：神志清楚，构音障碍，时间、地点、人物定向力及记忆力、计算力正常。双侧瞳孔等大等圆，直径 3.0 mm，双侧瞳孔直接及间接对光反射灵敏。可见口周不自主运动，口中含有毛巾，取出毛巾后可见舌不自主运动，舌头有多处咬伤。四肢肌容积正常，四肢肌力 5 级，肌张力正常。四肢可见不自主运动，舞蹈样，双侧指鼻、跟膝胫试验配合困难，闭目难立征不能配合。双侧针刺觉及音叉振动觉对称。

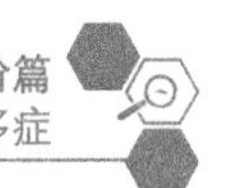

四肢腱反射对称存在。双侧 Babinski 征阴性。颈软，脑膜刺激征阴性。

【院前辅助检查】

血常规、尿常规、便常规、生化全套：未见明显异常。

外院脑电图：未见明显异常。

【初步诊断】

一、定位诊断

锥体外系。

患者临床表现为肢体、躯干、口周、舌部不自主运动，舞蹈样，属于运动增多，考虑锥体外系受累。

二、定性诊断

患者主要临床表现为不自主运动，无规律性，累及范围较广，包括口周、肢体、躯干，特别是舌部不自主运动，临床表现尤其突出，症状逐渐加重。运动障碍的模式有多种，包括舞蹈、手足徐动、肌张力障碍、震颤、肌阵挛等。患者目前不自主运动无规律，考虑舞蹈样运动。结合患者家族史，首先考虑以下疾病可能。

1. 神经棘红细胞增多症

神经棘红细胞增多症是棘红细胞增多相关性神经系统疾病，临床主要表现为舞蹈样动作、口面部肌张力障碍、舌唇咬伤等自毁症、癫痫发作、精神行为异常和认知功能障碍等，症状进行性加重。下一步需完善外周血细胞盐水诱发试验（找棘红细胞）、肌电图、影像学检查及基因检测，明确诊断。

2. 亨廷顿舞蹈症

患者多有家族史，表现为肢体及躯干不自主舞蹈样动作，随着疾病进展可出现认知功能减退、精神症状，*HTT* 基因阳性。该患者需进一步完善基因检测。

【鉴别诊断】

1. 静坐不能

与服用抗精神病药物有关，属于药物不良反应的一种，患者出现静坐不能的表现，以主观上想活动和客观上不停息的运动状态为特征，表现为不可控制的烦躁不安、不能坐定、来回走动、焦虑、易激惹等，临床容易与不自主运动相混淆。该患者无服用抗精神病药物用药史，不支持。

2. 风湿性舞蹈症

风湿性舞蹈症又称小舞蹈病，多见于女童，是链球菌 A 感染后由于抗原交叉反应而诱发的自身免疫性疾病。临床表现为不自主、无规律的舞蹈样动作，伴有肌张力降低和精神障碍。青春期后发病率迅速下降，偶见于成年妇女，主要为孕妇。脑炎、白喉、水痘、麻疹、百日咳等感染及系统性红斑狼疮和一氧化碳中毒等偶可引起本病。

3. 肝豆状核变性

肝豆状核变性是一种铜代谢障碍疾病，临床上可表现为多种运动障碍：扭转痉挛、手足徐动、舞蹈症状、步态异常、共济失调等。单纯舞蹈样症状在肝豆状核变性中罕见，可完善铜蓝蛋白及影像学明确诊断。

4. 糖尿病非酮症性偏身舞蹈症

舞蹈样症状多单侧，与高血糖非酮症有关。CT 表现为对侧纹状体高密度影，T_1 相显示基底节区高信号，T_2 相显示低信号或高信号，但影像学显示的病灶不完全吻合且范围随病程变化。本患者既往无糖尿病，此前血糖也在正常范围，考虑该疾病可能性小，进一步完善影像学有助于明确诊断。

5. 其他原因所致的舞蹈样动作

颅内疾病，如炎症、血管病、肿瘤等，累及基底节区，部分患者可出现舞蹈样动作；梅毒感染、甲状腺功能亢进、系统性红斑狼疮等也可出现不自主运动，临床需注意鉴别。

【院内辅助检查】

血常规、尿常规、便常规、凝血全套、甲状腺功能、生化全套、蛋白电泳、抗链球菌溶血素 O、类风湿因子、糖化血红蛋白正常。

铜蓝蛋白：正常范围。

肌电图：未见神经源性或肌源性损害。

黑质超声：黑质回声强度Ⅱ级。

MMSE 评分：30 分；MoCA 评分：29 分。

头颅 MRI 及 MRA：报告提示未见明显异常。自阅片可见尾状核欠饱满（图 15-1）。

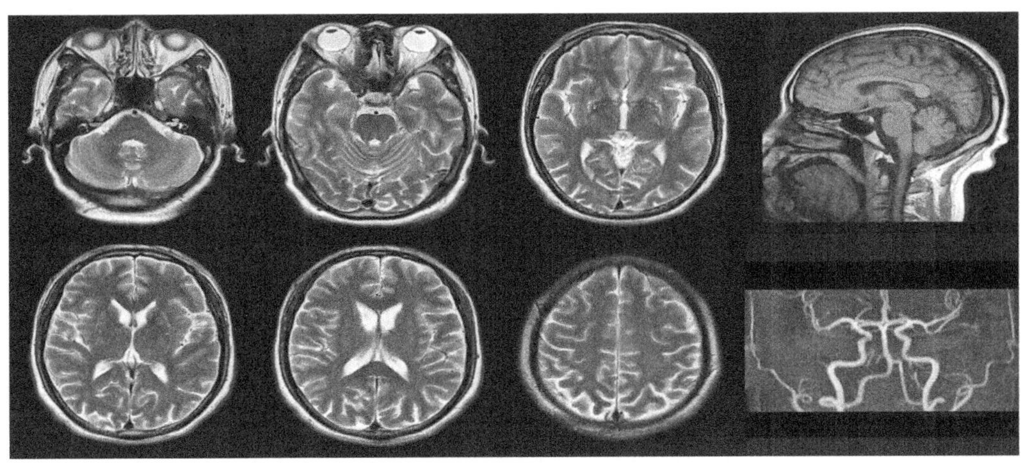

图 15-1 头颅 MRI 尾状核欠饱满

盐水诱发试验：患者可见较典型棘红细胞 5 % 左右；部分红细胞呈多棘突样变形；可见椭圆形红细胞（图 15-2A）。对照（患者父亲）：红细胞形态未见明显异常（图 15-2B）。

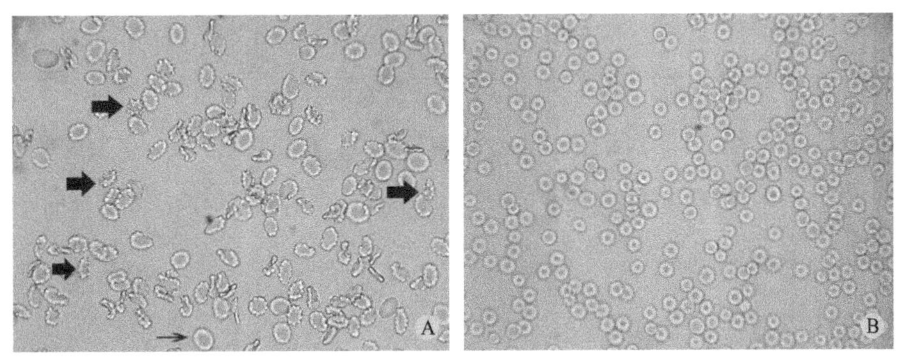

A：患者可见较典型棘红细胞 5 % 左右（粗箭头），可见椭圆形红细胞（细箭头）；
B：对照（患者父亲）：红细胞形态未见明显异常。

图 15-2 红细胞形态

基因检测：*HTT* 基因阴性。患者 VPS13A 存在复合杂合突变，分别为 c.1162G ＞ T，p.E388X；c.2593C ＞ T（图 15-3），p.R865X。ACMG 突变变异类型均为有害。进一步行家系验证，c.1162G ＞ T 来自患者母亲，c.2593C ＞ T 来自父亲，符合常染色体隐性遗传规律。

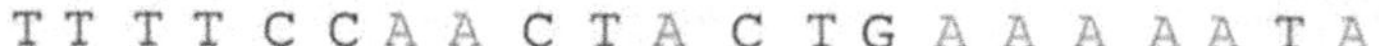

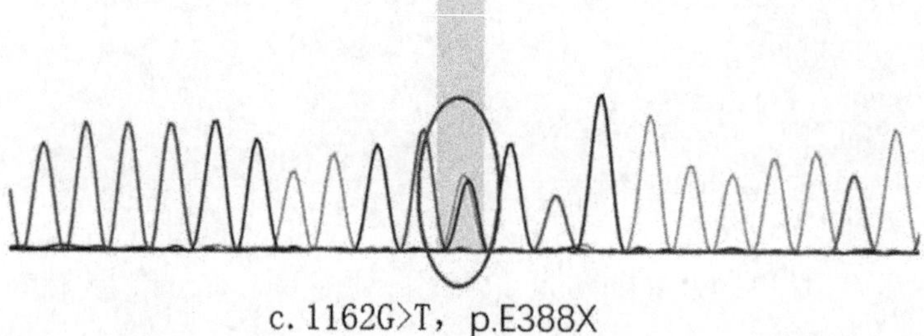

c. 1162G>T，p.E388X

T T T C T G G T T C A A A T A C T T T T A

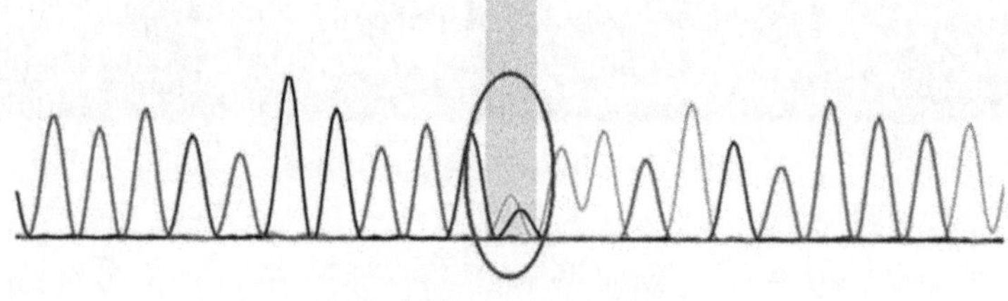

c. 2593C>T，p.R865X

图 15-3　患者 VPS13A 存在复合杂合突变：c. 1162G ＞ T 和 c. 2593C ＞ T

【治疗过程】

综合患者临床症状、辅助检查及基因检测，诊断舞蹈症 - 棘红细胞增多症。给予患者口服盐酸苯海索 2 mg，2 次 / 日；氟哌啶醇 1 mg，3 次 / 日。口周及颏舌肌局部 A 型肉毒毒素 25 U 注射治疗。患者咬舌及肢体不自主运动有所缓解。

【最终诊断】

舞蹈症 - 棘红细胞增多症

【出院时情况】

患者咬舌及肢体不自主运动有所缓解。出院查体：神志清楚，构音障碍。

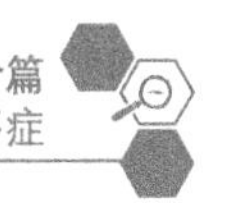

可见口周不自主运动，较前改善，可不需毛巾。四肢肌容积正常，四肢肌力 5 级，肌张力正常。四肢可见不自主运动，舞蹈样，双侧指鼻、跟膝胫试验配合困难，闭目难立征不能配合。

讨论与分析

【病例特点】

1. 中年男性，慢性进展性病程。

2. 主要临床表现：口周、舌部、躯干及四肢不自主运动。

3. 神经系统查体：神志清楚，口周不自主运动，口中含有毛巾，取出毛巾后可见舌不自主运动，舌头有多处咬伤。四肢肌力 5 级，肌张力正常。四肢可见不自主运动，舞蹈样。

4. 家族史阳性。

5. 基因检测：患者 VPS13A 存在复合杂合突变：c.1162G ＞ T，p.E388X；c.2593C ＞ T，p.R865X，分别来自父母。

【诊疗思路与疾病分析】

本患者临床表现以多动为主，运动模式为舞蹈样，累及部位包括口周、舌部、躯干及四肢，其中舌部不自主运动症状明显，频繁舌咬伤，该临床特点对于诊断疾病具有重要意义。最后通过基因确诊舞蹈症 – 棘红细胞增多症。

神经棘红细胞增多症是一种罕见的遗传性疾病，以运动障碍（舞蹈样动作、抽动样运动、口下颌运动障碍、帕金森综合征等）、精神性格改变、进行性智能减退、周围神经病及周围血棘形红细胞增多为典型特征。患者多数都有运动障碍的表现，尤其是多动为其临床表现特征。红细胞棘状变形首先发现于无 β 脂蛋白血症，目前神经棘红细胞增多症被认为是一大类疾病，包括舞蹈症 – 棘红细胞增多症、McLeod 综合征、类亨廷顿舞蹈症 2 型（HDL2）和泛酸激酶相关神经变性病。

舞蹈症 – 棘红细胞增多症在神经棘红细胞增多症中最常见，为常染色体隐性遗传，*VPSl3A* 基因是目前已知的唯一致病基因。发病年龄多在 30 ～ 40 岁，临床表现为进行性加重的舞蹈样动作、口面部肌张力障碍、舌唇咬伤、癫痫发作、精神行为异常和认知功能障碍等，其中持续性咬舌、咬唇可导致自毁。虽然伸舌和进食障碍也见于泛酸激酶相关神经变性病、Lesch-Nyhan 综合征、缺氧缺血性脑病、原发性或迟发性肌张力障碍，但舌咬伤在上述疾病中罕见。舞蹈症 – 棘红细胞增多症早期症状多样，症状可不典型。我国约 70% 的舞蹈症 – 棘红细胞增多症患者以口面部肌张力障碍和（或）四肢舞蹈样动作发病，典型症状的患者易诊断，少数患者以精神心理障碍、帕金森综合征和肌张力障碍等发病，早期诊断困难。部分患者病程中有一次癫痫发作。

舞蹈症 – 棘红细胞增多症实验室检查外周血棘形红细胞比例增加。因肌肉病和周围神经病是舞蹈症 – 棘红细胞增多症区别于其他舞蹈症的特点之一，部分患者可见血清肌酸激酶水平显著升高，高肌酸激酶血症可以作为舞蹈症 – 棘红细胞增多症肌肉损害的提示指标之一。肌电图可呈现神经轴索损害、神经源性损害、肌肉病改变或正常。本患者未见血清肌酸激酶增高及肌电图改变。影像学表现为双侧尾状核和壳核对称性萎缩。

舞蹈症 – 棘红细胞增多症应注意与其他神经棘红细胞增多症相鉴别。① McLeod 综合征：X 连锁隐性遗传，绝大多数见于男性，极少数女性发病，发病较舞蹈症 – 棘红细胞增多症晚（平均 45 岁），其临床主要表现为不自主的多动性运动障碍、认知功能下降和精神症状，部分患者可伴有癫痫、心肌病变及神经肌肉病变等。②类亨廷顿舞蹈症 2 型：为常染色体显性遗传性疾病，发病年龄 35 ～ 40 岁，由 *JPH3* 基因突变导致 CAG 重复次数增多所致。临床以肌张力障碍和认知功能障碍为主要表现，伴舞蹈样动作、精神症状和体重减轻，通常无癫痫，影像学显示纹状体萎缩。③泛酸激酶相关神经变性病：特征是头颅 MRI 显示苍白球低信号伴中心区高信号（虎眼征）。表现为肌张力障碍、认知障碍、帕金森综合征，特征性影像学有助于诊断。

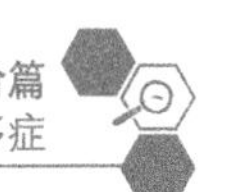

舞蹈症 – 棘红细胞增多症目前尚无治愈方法，目前治疗多为对症治疗以改善生活质量。根据患者临床症状，本患者选用氟哌啶醇、苯海索及肉毒毒素注射治疗，症状得到缓解。文献报道，针对口面部肌张力障碍及舌部多动，局部肉毒毒素注射治疗可改善症状。DBS 可部分改善舞蹈样动作和肌张力障碍，但对言语障碍疗效欠佳。

（马凌燕）

参考文献

[1] ZAMORA J G，RIVERA C，UTSMAN R，et al. Orofacial manifestations of chorea-acanthocytosis：case presentation and literature review. Quintessence Int，2022，53（3）：270-276.

[2] WU Y，XU Y Y，GAO Y，et al. Deep brain stimulation for chorea-acanthocytosis：a systematic review. Neurosurg Rev，2022，45（3）：1861-1871.

[3] PEIKERT K，DANEK A，HERMANN A. Current state of knowledge in chorea-acanthocytosis as core neuroacanthocytosis syndrome. Eur J Med Genet，2018，61（11）：699-705.

[4] KIM A，CHAE H Y，PARK H S. Compound heterozygous VPS13A variants in a patient with neuroacanthocytosis：a case report and review of the literature. Lab Med，2022，53（4）：433-435.

病例 16　早发型帕金森病与 *PARK9* 基因突变

病例介绍

【主诉】

患者，男，28 岁，主诉:“言语不清 11 年，运动迟缓 4 年，步态不稳 1 年。”

【现病史】

患者 11 年前无明显诱因出现言语不利，吐字不清，伴流涎、吞咽困难，记忆力下降，外院给予口服苯海索 1 片，2 次 / 日，无明显效果。此后症状逐渐加重。4 年前出现运动速度减慢，面部表情少，伴肢体僵硬，左侧为著。1 年前出现步态不稳，双下肢僵硬，弯腿困难，双上肢摆臂减少，步伐前冲，身体向前向后倾倒，摔倒数次。无焦虑抑郁、便秘、睡眠中异常行为及嗅觉减退，大小便正常。外院就诊考虑帕金森综合征，给予左旋多巴 62.5 mg，2 次 / 日，症状改善不明显。为求进一步治疗，就诊于我院。

【既往史、个人史、家族史】

足月顺产，无出生窒息史。父母近亲结婚，有一姐姐，无类似症状。否认精神病药物使用。否认一氧化碳中毒史，无毒物接触史。

【入院查体】

右侧卧位血压 115/80 mmHg，心率 82 次 / 分；右侧立位血压 110/70 mmHg，心率 80 次 / 分。内科系统查体未见异常。神经系统查体:（服用多巴丝肼 62.5 mg 4 小时后）神志清楚，构音障碍，记忆力、计算力减退。双眼左右活动尚可，上下视受限。双侧瞳孔等大等圆，直径 3.0 mm，双侧瞳孔直接及间接对光反射灵敏。咽反射存在，双上肢肌力 5– 级，双下肢肌力 4 级，肌张力增高，四肢未见静止性、姿势性震颤。双侧指鼻、跟膝胫试验欠稳准。行走时躯干前倾，双上肢联带动作减少，双下肢行走拖步，弯腿困难，后拉试验阳性。感觉（–）。双上肢腱反射活跃，双下肢腱反射亢进，双侧 Babinski 征（+）。

【院前辅助检查】

MMSE 评分（文化程度：小学）：11 分；MoCA 评分（文化程度：小学）：6 分。

血常规、肝肾功能、甲状腺功能：正常范围。

头颅 MRI：脑内多发缺血性白质病变（改良 Fazekas 1 级），幕上脑室增宽；（图 16-1）。头颅 MRA：双侧颈内动脉眼段显示局限性显影淡，左侧颈段管腔多发局限性狭窄。

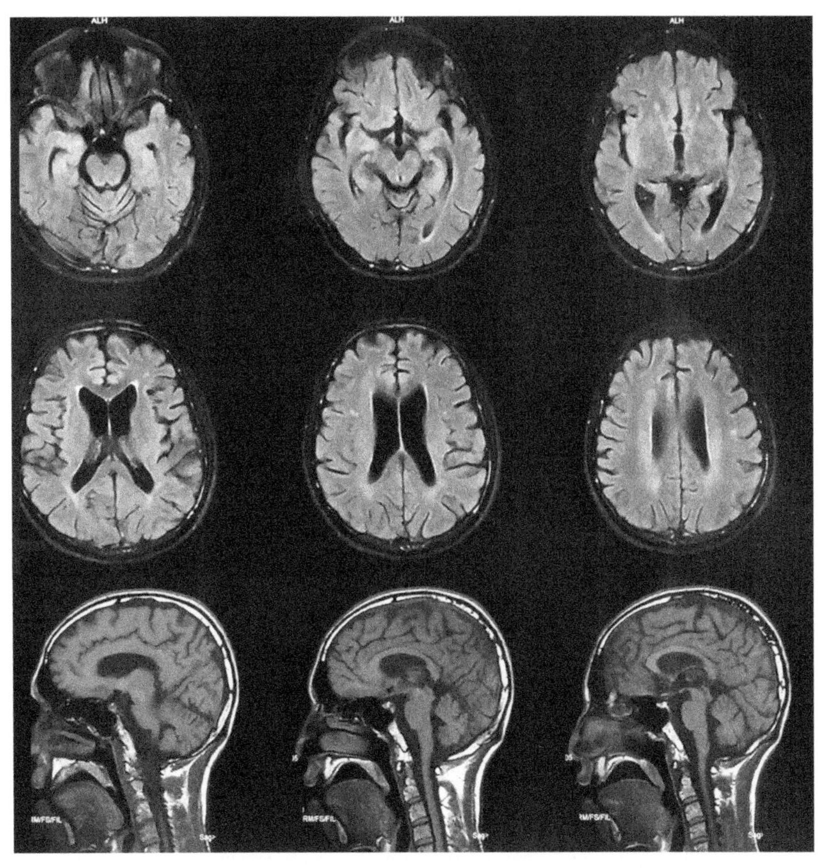

图 16-1 头颅 MRI 显示脑内多发缺血性白质病变，幕上脑室增宽

【初步诊断】

一、定位诊断

1. 锥体外系（黑质 – 纹状体系统）

患者临床表现为运动迟缓、肢体僵硬，查体显示四肢肌张力增高，行走时双上肢联带动作少，上述表现符合锥体外系受累表现，符合运动减少 – 肌张力增高综合征表现，定位于锥体外系的黑质 – 纹状体系统。

2. 锥体束

患者双上肢肌力 5– 级，双下肢肌力 4 级，双上肢腱反射活跃，双下肢腱反射亢进，双侧 Babinski 征（+），定位于双侧锥体束。

3. 大脑皮质

患者病程中出现认知功能下降，认知评估量表 MMSE 评分 11 分；MoCA 评分 6 分。考虑大脑皮质受累可能。

二、定性诊断

患者存在运动迟缓、肢体僵硬，查体可见肢体肌张力增高，左侧明显，符合帕金森综合征的诊断。除此以外，患者有痉挛性截瘫、眼动障碍及认知功能下降的表现，受累范围相对较广。与此同时，患者起病年龄早，父母有近亲结婚史，这一点对于病因的寻找十分重要。

1. 早发不典型帕金森综合征

从帕金森综合征角度入手，患者发病年龄早，符合早发型帕金森综合征。同时，患者存在锥体束受累、智能损害、眼动障碍，属于早发不典型帕金森综合征。早发型帕金森综合征包含一大类疾病的疾病谱，如图 14-1 所示，包含遗传、感染、免疫、变性、药物等多方面原因。鉴于患者父母近期结婚，首先考虑众多原因中的遗传因素可能性大，再加上父亲、母亲及姐姐均无临床症状，考虑常染色体隐性遗传的概率高。进一步完善基因检测，对诊断具有重要意义。

2. 痉挛性截瘫

此外，从痉挛性截瘫的角度入手。痉挛性截瘫原因众多，儿童起病的可见

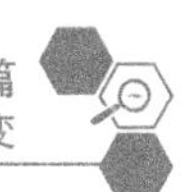

于脑瘫、结构性异常、遗传性痉挛性截瘫、脑白质病变、代谢性疾病、炎症等病因；成人起病可见于颈椎退行性病变、运动神经元病、肿瘤、畸形、肾上腺脑白质营养不良、遗传性痉挛性截瘫、脊髓小脑共济失调、维生素缺乏、感染、金属代谢异常等。本患者 17 岁起病，鉴于父母存在近亲结婚，众多原因中考虑遗传性痉挛性截瘫的可能性大。根据遗传方式可分为常染色体显性遗传、常染色体隐性遗传和 X 连锁隐性遗传，考虑到患者父母及姐姐都无临床症状，考虑常染色体隐性遗传的方式可能性更大。

根据临床特征的不同，遗传性痉挛性截瘫可分为单纯型和复杂型。单纯型，顾名思义，仅有痉挛性截瘫的表现，患者出现逐渐进展的双下肢痉挛、步态不稳、腱反射亢进，可以合并膀胱括约肌功能障碍；复杂型遗传性痉挛性截瘫，除上述临床表现外，患者还有智力障碍、锥体外系症状、共济失调、癫痫、白内障、视神经萎缩、视网膜变性、鱼鳞病及周围神经病等表现。本患者除痉挛性截瘫表现，还存在帕金森综合征、认知减退等，考虑遗传性痉挛性截瘫中的复杂型可能性大，需进一步完善基因检测以明确，同时完善其他检查，积极筛查其他病因。

【鉴别诊断】

1. 早发型帕金森病

本病例患者青年男性，隐匿起病，慢性进展性病程，临床表现为运动迟缓、肢体僵硬，查体可见肢体肌张力增高，左侧明显，符合帕金森综合征的诊断。早发型帕金森综合征中，早发型帕金森病是比较常见的。根据 MDS 2015 年帕金森病诊断标准，要求临床确诊帕金森病需同时符合：无绝对排除标准，至少 2 条支持标准，无警示征象；临床可能的帕金森病需满足：无绝对排除标准，1 条警示征象需对应 1 条支持标准抵消，不超过 2 条警示征象。但患者存在上下视眼动受限、锥体束征、认知减退，不支持帕金森病的诊断。

2. 肝豆状核变性

肝豆状核变性是一种常染色体隐性遗传的铜代谢障碍疾病，致病基因

ATP7B 定位于染色体 13q14.3，编码一种铜转运 P 型 ATP 酶。神经系统的临床表现为帕金森综合征、肌张力障碍、精神症状等。除此之外，还有神经系统外表现，患者可出现肝功能异常、肝硬化、眼部 K-F 环等。该患者需警惕该疾病，进一步完善铜蓝蛋白检测，但肝豆状核变性极少出现眼动障碍和锥体束征，进一步完善相关检查以明确。

3. 多巴反应性肌张力障碍

典型的多巴反应性肌张力障碍常在儿童、青少年早期发病，女孩多于男孩，症状具有日间波动（早上相对较轻或基本正常，傍晚、夜间肌张力障碍加重）。临床可表现为肌张力障碍、帕金森综合征，下肢症状重，是青少年帕金森综合征重要的鉴别诊断。多巴反应性肌张力障碍对左旋多巴反应极好，小剂量症状缓解明显。多巴反应性肌张力障碍包括三种基因突变类型：GTP 环羟化酶（*GCH1*）基因、酪氨酸羟化酶基因、墨蝶呤还原酶基因突变。其中，*GCH1* 基因突变最为常见。该患者对左旋多巴部分有效，年龄偏大，目前认为 *DRD* 的概率较低。

4. 其他原因所致早发型帕金森综合征

免疫、药物、中毒等也可导致帕金森综合征，但患者否认既往特殊药物服用史，否认一氧化碳中毒，目前以上病因导致可能性较小。

【院内辅助检查】

血常规、尿常规、便常规、凝血全套、甲状腺功能、生化全套、铜蓝蛋白、蛋白电泳、抗链球菌溶血素 O、类风湿因子、糖化血红蛋白正常。

眼科 K-F 环：阴性。

肝胆胰脾超声：未见明显异常。

肌电图：未见神经源性及肌源性损害。

黑质超声：黑质回声强度Ⅱ级。

HAMD 评分：20 分；HAMA 评分：21 分；PSQI 评分：5 分；RBDSQ 评分：0 分。

阶梯性左旋多巴冲击试验如下。

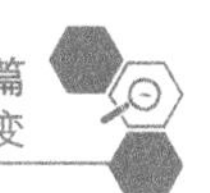

左旋多巴 62.5 mg 测评：基线 MDS-UPDRS Ⅲ 评分 60 分，卧位血压 115/86 mmHg，立位血压 121/71 mmHg，右侧对指计数 128 次 / 分，左侧对指计数 110 次 / 分；服药 1 小时 MDS-UPDRS Ⅲ 评分 59 分，改善率 2%，卧位血压 127/90 mmHg，立位血压 117/89 mmHg，右侧对指计数 138 次 / 分，左侧对指计数 110 次 / 分；服药 2 小时 MDS-UPDRS Ⅲ 评分 59 分，改善率 2%，卧位血压 125/89 mmHg，立位血压 127/89 mmHg，右侧对指计数 135 次 / 分，左侧对指计数 108 次 / 分；服药 3 小时 MDS-UPDRS Ⅲ 评分 59 分，改善率 2%，卧位血压 119/78 mmHg，立位血压 125/90 mmHg，右侧对指计数 141 次 / 分，左侧对指计数 103 次 / 分。

左旋多巴 125 mg 测评：基线 MDS-UPDRS Ⅲ 评分 61 分，卧位血压 118/90 mmHg，立位血压 135/87 mmHg，右侧对指计数 113 次 / 分，左侧对指计数 93 次 / 分；服药 1 小时 MDS-UPDRS Ⅲ 评分 61 分，改善率 0%，卧位血压 116/79 mmHg，立位血压 122/94 mmHg，右侧对指计数 122 次 / 分，左侧对指计数 100 次 / 分；服药 2 小时 MDS-UPDRS Ⅲ 评分 61 分，改善率 0%，卧位血压 118/85 mmHg，立位血压 107/71 mmHg，右侧对指计数 134 次 / 分，左侧对指计数 63 次 / 分。

卡左双多巴 100 mg 测评：基线 MDS-UPDRS Ⅲ 评分 65 分，卧位血压 123/65 mmHg，立位血压 113/81 mmHg，右侧对指计数 78 次 / 分，左侧对指计数 68 次 / 分；服药 1 小时 MDS-UPDRS Ⅲ 评分 60 分，改善率 7%，卧位血压 121/63 mmHg，立位血压 113/81 mmHg，右侧对指计数 76 次 / 分，左侧对指计数 69 次 / 分；服药 2 小时 MDS-UPDRS Ⅲ 评分 60 分，改善率 7%，卧位血压 111/78 mmHg，立位血压 108/91 mmHg，右侧对指计数 95 次 / 分，左侧对指计数 73 次 / 分。

为进一步明确诊断，完善基因检测，结果提示 *ATP13A2*（*PARK9*）存在一处纯合突变（c.1444C ＞ T，p.R482X），此纯合突变分别来自其父母（图 16-2）。*ATP13A2* 基因编码的溶酶体 ATP 水解酶是一种跨膜转运蛋白。R482X 使得其对应蛋白氨基酸序列的 482 位精氨酸（R）密码子（CGA）突变成终止密码子（TGA）。整个蛋白只保留了大约 1/3 的序列，缺少接近一半的跨膜螺旋，以及整个与金属离子的结合区域，极大影响蛋白功能（图 16-3）。

C T C C G C A G T C A G C T C T G G G C G

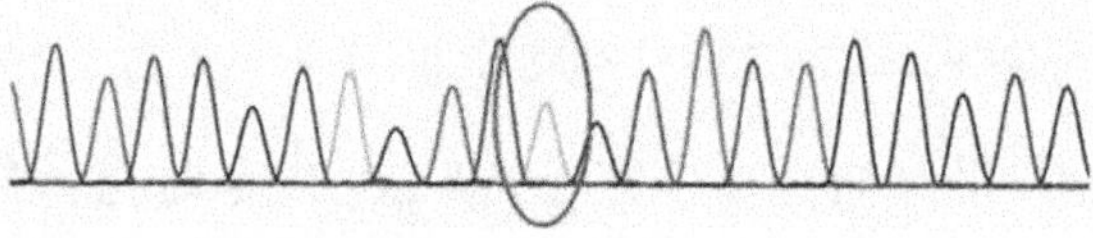

患者: *ATP13A2*（*PARK9*）存在一处纯合突变（c.1444C>T，p.R482X）。

C T C C G C A G T C A G C T C T G G G C G

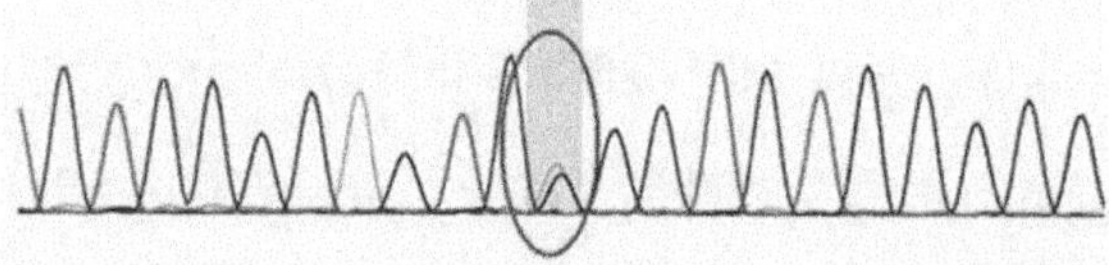

父亲：*ATP13A2*（*PARK9*）存在 c.1444C>T 杂合突变。

C T C C G C A G T C A G C T C T G G G

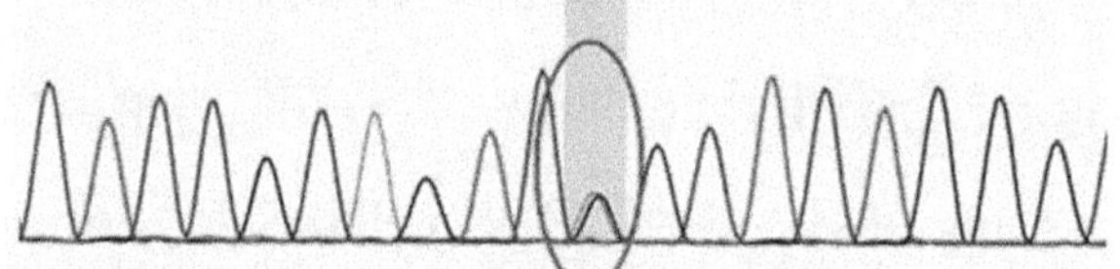

母亲：*ATP13A2*（*PARK9*）存在 c.1444C>T 杂合突变。

ATP13A2（*PARK9*）存在一处纯合突变（c.1444C ＞ T，p.R482X），父母各携带一个突变位点。

图 16-2　基因检测

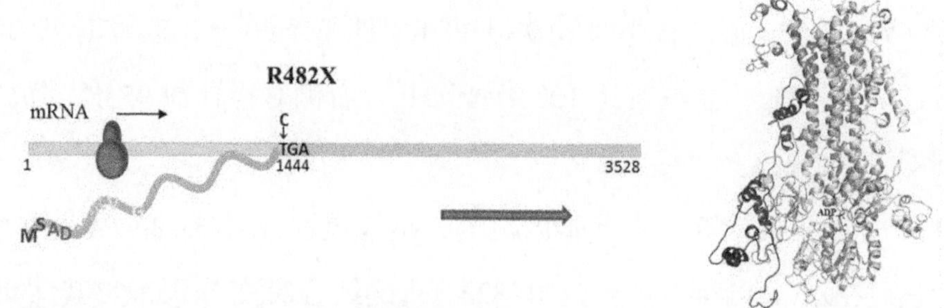

R482X 使得其对应蛋白氨基酸序列的 482 位精氨酸（R）密码子（CGA）突变成终止密码子（TGA），整个蛋白只保留了大约 1/3 的序列。

图 16-3　蛋白功能改变

【治疗过程】

综合患者临床症状、辅助检查、药物测评及基因检测结果，患者目前症状考虑由 *ATP13A2*（*PARK9*）基因突变所致。*PARK9* 突变患者病情进展快，表现为锥体束征阳性、帕金森综合征、痴呆及核上性凝视麻痹，文献报道对左旋多巴类药物有效。由此，给予左旋多巴 62.5 mg，3 次 / 日；普拉克索 0.25 mg，3 次 / 日；巴氯芬 10 mg，3 次 / 日；多奈哌齐 5 mg，1 次 / 晚；改善运动迟缓、肢体僵硬及认知障碍。患者运动迟缓、肢体僵硬较前有所改善。

【最终诊断】

Kufor-Rakeb 综合征

ATP13A2（*PARK9*）基因突变

【出院时情况】

患者运动迟缓、肢体僵硬较前稍有改善，行走速度较前增快，步态稳定度有所改善。神经系统查体：神志清楚，构音障碍，记忆力、计算力减退。双眼左右活动尚可，上下视受限。咽反射存在，双上肢肌力 5– 级，双下肢肌力 4 级，双下肢肌张力增高较前稍有改善，四肢未见静止性、姿势性震颤。双侧指鼻、跟膝胫试验欠稳准。行走时躯干前倾，双上肢联带动作减少，双下肢行走拖步，弯腿困难较前有所改善，后拉试验阳性。感觉（–）。双上肢腱反射活跃，双下肢腱反射亢进，双侧 Babinski 征（+）。

【随访情况】

1 年后随访，患者症状较前加重，调整药物后症状改善仍不明显。建议有条件可考虑鞘内巴氯芬泵置入，患者及家属暂拒绝。

讨论与分析

【病例特点】

1. 青年男性，慢性进展性病程。

2. 主要临床表现：痉挛性截瘫（行走困难）、帕金森综合征（运动迟缓、转身动作慢、面部表情少）、球部受累（构音障碍）、核上性眼肌麻痹。

3. 神经系统查体：构音障碍，记忆力、计算力减退。双眼上下视受限。双上肢肌力 5– 级，双下肢肌力 4 级，四肢肌张力增高。行走时躯干前倾，双上肢联带动作减少，双下肢行走拖步，弯腿困难，后拉试验阳性。双上肢腱反射活跃，双下肢腱反射亢进，双侧 Babinski 征（+）。

4. 基因检测提示 *ATP13A2*（*PARK9*）存在一处纯合突变（c.1444C ＞ T，p.R482X），极大影响蛋白质功能。

【诊疗思路与疾病分析】

患者起病年龄较早，进展较快，临床主要症状主要是两个：帕金森综合征和痉挛性截瘫。定性诊断中可以从单一主要症状入手，另一症状作为次要症状，也可从两者一起入手进行疾病诊断及病因分析。家族史中父母近亲结婚是一个重要的切入点，由此层层剖析，找到最终答案。

Kufor-Rakeb 综合征：也称为 PARK9 相关性帕金森综合征，为 *ATP13A2* 突变所致，为常染色体隐性遗传。多为青少年期起病，临床表现主要为多巴反应性帕金森综合征、锥体束病变，可伴有眼球运动障碍（核上性凝视麻痹、动眼危象）、认知障碍、神经精神症状，部分患者还有面部 – 咽喉 – 手指轻微肌阵挛和幻视。头颅 CT 或 MRI 可见弥漫性大脑、小脑萎缩，部分患者影像学可见壳核和尾状核铁离子沉积，但早期影像学改变无特异性。

目前与 *ATP13A2* 基因突变相关的疾病有 Kufor-Rakeb 综合征、早发型帕金森病和遗传性痉挛性截瘫。Kufor-Rakeb 综合征是一种罕见的神经多系统性变性疾病，黑质、纹状体、苍白球、锥体束等均受累。因首先于约旦 Kufor-Rakeb 地区一家系发现，由此命名。*ATP13A2* 虽然命名为 *PARK9*，但其临床表现与经典 PD 不同：①与其他 *PARK* 基因表现存在相似之处，对多数患者症状左旋多巴有反应，提示黑质 – 纹状体通路参与；② *ATP13A2* 基因与溶酶体异常，而溶酶体系统异常参与 α - 突触核蛋白沉积，因此仍延续 *PARK9* 的命

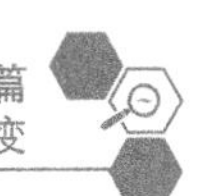

名。国外研究显示，*PARK9* 与早发型帕金森综合征有关，但与晚发型无相关性。2017 年，有研究者新发现 *ATP13A2* 与复杂型遗传性痉挛性截瘫有关，并命为 SPG78。患者表现为痉挛性截瘫、认知障碍、周围神经病变，1/5 的患者表现出锥体外系受累的临床指征，表现为轻微的运动迟缓和轻微的静息性震颤。颅神经影像学检查显示明显的蚓状和半球小脑萎缩。

如上所述，该患者临床症状主要表现为帕金森综合征和痉挛性截瘫两点，而 *ATP13A2* 基因突变可同时表现为这两点，使得我们对于早发型帕金森综合征有了更进一步思考。早发型帕金森病，即起病年龄较早的帕金森病。目前国际上的对于早发型帕金森病的年龄界线没有统一标准，多指发病年龄≤ 50 岁，也有以 45 岁为界限的。

EOPD 通常与遗传、基因突变、环境等因素有关，而基因在其发生、发展，以及疾病表型中起着重要的作用。但仅有 20% ～ 30% 散发的早发型患者能检测到明确的致病基因。在国外的早发型帕金森病患者基因突变数据中，最常见的是 *PARKIN* 基因（即 *PARK2* 基因）突变，其次是 *LRRK 2* 基因、*GBA* 基因、*DJ1* 基因等。同样的，国内也是 *PARK2* 类型（*PARKIN* 基因突变）最为常见。与晚发型帕金森病相比，EOPD 不典型症状多见，经典的“搓丸样”震颤少见，锥体束征、肌张力障碍常见，非运动症状如嗅觉减退、快速眼动睡眠行为异常和便秘等较少见。在诊断方面，按照 2015 年 MDS 帕金森病诊断标准，EOPD 患者可能缺乏典型的静止性震颤而表现为姿势性震颤，缺乏嗅觉减退，即 2015 年 MDS 帕金森病诊断标准中的 2 条支持标准在 EOPD 患者中出现率和诊断价值较低；而四大非运动症状中，前 3 种非运动症状在 EOPD 患者中较少出现；而早发型患者还易出现的锥体束损害这一警示征象。因此，从某种程度上，2015 年 MDS 帕金森病诊断标准并不完全适用于 EOPD 患者的诊断。有学者用早发型帕金森综合征来代替 EOPD 的说法。目前对于 EOPD 的诊断需要一定的经验积累和辅助检查的支持，尤其是分子影像学检查及基因检测有助于确诊。

（马凌燕）

参考文献

[1] DI FONZO A，CHIEN H F，SOCAL M，et al. ATP13A2 missense mutations in juvenile parkinsonism and young onset Parkinson disease. Neurology，2007，68（19）：1557-1562.

[2] MALAKOUTI-NEJAD M，SHAHIDI G A，ROHANI M，et al. Identification of p.Gln858* in ATP13A2 in two EOPD patients and presentation of their clinical features. Neurosci Lett，2014，577：106-111.

[3] ERRO R，PICILLO M，MANARA R，et al. From PARK9 to SPG78：The clinical spectrum of ATP13A2 mutations. Parkinsonism Relat Disord，2019，65：272-273.

[4] ESTRADA-CUZCANO A，MARTIN S，CHAMOVA T，et al. Loss-of-function mutations in the ATP13A2/PARK9 gene cause complicated hereditary spastic paraplegia（SPG78）. Brain，2017，140（2）：287-305.

[5] ODAKE Y，KOH K，TAKIYAMA Y，et al. Identification of a novel mutation in ATP13A2 associated with a complicated form of hereditary spastic paraplegia. Neurol Genet，2020，6（5）：e514.

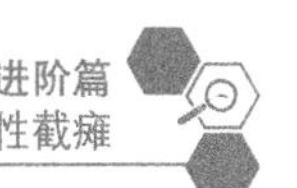

病例 17　遗传性痉挛性截瘫

病例介绍

【主诉】

患者，男，61 岁，主诉："下肢无力、行走迟缓 10 余年，肢体僵硬 3 年。"

【现病史】

患者于 10 余年前无明显诱因出现左下肢无力，行走拖曳，未予处理，症状逐渐进展至右下肢，就诊于当地医院，诊断为痉挛性截瘫，住院治疗后症状未见好转，后病情逐渐进展，双下肢无力感加重、行走缓慢。5 年前无法独立行走，3 年前出现双上肢僵硬无力感，自述穿衣困难，就诊于当地医院，诊断为痉挛性截瘫，治疗后症状改善不明显。后于另一医院就诊，给予多巴丝肼 62.5 mg，3 次 / 日，自述双上肢僵硬无力改善，可自行行走。后患者病情逐渐进展，夜间不能翻身、生活不能自理，自行增加多巴丝肼剂量，于半年前加量至多巴丝肼 250 mg，4 次 / 日。2 个月前出现头部不自主活动及双上肢活动后震颤，3 天前为求诊治就诊于我院门诊，给予口服多巴丝肼 250 mg，4 次 / 日；金刚烷胺 50 mg，2 次 / 日；普拉克索 0.25 mg，2 次 / 日，后自行将金刚烷胺加量至 100 mg，2 次 / 日。病程中伴有便秘、嗅觉减退，有前列腺增生病史 6 年，现尿急、尿频，偶有尿失禁。为求进一步诊治收入院。

【既往史、个人史、家族史】

2 型糖尿病病史 10 年，平素口服格列本脲 2.5 mg，1 次 / 晚，血糖控制情况不详。胆囊结石术后 5 年。否认过敏史、吸烟饮酒史。妹妹存在类似症状，表现为行走困难，双下肢僵硬。

【入院查体】

（未服药）卧位血压 112/77 mmHg，心率 74 次 / 分；立位血压 130/83 mmHg，心率 100 次 / 分。双肺呼吸音清晰，未闻及干湿啰音，心律齐，未闻及明显杂音。腹软，无压痛及反跳痛，肝脾肋下未触及。神经系统查体：神志清楚，面部表情减少，语利，记忆力、计算力正常，时间、地点、人物定向力正常。双侧瞳孔等大等圆，直径 3.0 mm，双侧瞳孔直接及间接对光反射灵敏，眼球各项运动充分，未见眼震。双侧面部针刺觉对称，双侧角膜反射正常引出，双侧咀嚼对称有力。双侧额纹、面纹对称，闭目及示齿有力。双耳粗测听力可，Weber 征居中，Rinne 试验双侧气导＞骨导。双侧软腭上抬有力，双侧咽反射存在。双侧转颈、耸肩有力，伸舌居中，未见舌肌纤颤。四肢肌容积正常，双上肢肌力 5 级，双下肢肌力 4 级，双下肢肌张力增高，双侧指鼻、跟膝胫试验稳准，因站立困难，闭目难立征不能配合。双上肢可见姿势性震颤，头部可见静止性震颤。行走时躯干前倾，双上肢联带动作稍减少，双下肢行走拖曳，后拉试验阳性。双侧针刺觉及音叉振动觉对称。双下肢腱反射活跃。双侧掌颏反射、Hoffmann 征阴性。双侧 Babinski 征阳性。颈软，脑膜刺激征阴性。

【院前辅助检查】

MMSE 评分（文化程度：高中）：29 分（注意力和计算力 –1 分）。

MoCA 评分（文化程度：高中）：23 分（视空间与执行功能 –2 分，延迟回忆 –5 分）。

头颅 MRI+MRA：脑内散在斑点状缺血性白质病变。

【初步诊断】

一、定位诊断

1. 锥体束

双下肢肌力 4 级，双下肢肌张力增高，双侧 Babinski 征阳性，定位于锥体束。

2. 锥体外系

患者运动迟缓，双上肢可见姿势性震颤，头部可见静止性震颤。行走时躯

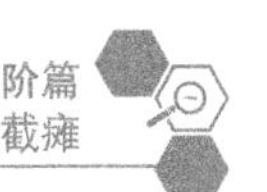

干前倾，双上肢联带动作稍减少，双下肢行走拖曳，后拉试验阳性，定位于锥体外系。

二、定性诊断

遗传性痉挛性截瘫可能性大。

患者临床表现为双下肢痉挛、无力、强直，病情逐渐进展，查体可见腱反射活跃，双侧病理征阳性，结合患者阳性家族史，考虑遗传性痉挛性截瘫可能性大。

遗传性痉挛性截瘫（hereditary spastic paraplegia，HSP）的初步诊断主要依靠典型临床症状、阳性家族史，结合患者的起病年龄、首发症状、病情进展及神经系统查体给予临床诊断。临床诊断通常参照 Harding 的诊断标准：①临床表现为双下肢无力、肌张力增高等上运动神经元受累症状，逐渐进展，出现步态异常，进行性发展为双下肢痉挛性截瘫，部分患者可伴有尿频、尿急、认知障碍、癫痫发作、视力下降、锥体外系症状等；②神经系统检查主要为锥体束征，下肢较明显；③脑和脊髓 CT 或 MRI 检查多正常，但有部分患者可出现脊髓和（或）小脑萎缩，还可伴有胼胝体萎缩；④多有家族史，符合常染色体显性遗传、常染色体隐性遗传、X 连锁隐性遗传或线粒体母系遗传，偶有散发病例；⑤排除其他疾病所致的痉挛性截瘫，如脑瘫、多发性硬化症、肾上腺脑白质营养不良、运动神经元病等。

综合以上，患者出现进行性双下肢痉挛性瘫痪，合并排尿障碍，除外脊髓炎、脊髓压迫等其他疾病，结合患者妹妹类似症状，诊断遗传性痉挛性截瘫可能性大，建议完善基因检测进一步诊断。

【鉴别诊断】

鉴别诊断主要包括其他获得性疾病和其他基因缺陷性疾病。

1. 脊髓压迫或牵拉

颈椎病或腰椎病或脊髓栓系等局部压迫或牵拉的原因，可造成双下肢截瘫，可通过影像学发现相应改变，本患者颈、腰椎未见明显压迫征象，不符合。

2. 脊髓炎

感染性脊髓炎，特别是人类嗜 T 淋巴细胞病毒 -1 所致热带痉挛性截瘫需要与遗传性痉挛性截瘫相鉴别。其他脊髓感染如脊髓痨或自身免疫性脊髓炎如视神经脊髓炎、多发性硬化同样可造成脊髓损害症状，但相对起病急，腰穿有助于诊断。

3. 脊髓血管病

可造成双下肢无力、痉挛及尿便障碍，动脉性多起病急骤，静脉性或血管畸形可逐渐进展。

4. 脑白质营养不良

肾上腺脑白质异常不良、异染性脑白质营养不良等，轻型可成人起病，逐渐进展，临床表现与 HSP 可相似，多数患者头颅 MRI 可见白质病变。

【院内辅助检查】

血常规、尿常规、便常规、生化全套、凝血全套、甲状腺功能、病毒筛查、肿瘤标志物检查未见明显异常。

泌尿系 + 残余尿量彩超：右肾多发囊肿，膀胱壁肌小梁增粗，前列腺增大并钙化斑形成，建议结合前列腺特异性抗原检查，残余尿量约 254 mL。

肛门括约肌肌电图：①肛门括约肌未见神经源性损害；②交感皮肤反应：双上肢波幅降低，重复性尚可，潜伏期正常，请结合临床；双下肢波形分化尚可，重复性尚可，潜伏期正常。

头颅 MRI+MRA：脑内散在斑点状缺血性白质病变（改良 Fazekas 1 级）；SWI 示双侧黑质“燕尾征”未见显示；MRA 示右侧椎动脉走行迂曲、粗细不均匀（图 17-1）。

颈椎 MRI：颈椎退行性病变，椎间盘变性；$C_{4\sim7}$ 椎间盘突出（图 17-2）。

胸椎 MRI：胸椎退行性病变；$T_{4\sim5}$ 椎间盘层面黄韧带增厚（图 17-3）。

腰椎 MRI：腰椎退行性病变；$L_{3\sim4}$、$L_{4\sim5}$ 椎间盘略膨出（图 17-4）。

多巴丝肼 62.5 mg 测评：基线 MDS-UPDRS Ⅲ 评分 45 分，卧位血压

105/70 mmHg，立位血压 114/74 mmHg，右侧对指计数 210 次 / 分，左侧对指计数 171 次 / 分；服药后 1 小时 MDS-UPDRS Ⅲ评分 45 分，改善率 0%，卧位血压 106/68 mmHg，立位血压 90/58 mmHg，右侧对指计数 210 次 / 分，左侧对指计数 170 次 / 分。

多巴丝肼 250 mg+ 恩他卡朋双多巴片 1 片测评：基线 MDS-UPDRS Ⅲ评分 48 分，卧位血压 114/74 mmHg，立位血压 114/82 mmHg，右侧对指计数 194 次 / 分，左侧对指计数 166 次 / 分；服药后 1 小时 MDS-UPDRS Ⅲ评分 46 分，改善率 4.1%，卧位血压 112/73 mmHg，立位血压 110/69 mmHg，右侧对指计数 184 次 / 分，左侧对指计数 185 次 / 分；服药后 2 小时 MDS-UPDRS Ⅲ评分 46 分，改善率 4.1%，卧位血压 114/71 mmHg，立位血压 112/71 mmHg，右侧对指计数 200 次 / 分，左侧对指计数 189 次 / 分；服药后 3 小时 MDS-UPDRS Ⅲ评分 46 分，改善率 4.1%，卧位血压 112/70 mmHg，立位血压 110/67 mmHg，右侧对指计数 210 次 / 分，左侧对指计数 185 次 / 分。

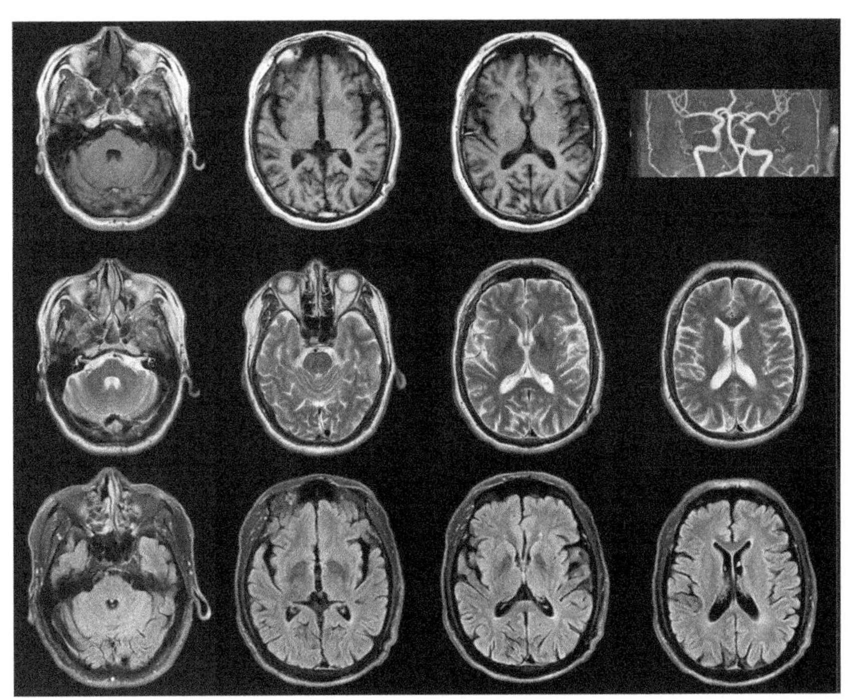

脑内散在斑点状缺血性白质病变；MRA 示右侧椎动脉走行迂曲、粗细不均匀。

图 17-1 头颅 MRI+MRA

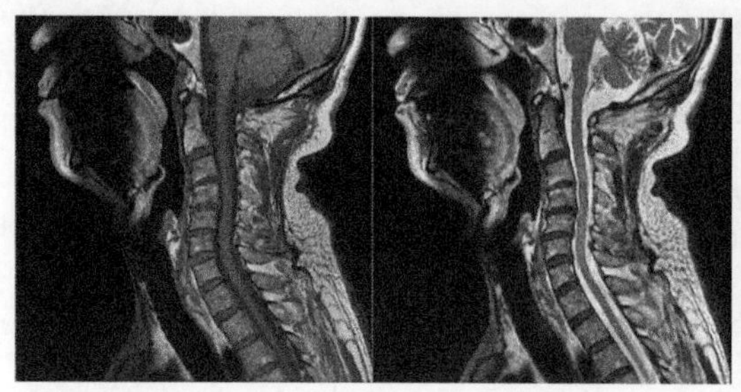
颈椎退行性病变，椎间盘变性；$C_{4\sim7}$ 椎间盘突出。
图 17-2 颈椎 MRI

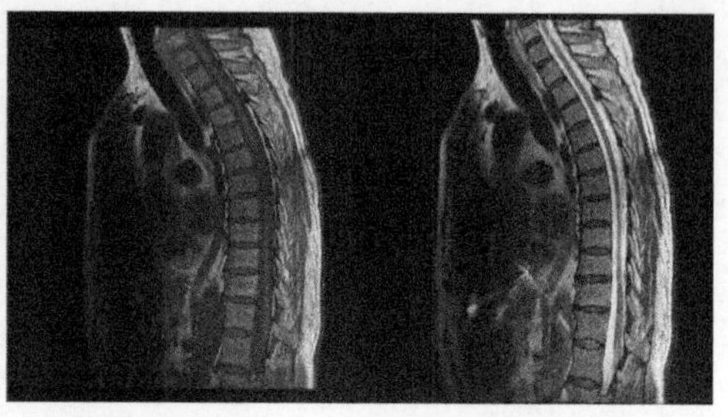
胸椎退行性病变；$T_{4\sim5}$ 椎间盘层面黄韧带增厚。
图 17-3 胸椎 MRI

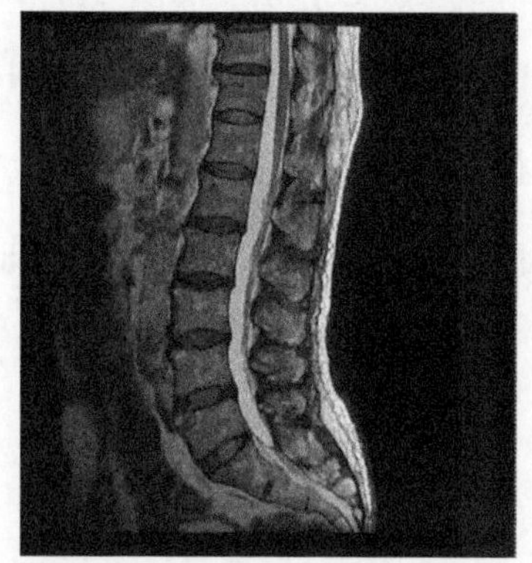
腰椎退行性病变；$L_{3\sim4}$、$L_{4\sim5}$ 椎间盘略膨出。
图 17-4 腰椎 MRI

基因检测：患者在常染色体显性痉挛性截瘫 73 型相关基因 *CPT1C* 存在一处杂合变异：c.2365C > T9（p.Arg789Cys）（图 17-5），妹妹存在同样突变。

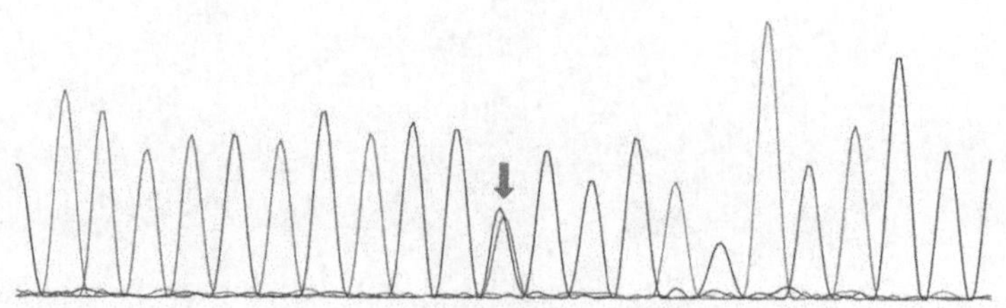

患者在常染色体显性痉挛性截瘫 73 型相关基因 *CPT1C* 存在一处杂合变异，c. 2365C > T9（p. Arg789Cys）。
图 17-5 基因检测

【治疗过程】

住院后完善常规检查、头颅 MRI、脊髓 MRI 及阶梯式左旋多巴药物测评，

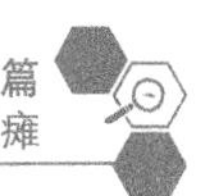

临床考虑遗传性痉挛性截瘫可能性大，并存在帕金森综合征的表现，给予多巴丝肼 250 mg，4 次 / 日；金刚烷胺 100 mg，2 次 / 日；普拉克索 0.25 mg，2 次 / 日；恩他卡朋双多巴睡前 1 片；巴氯芬 10 mg，3 次 / 日；苯海索 1 mg，2 次 / 日；患者症状有所改善。

【最终诊断】

遗传性痉挛性截瘫

CPT1C 基因突变

【出院时情况】

患者行走困难、肢体抖动较前改善。出院查体：神志清楚，面部表情减少。双上肢肌力 5 级，双下肢肌力 4 级，双下肢肌张力增高。双上肢可见姿势性震颤，头部可见静止性震颤。行走时躯干前倾，双上肢联带动作稍减少，双下肢行走拖曳，后拉试验阳性。行走速度较入院有所增快。双侧 Babinski 征阳性。

讨论与分析

【病例特点】

1. 中老年男性，隐匿起病，慢性进展性病程。

2. 以痉挛性步态、帕金森综合征为主要运动症状。

3. 神经系统检查：面部表情减少。双下肢肌力 4 级，双下肢肌张力增高。双上肢可见姿势性震颤，头部可见静止性震颤。行走时躯干前倾，双上肢联带动作稍减少，双下肢行走拖曳，后拉试验阳性。双侧 Babinski 征阳性。

4. 多巴胺能药物测评反应欠佳。

5. 家族史阳性，基因检测结果提示 *CPT1C*（*SPG73*）基因存在杂合突变。

【诊疗思路与疾病分析】

患者主要临床症状包含两个方面：痉挛性截瘫症状和帕金森综合征，前者表现为双下肢僵硬、小便障碍，查体可见双侧 Babinski 征阳性；后者表现为肢体运动迟缓、肌张力增高。遗传性痉挛性截瘫是一种神经系统的退行性病变，该患者有明确家族史，其妹妹存在相似症状，故诊断考虑遗传性痉挛性截瘫可能性大。基因检测提示 *SPG73* 基因存在杂合突变，导致蛋白质功能发生变化，妹妹有同样突变，可以确诊。

临床上，遗传性痉挛性截瘫具有明显的遗传异质性，主要的病理改变为双侧皮质脊髓束轴索变性合并或不合并脱髓鞘，下行至双下肢的长轴突纤维最早受到损伤。HSP 分为单纯型和复杂型，单纯型临床表现为渐进性的下肢痉挛性肌无力、步态不稳、腱反射亢进，可合并膀胱括约肌功能障碍、踝关节振动觉减退；复杂型除具有单纯型的表现外，还可合并痴呆、锥体外系症状、共济失调、癫痫、白内障、视神经萎缩、视网膜变性、鱼鳞病及周围神经病等表现。

HSP 的病理改变以神经元轴索变性为主，可伴有脱髓鞘和神经元脱失等改变。轴索变性主要累及脊髓走形较长的上、下行纤维束（皮质脊髓束及背束），远端受累明显。受累最严重的传导路径为传导至下肢的皮质脊髓束和来自下肢的薄束纤维；脊髓小脑束也有受累；皮质、小脑及基底节区神经元受损相对少，可能与基因突变影响神经元营养、细胞骨架受损或轴索运输障碍有关。

目前已发现 20 余个与 HSP 相关的致病基因。其中 *SPG11* 基因突变是常染色体隐性遗传性痉挛性截瘫最常见的类型，约占 21%，在 HSP 伴薄型胼胝体病例中占 41% ～ 77%；*SPG15* 突变在 HSP 伴薄型胼胝体中的发生率仅次于 *SPG11*，约占 11.5%，此外 *SPG3A* 等亦可致 HSP 伴薄型胼胝体，但发生率低。*SPG11* 基因定位于染色体 15q13-q15，含有 40 个外显子，编码 spatacsin 蛋白。该蛋白广泛分布于神经系统，以小脑、大脑皮质、海马及松果体居多。免疫荧光方法显示它在细胞质内分布很广，线粒体和内质网内较少，高尔基体和微管内未见分布。基因突变导致 spatacsin 蛋白长度变短，失去正常生理功能。

本患者发现在常染色体显性痉挛性截瘫 73 型相关基因 *CPT1C* 存在一处杂合变异，c.2365C ＞ T9（p.Arg789Cys），目前关于 *SPG73* 的报道很少，仅有

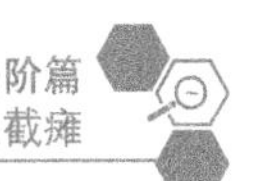

几个家系报道。我国曾有报道 *CPT1C* 基因突变导致单纯性 SPG73 伴随良性的临床过程的病例，先证者是一位 13 岁女孩，幼时存在明显发育延迟，9 岁之前行走困难，下肢无力，经常跌倒。查体发现双侧高足弓，双下肢上运动神经元损害。其弟弟 12 岁，临床表现和查体与姐姐类似。其妈妈 45 岁，目前没有临床主诉，查体发现双侧膝反射活跃，右侧病理征阳性。患者及其亲属外显子测序发现在 *CPT1C* 基因上存在 c.226C ＞ T 杂合突变，导致 p.Q76X 突变，该突变在家系内呈共分离现象。本例患者除了痉挛性截瘫症状，还有帕金森综合征症状，但以痉挛性截瘫症状为主，帕金森综合征症状对多巴胺能药物反应欠佳。

HSP 的临床诊断主要依据：①多在 10 ～ 35 岁发病，临床表现主要为双下肢无力、僵硬，逐渐加重，至双下肢痉挛性截瘫，可伴有尿频、尿急、认知功能下降、锥体外系症状及癫痫等。②神经系统检查主要为下肢明显的锥体束受累征象。③头颅 CT 或 MRI 可正常或萎缩。④可有家族史，符合常染色体显性遗传、常染色体隐性遗传或 X 染色体隐性遗传方式。⑤排除其他疾病。

HSP 尚无特殊治疗，多以缓解痉挛状态等对症支持治疗为主，总体预后不良。常用如巴氯芬、乙哌立松、氯硝西泮等药物改善肌张力，严重患者可考虑鞘内巴氯芬泵置入或肉毒毒素局部注射治疗。目前提倡长期的物理治疗，如按摩、理疗、针灸等，这对维持肢体的灵活度和肌肉的柔韧度、延缓关节畸形的产生起重要作用。

（马凌燕）

参考文献

[1] STEVANIN G，SANTORELLI F M，AZZEDINE H，et al. Mutations in SPG11，encoding spatacsin，are a major cause of spastic paraplegia with thin corpus callosum. Nat Genet，2007，39（3）：366-372.

[2] KANG S Y，LEE M H，LEE S K，et al. Levodopa-responsive parkinsonism in hereditary spastic paraplegia with thin corpus callosum. Parkinsonism Relat Disord，2004，10（7）：425-427.

[3] DAOUD H，ZHOU S，NOREAU A，et al. Exome sequencing reveals SPG11 mutations causing

juvenile ALS. Neurobiol Aging，2012，33（4）：839，e5-e9.

[4] ORLACCHIO A，BABALINI C，BORRECA A，et al. SPATACSIN mutations cause autosomal recessive juvenile amyotrophic lateral sclerosis. Brain，2010，133（Pt 2）：591-598.

[5] 马凌燕，万新华，王琳，等 . 遗传性痉挛性截瘫伴薄胼胝体 6 例报道并文献复习 . 中国神经免疫学和神经病学杂志，2012，19（4）：269-272 .

[6] MEYYAZHAGAN A，ORLACCHIO A. Hereditary spastic paraplegia：an update. Int J Mol Sci，2022，23（3）：1697.

[7] SHRIBMAN S，REID E，CROSBY A H，et al. Hereditary spastic paraplegia：from diagnosis to emerging therapeutic approaches. Lancet Neurol，2019，18（12）：1136-1146.

[8] PANZA E，MEYYAZHAGAN A，ORLACCHIO A. Hereditary spastic paraplegia：genetic heterogeneity and common pathways. Exp Neurol，2022，357：114203.

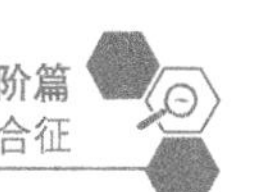

病例 18　脊髓小脑共济失调 3 型与帕金森综合征

病例介绍

【主诉】

患者，女，58 岁，主诉："肢体抖动 15 年，运动迟缓 14 年，走路不稳 11 年。"

【现病史】

患者 15 年前无明显诱因出现右下肢不自主抖动，症状持续不缓解，并逐渐发展至头部、下颌、右上肢和左侧肢体，静止时明显，紧张时加重，活动时减轻。14 年前患者逐渐出现运动迟缓，主要表现为系纽扣和鞋带、穿衣服和穿鞋等精细动作缓慢；伴面部表情减少，讲话变慢、吐字不清；就诊于外院，考虑帕金森综合征，给予多巴丝肼每次 125 mg（早、晚饭前 1 小时），服药后 1 小时起效，维持 4 ～ 5 小时。12 年前患者逐渐出现四肢发僵感，以右下肢为著，晨起加重，同时出现书写困难，写字越写越小，头向前倾，扭头和转身困难。11 年前患者逐渐出现走路步态异常，主要表现为行走时双上肢摆臂动作减少，双下肢拖曳，小碎步，步伐前冲。8 年前患者逐渐出现流涎。病程中曾向前跌倒 2 次。当地诊断帕金森综合征，服用多巴丝肼每次 187.5 mg（三餐前 1 小时和睡前），吡贝地尔每次 50 mg（早、晚饭前）。服用多巴丝肼后 1.5 小时起效，可维持 3 ～ 4 小时，药效过后出现严重的肢体抖动和行走困难。无肢体不自主扭动。此后，患者自行根据病情调整药物种类及剂量，目前服药：多巴丝肼

5次/日（250 mg：6：00、13：30、17：00；187.5 mg：9：30、22：00）、恩他卡朋0.1 g，3次/日（6：00、9：30、17：00）、吡贝地尔25 mg，1次/日（6：30）、卡左双多巴100 mg，5次/日（6：30、10：00、18：00、22：30、2：00）。药物起效后出现不自主运动。患者病程中长期存在便秘、焦虑抑郁、记忆力减退、下肢疼痛感，有时尿失禁。间断出现幻听（表现为听见烧水的水壶响）、幻视（看到人影）；否认嗅觉减退和睡眠中大喊大叫。为求进一步系统治疗，来我科就诊，以帕金森综合征收入院。

【既往史、个人史、家族史】

既往有糖尿病病史5年，服用阿卡波糖、盐酸二甲双胍，规律服药，血糖控制不佳。幼年曾有煤气中毒史，当时昏迷，未去医院。无化学性物质、放射性物质、有毒物质接触史，无工业毒物、粉尘接触史。曾吸烟20年，约4支/天，于2年前戒烟。妹妹于30岁有小脑萎缩，表现为走路不稳，发病几年后去世。父亲年轻时因工伤瘫痪在床后去世，具体死因不详。

【入院查体】

卧位血压118/71 mmHg，心率79次/分；立位即刻血压113/74 mmHg，心率96次/分；立位1分钟血压120/76 mmHg，心率91次/分；立位3分钟血压119/76 mmHg，心率93次/分；立位5分钟血压115/96 mmHg，心率94次/分。心、肺、腹查体未见异常。

（服药后4小时）神经系统查体：神志清楚，构音障碍，时间、地点、人物定向力及计算力可，记忆力减退。双侧瞳孔等大等圆，直径3.0 mm，双侧瞳孔直接及间接对光反射灵敏，眼球各项运动充分，双眼可见自发水平眼震。双侧面部针刺觉对称，双侧角膜反射正常引出，双侧咀嚼对称有力。双侧额纹、面纹对称，闭目及示齿有力。双耳粗测听力可。双侧软腭上抬有力，双侧咽反射存在。双侧转颈、耸肩有力，伸舌居中，未见舌肌纤颤。四肢肌容积正常，四肢肌力5级，四肢肌张力增高。双侧指鼻、跟膝胫试验欠稳准，闭目难立征睁眼和闭眼均阳性。四肢可见明显静止性、姿势性震颤。不能独立行走，后拉试验阳性。双侧针刺觉及音叉振动觉对称。四肢腱反射对称引出。双侧掌颏反射、Hoffmann 征阴性。双侧 Babinski 征阳性。颈软，脑膜刺激征阴性。

【院前辅助检查】

头颅 MRI 和 MRA（2017 年外院）：左侧丘脑腔隙灶，双侧额叶皮质下斑点状脱髓鞘样改变，小脑脑沟增宽，部分空蝶鞍，双侧上颌窦炎，椎基底动脉迂曲，左侧大脑前动脉双干（图 18-1）。

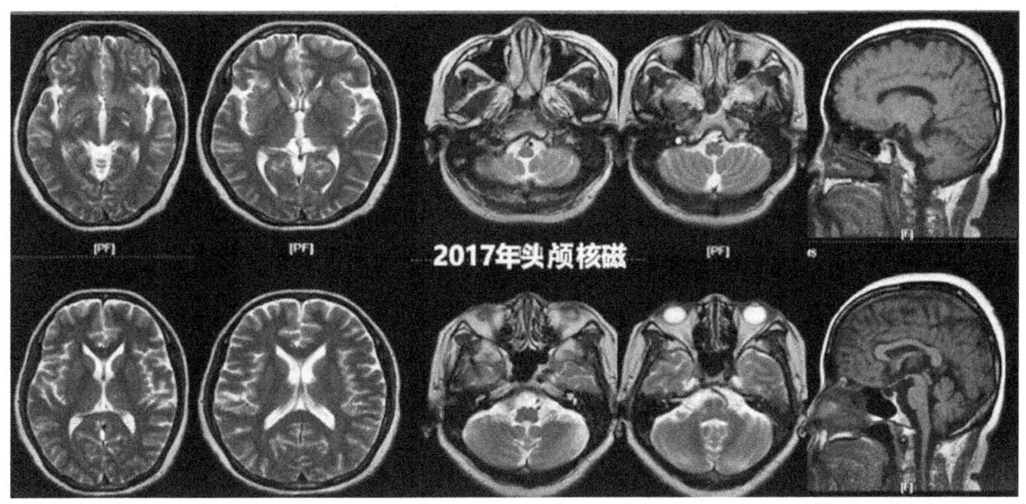

左侧丘脑腔隙灶，双侧额叶皮质下斑点状脱髓鞘样改变，小脑脑沟增宽，部分空蝶鞍，双侧上颌窦炎。

图 18-1 头颅 MRI

多巴丝肼 187.5 mg 测评（2017 年，本院）：基线 MDS-UPDRS Ⅲ评分 75 分，卧位血压 145/92 mmHg，立位血压 122/87 mmHg，对指计数因抖动剧烈无法完成；服药后 1 小时 MDS-UPDRS Ⅲ评分 34 分，改善率 54.7%，卧位血压 135/93 mmHg，立位血压 117/86 mmHg，右侧对指计数 122 次 / 分，左侧对指计数 122 次 / 分；服药后 2 小时 MDS-UPDRS Ⅲ评分 30 分，改善率 60%，卧位血压 125/91 mmHg，立位血压 109/74 mHg，右侧对指计数 121 次 / 分，左侧对指计数 82 次 / 分；服药后 3 小时 MDS-UPDRS Ⅲ评分 56 分，改善率 25.3%，卧位血压 119/83 mmHg，立位血压 113/75 mmHg，右侧对指计数 120 次 / 分，左侧对指计数 134 次 / 分；服药后 4 小时 MDS-UPDRS Ⅲ评分 82 分，改善率 0%，卧立位血压和对指计数因抖动剧烈无法测量。

多巴丝肼 250 mg 测评（2017 年，本院）：基线 MDS-UPDRS Ⅲ评分 66 分，卧位血压 129/91 mmHg，立位血压 243/63 mmHg，右侧对指计数 85 次 / 分，左侧对指计数 59 次 / 分；服药后 1 小时 MDS-UPDRS Ⅲ评分 24 分，改善率 66.7%，卧位血压 121/77 mmHg，立位血压 108/73 mmHg，右侧对指计数 133 次 / 分，左侧对指计数 136 次 / 分；服药后 2 小时 MDS-UPDRS Ⅲ评分 28 分，改善率 57.6%，卧位血压 112/68 mmHg，立位血压 107/67 mmHg，右侧对指计数 145 次 / 分，左侧对指计数 160 次 / 分；服药后 3 小时 MDS-UPDRS Ⅲ评分 25 分，改善率 62.1%，卧位血压 126/83 mmHg，立位血压 114/76 mmHg，右侧对指计数 149 次 / 分，左侧对指计数 98 次 / 分；服药后 4 小时 MDS-UPDRS Ⅲ评分 92 分，患者卧立位血压和对指计数因抖动剧烈无法配合。

【初步诊断】

一、定位诊断

1. 锥体外系（黑质 – 纹状体系统）

患者临床表现为肢体抖动、运动迟缓、肢体僵硬，查体可见运动迟缓、静止性和姿势性震颤，符合锥体外系受累表现，定位于黑质 – 纹状体系统。

2. 小脑及其联络纤维

患者表现为站立及步态不稳，查体可见睁、闭眼站立不稳，双侧指鼻试验欠稳准，跟膝胫试验欠稳准，轮替动作欠灵活，考虑小脑及其联络纤维受累。

3. 锥体束

患者查体双侧 Babinski 征阳性，考虑双侧锥体束受累，故定位。

4. 大脑皮质

患者临床有记忆力下降表现，查体显示记忆力下降，考虑患者存在大脑皮质受累。

二、定性诊断

患者为老年女性，慢性起病，进展性病程，患者目前主要表现为肢体抖动、运动迟缓和姿势步态异常等症状，查体可见四肢静止性和姿势性震颤、运动缓慢、行走困难。结合 MDS 2015 年新版帕金森病诊断标准，患者具备运动迟缓，同时存在静止性震颤和肢体僵硬，可纳入帕金森综合征的诊断标准。

结合诊断标准，患者符合支持标准的第 1 条（对多巴胺能药物具有明确应答），第 2 条（左旋多巴介导的异动症）和第 3 条（单个肢体静止性震颤），没有警示征象，但有绝对排除标准第 1 条（明确小脑异常），故不考虑帕金森病。患者无特殊毒物、药物接触史，无代谢、外伤、感染、血管性、肿瘤等病因，暂不考虑继发性帕金森综合征。因患者妹妹有小脑萎缩病史，目前考虑患者为遗传性帕金森综合征可能，需要基因检测以明确。

患者除帕金森综合征症状外，查体另一突出表现为共济失调综合征。

共济失调综合征分为前庭性共济失调、小脑性共济失调、感觉性共济失调、额叶性共济失调。该患者有头晕，偶有恶心、呕吐，无听力下降、耳鸣等前庭症状，查体深感觉未见明显异常，头颅 MRI 额叶未见明显萎缩，故目前考虑小脑性共济失调可能性大。根据 Midnights 原则该患者无明确代谢、炎性、肿瘤、感染、内分泌、中毒、外伤、卒中等其他病因，结合患者阳性家族史，不除外遗传性小脑共济失调综合征。

患者为慢性病程，逐渐进展。慢性小脑性共济失调最常见病因为遗传和变性，结合患者家族史，考虑脊髓小脑共济失调。脊髓小脑共济失调是遗传性共济失调的主要类型，大多数为常染色体显示异常，极少数为常染色体隐性遗传或 X 连锁遗传。临床表现为小脑性共济失调，可伴有眼球运动障碍、视神经萎缩、锥体束征、锥体外系征、肌萎缩、周围神经病、痴呆。结合患者的临床表现、查体及家族史，需首先考虑该病，重点完善帕金森及共济失调相关基因筛查以明确致病改变。

【鉴别诊断】

1. 多系统萎缩

多系统萎缩是一组原因不明的，累及锥体外系、锥体系、小脑和自主神经系统等多部位的神经系统变性疾病。患者多 50 岁以上发病，自主神经系统通常早期受累。头颅 MRI 可见壳核、小脑、脑干萎缩，部分患者可见脑干典型“十字征”。该患者表现为肢体抖动、运动迟缓和姿势步态异常，有锥体外系、小脑及其联络纤维受累证据，根据多系统萎缩诊断标准，患者符合散发、进行性加重的特征，成年发病（＞ 30 岁），并且有帕金森症状（运动迟缓伴肌强直、震颤或姿势不稳）和小脑症状（肢体共济失调），查体有锥体系受累。但患者没有明确自主神经受损证据，对左旋多巴反应良好，为不支持点。

2. 帕金森病

患者为中年女性，慢性进展性病程，患者目前主要表现为运动迟缓、言语不清、肢体抖动、共济失调，查体可见构音障碍，指鼻、跟膝胫试验欠稳准。临床中重要的一点是对左旋多巴类药物反应较好，最高改善度可达 50% 以上，需重点与帕金森病相鉴别。但该患者存在帕金森病的绝对排除标准（明确的小脑异常），因此暂不考虑典型帕金森病诊断。

3. 非遗传性共济失调

共济失调可由多种病因引起，可分为变性性共济失调，如多系统萎缩、原发性晚发小脑共济失调、肝豆状核变性；还可分为获得性共济失调，如特殊部位的卒中（小脑梗死、出血）、中毒（酒精、药物、重金属等）、免疫介导性疾病（多发性硬化、副肿瘤综合征、甲状腺炎、干燥综合征等）、感染或感染后疾病（小脑炎等）、外伤、占位性疾病（小脑肿瘤、转移瘤等）、内分泌异常（甲状腺功能减退）、结构性疾病（发育异常、Chiari 畸形）。进一步评估肿瘤标志物、内分泌功能障碍、代谢紊乱、营养缺乏、毒物筛查和有无其他系统受累用于排除该疾病。

【院内辅助检查】

血常规、尿常规、便常规、凝血全套、甲状腺功能、蛋白电泳、抗链球菌溶血素 O、类风湿因子等血液系统检查基本正常。

生化全套：葡萄糖 13.95 mmol/L、尿酸 128.8 μmol/L、总胆固醇 5.71 mmol/L、低密度脂蛋白 3.94 mmol/L。

维生素 B_{12}：1581 pg/mL。

糖化血红蛋白：8.9%。

妇科超声：子宫肌瘤。

泌尿系统超声：双肾、膀胱未见明显异常。

残余尿超声：残余尿量约 0 。

黑质超声：黑质回声强度Ⅱ级。

肛门括约肌肌电图：时限 10.9 ms，卫星电位 5%。

认知评测（文化水平：大专）：MMSE 评分 27 分；MoCA 评分 19 分。

心理评测：HAMA 评分 23 分，提示被试存在明显焦虑；HAMD 评分 31 分，提示被试存在轻至中度抑郁。

睡眠障碍评测：PSQI 评分 13 分；RBDQ 评分 0 分。

卧立位血压及心率：卧位血压 118/71 mmHg，心率 79 次 / 分；立位即刻血压 113/74 mmHg，心率 96 次 / 分；立位 1 分钟血压 120/76 mmHg，心率 91 次 / 分；立位 3 分钟血压 119/76 mmHg，心率 93 次 / 分；立位 5 分钟血压 115/96 mmHg，心率 94 次 / 分。

多巴丝肼 250 mg 测评：基线 MDS-UPDRS Ⅲ 评分 103 分，卧位血压 124/79 mmHg，立位血压因剧烈抖动无法测量；服药后 1 小时 MDS-UPDRS Ⅲ 评分 53 分，改善率 48.5%，卧位血压 107/74 mmHg，立位血压 107/85 mmHg，右侧对指计数 65 次 / 分，左侧对指计数 78 次 / 分；服药后 2 小时 MDS-UPDRS Ⅲ 评分 48 分，改善率 53.4%，卧位血压 113/73 mmHg，立位血压 109/78 mmHg，右侧对指计数 82 次 / 分，左侧对指计数 101 次 / 分；服药后 3 小时 MDS-UPDRS Ⅲ 评分 127 分，改善率 0，卧立位血压和对指计数因抖动剧烈无法测量。

头颅 MRI+MRA 检查见图 18-2。

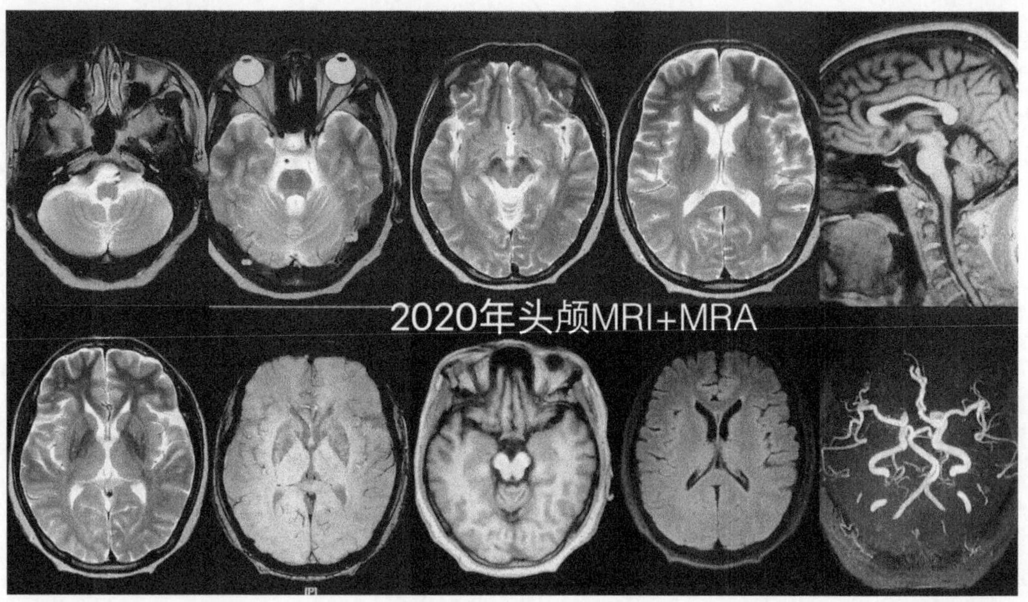

头颅MRI（2020年本院）：脑内多发斑点状缺血性白质病变（改良Fazekas 1级）；空蝶鞍；右侧上颌窦黏膜下囊肿。MRA：椎基底动脉迂曲；基底动脉下段窗式变异；左侧大脑前动脉双干。

图18-2 头颅MRI+MRA

PET-CT检查：葡萄糖代谢未见减低，双侧壳核DAT分布少，右侧为著（图18-3）。

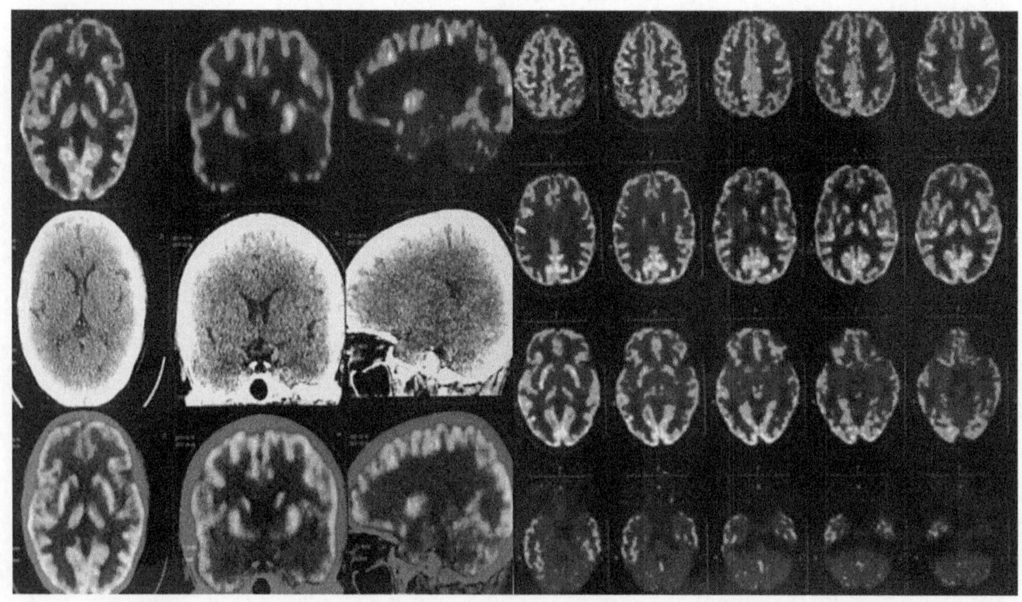

图18-3 PET-CT检查：葡萄糖代谢未见减低，双侧壳核DAT分布少，右侧为著

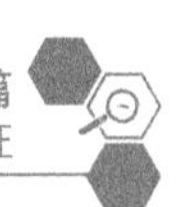

基因检测：具体如下。亚型：SCA3；致病基因：*ATXN3*；致病重复次数：52 ～ 86；DNA 长度（bp）：242/397；CAG 重复计算公式:（DNA 长度 –199）/3；CAG 重复次数：14/66（图 18-4）。

检测产品	动态突变 –SCA 三核苷酸重复（11 亚型）	检测方法	聚合酶链反应 + 毛细管电泳
检测结果	样本检测临床常见的 SCA1、2、3、6、7、8、10、12、17、DRPLA 常染色体显性遗传共济失调亚型及 FRDA 常染色体隐性遗传共济失调亚型，样本检测结果显示 *ATXN3* 基因一个等位基因 CAG 重复次数超出正常范围，为 66 次，符合 SCA3 致病特征。建议结合临床进一步分析		

亚型	致病基因	致病重复次数	DNA 长度（bp）		CAG 重复计算公式	CAG 重复次数	
SCA1	*ATXN1*	45 ～ 91	200	203	（DNA 长度 –125）/3	25	26
SCA2	*ATXN2*	33 ～ 77	190	198	（DNA 长度 –131）/3	20	23
SCA3	***ATXN3***	**52 ～ 86**	**242**	**397**	**（DNA 长度 –199）/3**	**14**	**66**
SCA6	*CACNA1A*	20 ～ 33	108	131	（DNA 长度 –102）/3	2	10
SCA7	*ATXN7*	37 ～ 460	292	292	（DNA 长度 –278）/3	5	5
SCA12	*PPP2R2B*	51 ～ 86	150	170	（DNA 长度 –122）/3	9	16

图 18-4　基因检测结果

【治疗过程】

考虑到患者目前主要临床表现以帕金森综合征为主，原有治疗方案为多巴丝肼 5 次 / 日（250 mg：6：00、13：30、17：00；187.5 mg：9：30、22：00），恩他卡朋双多巴 0.1 g，3 次 / 日（6：00、9：30、17：00），吡贝地尔 25 mg，1 次 / 日（6：30），卡左双多巴 100 mg，5 次 / 日（6：30、10：00、18：00、22：30、凌晨 2：00）改善肢体抖动、肌强直、运动迟缓等症状，药物起效时间约 1.5 小时，药效维持 3 ～ 4 小时，药物起效时，出现身体不自主晃动，同时存在明显的剂末现象，表现药效过后独立行走困难，肢体抖动明显，全身大汗，易跌倒。

根据症状调整药物治疗，给予多巴丝肼 3/4 片，早 9：30、午 13：00、晚 19：00 口服；多巴丝肼半片晚 22：00 口服；多巴丝肼 1 片，早、晚餐前 1 小时口服；恩他卡朋双多巴 1 片，早 10：00、午 13：00、晚 22：00 口服；恩他卡朋双多巴半片，6：30、16：30、19：00 口服；吡贝地尔半片，早 6：30 口服改善运动症状。给予劳拉西泮、喹硫平、帕罗西汀改善焦虑、抑郁症状。

运动症状虽有改善，但考虑患者服用药量较大，存在明显的运动并发症。且多巴胺药物评测反映患者的帕金森震颤、僵直及运动迟缓等症状，服用多巴胺类药物有效，虽然诊断并非典型帕金森病，但根据既往文献，DBS 手术可改善基因突变所致的帕金森综合征症状，请功能神经外科会诊，与患者及家属充分沟通后，可行双侧脑深部电极置入术改善症状。

患者术前行 MRI 检查，术前先在局部麻醉下安装立体定向基架，转 CT 室行薄层 CT 检查，图像经局域网传输至手术计划系统，采集图像并重建，计算双侧 STN 的靶点，设计手术路径。患者仰卧位，头部常规碘酒、酒精消毒，铺无菌手术巾；根据手术计划制订的路径行双额弧形切口，分别长约 4 cm，牵开器撑开，颅骨钻孔；首先安装右侧，硬膜电凝并十字形切开，电灼脑表面；撤除无菌巾，根据 STN 的靶点坐标安装立体定向头架，微电极记录到典型的 STN 信号，植入刺激电极，给予实验性刺激患者症状缓解明显，增加电压无明显不良反应，将电极经左额皮切口暂接出体外；然后按照右侧方法处理左侧，微电极记录到典型的 STN 信号，植入刺激电极，给予实验性刺激患者症状缓解明显，增加电压无明显不良反应，将双侧电极临时埋置于左侧切口皮下，外接电极丝线固定，缝合皮下及皮肤；包扎伤口；术后测试有效并给予术后对症治疗。

【最终诊断】

脊髓小脑共济失调 3 型

【出院时情况】

神志清楚，精神可，颅神经（–），感觉系统未见明显异常，双侧肢体肌力 5 级，双侧肢体肌张力高，伴有不自主抖动。出院 3 天后切口换药，术后 10 天拆线。出院后继续抗帕金森病药物方案不变，1 个月后来院调节刺激器参数。

【随访情况】

患者 1 个月后程控门诊开机调节参数：右侧电压 1.9 V，脉宽 60 μs，频率 100 Hz；左侧电压 1.9 V，脉宽 60 μs，频率 100 Hz。患者震颤较前明显改善，运动速度较前有改善，但步态不稳等共济失调症状无明显变化。

讨论与分析

【病例特点】

1. 中年女性，隐匿起病，慢性进展性病程；有阳性家族史。

2. 以肢体运动迟缓、肢体僵硬、震颤、共济失调为主要表现。

3. 神经系统查体：运动迟缓，肢体肌张力增高，震颤，双侧指鼻、跟膝胫试验欠稳准，闭目难立征阳性，病理征阳性。

4. 多巴胺能药物测评提示 250 mg 多巴丝肼最佳改善率为 53.4%。

5. DAT-PET 提示葡萄糖代谢未见减低，双侧壳核 DAT 分布少，右侧为著。

6. 基因检测提示亚型：SCA3；致病基因：*ATXN3*；致病重复次数：52 ～ 86；DNA 长度（bp）：242/397；CAG 重复计算公式:（DNA 长度 –199）/3；CAG 重复次数：14/66。

【诊疗思路与疾病分析】

患者慢性病程，逐渐进展。主要表现为肢体抖动、运动迟缓、姿势步态异常和共济失调等症状，查体可见四肢静止性和姿势性震颤，运动缓慢，行走困难、共济运动欠稳准。结合 MDS 2015 年新版帕金森病诊断标准，患者具备运动迟缓，同时存在静止性震颤和肢体僵硬，可纳入帕金森综合征的诊断标准。该患者符合支持标准的对多巴胺能药物治疗具有明确且显著的有效应答，治疗后 UPDRS- Ⅲ评分改善超过 30%，具有明确且显著的“开 – 关”期波动，有可预测的剂末现象及单个肢体静止性震颤，该患者没有警示征象，但有绝对排除标准第 1 条，即明确的小脑异常。结合患者妹妹有小脑萎缩病史，怀疑患者可能存在遗传性神经变性疾病，即遗传性帕金森综合征或遗传性小脑共济失调，完善基因检测提示致病基因：*ATXN3*；致病重复次数：52 ～ 86，故诊断为脊髓小脑共济失调（SCA）3 型。

SCA 是遗传性共济失调的主要类型，大多数为常染色体显性遗传，极少数为常染色体隐性遗传或 X 连锁遗传。它是一组在临床和遗传上具有高度异质性的遗传性神经变性疾病，其核心临床和神经病理学特征是小脑变性，可伴有眼球运动障碍、视神经萎缩、锥体束征、锥体外系征、肌萎缩、周围神经病、痴呆。SCA 起病年龄通常在 30 ～ 50 岁，也可出现在幼年或老年时期。通常扩增等位基因上的 CAG 重复数越多，发病年龄越早，病情越重。目前倾向于根据遗传位点对 SCA 进行分类，每种亚型都被命名为 SCAn（n 依照致病基因或位点发现的时间顺序递进），目前已经报道了超过 41 种不同的 SCA 亚型，见表 18-1。

SCA 发病机制目前尚不清楚，主要与遗传因素有关。其共同病理改变是神经元内异常蛋白聚集形成包涵体，属于神经系统退行性疾病。SCA3 主要损害脑桥和脊髓小脑束。

眼肌无力、不自主眼球运动（眼球震颤）、眼突出、肌束震颤和帕金森综合征是 SCA1、SCA2 和 SCA3 的典型表现。锥体束征如痉挛、肌肉无力、反射亢进与大多数亚型重叠。SCA10 更常见于癫痫发作，SCA14 伴肌肉抽搐收缩（肌阵挛），SCA36 伴面部和舌头短暂收缩（肌束震颤），异常不自主运动（舞蹈病）和震颤常见于 SCA12、SCA27 及鱼鳞样斑块伴 SCA34。异常运动或姿势、认知和精神问题、震颤、快速不自主运动（舞蹈病）、听力损失是其他常见发现。

SCA3 的临床特征为眼睑后退、眼睑肌束颤动、下肢痉挛疼痛、膝关节不稳定、二便急、RBD、情感障碍、认知障碍、晚期消瘦。儿童期起病以肌张力障碍为主，青少年起病以明显痉挛为主，中年起病以周围神经病、自主神经异常为主。神经影像学特征为疾病早期和中期脑干和小脑萎缩不明显。临床变

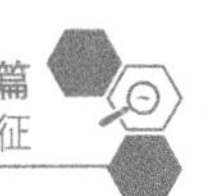

异型为痉挛性截瘫、肌张力障碍、帕金森病。CAG 重复次数在 65 ～ 75 次的可引起发病的明显变化。SCA3 是第一个发现合并帕金森综合征的 SCA，目前 SCA2 是报道的可合并帕金森综合征的亚型。另外 SCA6、SCA8、SCA17 均可合并帕金森综合征。

具有帕金森样临床表现的 SCA 行 DAT-PET 检测可见双侧壳核的摄取减低；同样没有帕金森样临床表现的 SCA2 和 SCA3 的患者行 DAT-PET 也可以见到双侧壳核的摄取减低。

目前，尚无改善疾病的治疗方法，多为对症治疗。针对共济失调可给予他替瑞林、伐尼克兰；针对痉挛、肌张力增高可给予巴氯芬、替扎尼定；帕金森样表现可给予多巴丝肼、苯海索；可给予辅酶 Q10、艾地苯醌、维生素 E、B 族维生素、海藻糖等神经保护；康复及心理治疗。

STN 是治疗帕金森病的核团，该核团的刺激或破坏可以控制帕金森病的震颤、强直、运动迟缓等症状。SCA2/3 患者的 STN 神经元丢失，可能抑制了震颤、强直等帕金森症状的出现；而没有 STN 神经元丢失的患者，因为同时有黑质神经元的丢失，故出现了震颤、强直等帕金森样症状。然而，深部脑刺激治疗这种 SCA3 亚型帕金森综合征的益处尚不明确。

2022 年我国报道了一例 39 岁 *SCA3* 基因突变型患者，该患者在前 3 年中运动症状对左旋多巴和多巴胺激动剂有良好反应，但后来出现了剂末现象、左旋多巴诱导的运动障碍和严重的冲动控制障碍。为了缓解药物引起的并发症，他在没有小脑体征、抑郁和认知障碍的情况下接受了双侧丘脑下核深部脑刺激且效果良好。我们的患者是在存在小脑体征的基础上接受了双侧丘脑下核深部脑刺激术，且对帕金森综合征症状也同样改善良好，但无法改善其小脑症状。STN-DBS 可考虑作为 SCA3 帕金森病表型患者严重多巴相关运动 / 非运动并发症的辅助治疗。该病例给我们的启示：药物反应良好并不一定是帕金森病，在遇到帕金森合并共济失调时需注意 SCA 的排除。

表 18-1　不同 SCA 分型的不同病理生理及临床表现

分型	致病基因	蛋白	神经病理	临床表现
SCA1	*ATXN1*	ATXN1（基因转录）	小脑、脑干和脊髓	共济失调、痉挛、眼肌麻痹、延髓症状和感觉症状
SCA2	*ATXN2*	ATXN2（RNA 修复）	小脑、脑干、黑质、脊髓和多发性神经病变	共济失调、缓慢扫视和感觉症状
SCA3	*ATXN3*	ATXN3（去泛素化酶）	齿状核、基底神经节黑质、脊髓和多发性神经病变	共济失调、眼肌麻痹、痉挛状态；基底神经节症状、感觉症状、肌萎缩（包括面部萎缩和肌束震颤）
SCA6	*CACNA1A*	电压依赖性钙通电兴奋	小脑	小脑共济失调和下视性眼球震颤
SCA7	*ATXN7*	ATXN7（组蛋白亚基乙酰转移酶复合物）	小脑、脑干、基底神经节和视网膜	共济失调、视觉丧失、眼肌麻痹和痉挛
SCA8	*ATXN8*	ATXN8	小脑	共济失调、痉挛状态；感觉症状；认知和情绪变化
SCA10	*ATXN10*	ATXN10	小脑	小脑共济失调和癫痫
SCA12	*PPP2R2B*	大脑特异性调节亚基的蛋白磷酸酶 2A（丝氨酸 / 多发性神经病参与细胞的苏氨酸磷酸酶循环和转录）	小脑、多发性神经病变	共济失调和震颤
SCA17	*TBP*	TATA 盒 -1 结合蛋白(基因小脑转录）	小脑	共济失调、痉挛状态；基底神经节症状、精神疾病和痴呆
SCA31	*BEAN1*	NEDD4 相关蛋白	小脑	小脑共济失调
SCA36	*NOP56*	内含子核仁蛋白 5	小脑	小脑共济失调、肌萎缩和听力丧失
SCA37	*DAB1*	不完整同源物 1’	小脑	小脑共济失调和垂直眼异常
SCA5	*SPTBN2*	稳定膜蛋白的细胞骨架蛋白，包括谷氨酸盐受体	小脑	单纯小脑性共济失调
SCA13	*KCNC3*	亚单位 K，3.3（神经元兴奋性）	小脑和脑干	小脑和脑干共济失调和智能异常
SCA14	*PRKCG*	蛋白激酶 Cy	小脑	小脑共济失调和肌阵挛
SCA15/16	*ITPR1*	肌醇 1，4.5- 三磷酸受体 1 型（细胞内肌醇三磷酸盐门控钙通道）	小脑	单纯小脑性共济失调
SCA19/22	*KCND3*	亚单位 K，1.3’（神经元兴奋性）	小脑	SCA19：共济失调，认知损伤和肌阵挛 SCA22：单纯小脑性共济失调
SCA28	*AFG3L2*	AFG3 样蛋白 2（m-AAA 的一部分，线粒体内膜中的蛋白酶复合物）	小脑	共济失调、痉挛状态和心悸、眼肌麻痹

（李芳菲　马凌燕　王展）

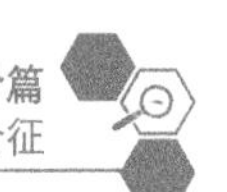

参考文献

[1] DUENAS A M，GOOLD R，GIUNTI P. Molecular pathogenesis of spinocerebellar ataxias. Brain，2006，129（Pt 6）：1357-1370.

[2] DURR A. Autosomal dominant cerebellar ataxias：polyglutamine expansions and beyond. Lancet Neurol，2010，9（9）：885-894.

[3] CORRAL-JUAN M，SERRANO-MUNUERA C，RÁBANO A，et al. Clinical，genetic and neuropathological characterization of spinocerebellar ataxia type 37. Brain，2018，141（7）：1981-1997.

[4] SULLIVAN R，YAU W Y，O’CONNOR E，et al. Spinocerebellar ataxia：an update. J Neurol，2019，266（2）：533-544.

[5] KUO M C，TAI C H，TSENG S H，et al. Long-term efficacy of bilateral subthalamic deep brain stimulation in the parkinsonism of SCA 3：a rare case report. Eur J Neurol，2022，29（8）：2544-2547.

[6] POSTUMA RB，BERG D，STERN M，et al. MDS clinical diagnostic criteria for Parkinson's disease. Mov Disord，2015，30（12）：1591-1601.

[7] 中华医学会神经病学分会帕金森病及运动障碍学组，中国医师协会神经内科医师分会帕金森病及运动障碍专业委员会 . 中国帕金森病的诊断标准（2016 版）. 中华神经科杂志，2016，49（4）：268-271.

实战篇

病例 19　帕金森病中的睁眼困难——张睑失用

病例介绍

【主诉】

患者，男，75 岁，主诉："肢体僵硬、抖动伴运动迟缓 9 年，睁眼困难 1 年。"

【病史询问思路】

（1）患者该主诉主要包括了两个方面的症状：①肢体僵硬、抖动、运动迟缓；②睁眼困难。并且肢体僵硬、运动迟缓先于睁眼困难出现。根据主诉，首先围绕肢体僵硬、抖动、运动迟缓的特点进行询问，包括起病侧、受累肢体、发展顺序，有无肢体无力、言语缓慢、语调低沉；抖动的特点（静止性、姿势性、动作性），一天内的波动情况，加重及缓解因素；姿势步态情况，行走时姿势状态，有无转身困难、小碎步、冻结步态，有无摔倒。其次，关于睁眼困难，需要询问严重程度、有无波动、加重及缓解因素（如强光、情绪等）、是否与药物有关、对生活质量的影响等。

（2）还需询问患者在此前及目前治疗情况，包括用药方案、对药物及其他治疗的反应、治疗的不良反应。

（3）应询问患者在病程中有无其他伴随症状或非运动症状，如情绪、大小便、睡眠、智能、幻觉等及其相关治疗情况。

（4）询问患者既往患病情况，有无家族遗传病病史及食物和药物过敏史、传染病病史、毒物接触史、吸烟饮酒史、脑外伤史及一氧化碳中毒史。特别注意询问有无继发性因素所导致的帕金森综合征（如抗精神病药物应用史）。

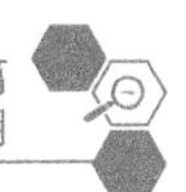

询问结果如下。

现病史：患者 9 年前无明显诱因出现右手、右下肢不自主抖动，静止时出现。右侧肢体僵硬，活动不灵活，行走时右下肢拖曳。8 年前抖动加重，逐渐出现梳头、穿衣费力。就诊于当地医院，考虑帕金森病，给予多巴丝肼、普拉克索治疗后（具体剂量不详）症状减轻。7 年前左侧肢体出现类似症状，此后病情逐渐加重，出现夜间翻身困难，调整抗帕金森病药物后症状部分改善。此后患者根据症状不断调整药物，先后服用多巴丝肼、普拉克索、卡左双多巴、恩他卡朋、司来吉兰等多种药物，剂量及服用次数逐渐增加。3 年前患者症状加重，服药后症状减轻，每次服药维持 2 ～ 3 小时，药效过后行走困难、小碎步、转身困难，于我院功能神经外科行 STN-DBS 手术，术后肢体僵硬、抖动、运动减慢及剂末现象有所改善，术后抗帕金森病药物剂量较前减少。1 年前，患者无明显诱因出现双侧睁眼困难，用手指将眼睑上推后可保持双眼睁开，但眨眼后再次睁开困难，无法完成连续眨眼动作。无晨轻暮重现象，无复视，无眼球运动障碍，与抗帕金森病药物服用无明显时间相关性。外院给予巴氯芬、苯海索，睁眼困难无改善。患者发病以来，病程中嗅觉减退、便秘、尿频、尿急，无尿失禁。睡眠中偶有大喊大叫。为进一步诊治就诊于我院。

既往史、个人史及家族史：高血压病史，服用硝苯地平控释片，血压控制在 130 ～ 140/80 ～ 90 mmHg。糖尿病病史，长期服用二甲双胍，空腹血糖控制在 7 ～ 9 mmol/L。否认脑外伤、脑炎、脑血管病病史，否认服用抗精神病药物及一氧化碳中毒史。否认类似家族病病史。

【体格检查】

1. 体格检查前分析

该患者在体格检查时应在系统全面检查的基础上注意以下几方面：粗侧皮质功能、构音、肌张力、共济运动、运动迟缓检查、眼动、眼周肌肉活动情况、疲劳试验、血压波动、闭目难立征、病理征、后拉实验等。

（1）患者主诉及现病史中存在肢体抖动，查体中要注意肢体抖动的模式，是否为规律性、静止性、姿势性或动作性震颤，加重、缓解因素，是否双侧对称等。

（2）关注肢体肌张力，是否为齿轮样或折刀样，是否双侧对称；关注行走步态，有无冻结步态。

（3）重点关注双眼各项运动，有无眼动受限，眼周肌肉有无痉挛收缩，行简单的疲劳试验。

（4）考虑到患者帕金森病病程长，服用多种药物，且既往有高血压病史，注意血压监测，特别是服药前后，明确有无直立性低血压。

查体：（服药后 3 小时）右侧卧位血压 135/75 mmHg，心率 76 次 / 分。卧立位血压和心率：立位即刻血压 118/69 mmHg，心率 83 次 / 分；立位 1 分钟血压 125/75 mmHg，心率 84 次 / 分；立位 3 分钟血压 130/74 mmHg，心率 85 次 / 分；立位 5 分钟血压 135/75 mmHg，心率 82 次 / 分。内科系统查体未见异常。神经系统查体：神志清楚，面部表情少，构音障碍。时间、地点、人物定向力基本正常，记忆力、计算力正常。双眼裂缩小，双眼睑闭眼后开启困难，尤以用力闭目后再开启时更明显，用手向上推上眼睑后可睁开，未见眼周肌肉不自主收缩。睁闭眼 20 次后，眼裂大小无明显变化。双眼球各项运动充分，扫视速度减慢，无复视及眼球震颤。双侧面部针刺觉对称，双侧角膜反射正常引出，双侧咀嚼对称有力。双侧额纹、面纹对称，闭目及示齿有力。双耳粗测听力可，Weber 征居中，Rinne 试验双侧气导＞骨导。双侧软腭上抬有力，双侧咽反射存在。双侧转颈、耸肩有力，伸舌居中，未见舌肌纤颤。四肢肌力 5 级，肌张力增高，呈齿轮样，右侧明显。右侧上下肢可见静止性、姿势性震颤。四肢腱反射可引出，病理征阴性。双侧指鼻、跟膝胫试验稳准。行走时躯干前倾，小碎步，转身困难，双上肢联带动作减少，闭目难立征阴性，后拉试验阳性。双侧针刺觉及音叉振动觉对称。四肢腱反射对称。双侧掌颏反射、Hoffmann 征阴性。双侧 Babinski 征阴性。颈软，脑膜刺激征阴性。

2. 体格检查后分析

患者内科系统查体未见明显异常。神经系统查体可见以下主要症状：①运

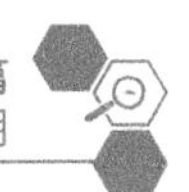

动迟缓、肌张力增高、静止性及姿势性震颤，呈不对称性；②姿势步态异常；③眼裂小，双眼闭眼后开启困难，疲劳实验阴性。

【初步诊断】

一、定位诊断

锥体外系（黑质－纹状体系统）。

患者临床表现为运动迟缓、姿势异常、步态异常，查体可见动作缓慢、姿势步态异常，符合锥体外系受累表现，定位于黑质－纹状体系统。

二、定性诊断

患者主要表现为运动迟缓、姿势异常、步态异常，查体可见动作缓慢、姿势步态异常体征。患者具备运动迟缓和肌强直，可纳入帕金森综合征的诊断标准。根据 2015 年国际 MDS 帕金森病诊断标准及中国的帕金森病诊断标准（2016 版）。

1. 支持标准

（1）对多巴胺能药物治疗具有明确且显著的有效应答，可定义为以下两种情况：①治疗后 MDS-UPDRS Ⅲ评分改善超过 30% 或主观描述确定；②明确且显著的“开－关”期波动，有可预测的剂末现象。

（2）出现左旋多巴诱导的异动症。

（3）存在单个肢体静止性震颤。

（4）以下辅助检测阳性：存在嗅觉丧失，或头颅超声显示黑质异常高回声，或心脏间碘苄胍闪烁显像法显示心脏去交感神经支配。

2. 绝对排除标准

（1）明确的小脑功能异常。

（2）向下的垂直性核上性凝视麻痹。

（3）在发病的前 5 年内，诊断为高度怀疑的行为变异型额颞叶痴呆或原发性进行性失语。

（4）发病超过 3 年帕金森综合征的表现仍局限在下肢。

（5）采用多巴胺受体阻滞剂或多巴胺耗竭剂治疗。

（6）尽管病情为中等严重程度，仍对高剂量的左旋多巴治疗缺乏显著的治疗应答。

（7）明确的皮质性的感觉丧失，明确的肢体观念运动性失用或进行性失语。

（8）分子神经影像学检查突触前多巴胺能系统功能正常。

（9）明确记录的可导致帕金森综合征或疑似与患者症状相关的其他疾病。

3. 警示征象

（1）发病 5 年内出现快速进展的步态障碍，需要使用轮椅。

（2）发病5年或5年以上，运动症状完全没有进展，除非病情稳定与治疗相关。

（3）发病 5 年内出现严重的发音困难或构音障碍、吞咽困难。

（4）发病 5 年内出现吸气性呼吸功能障碍。

（5）发病 5 年内出现严重的自主神经功能障碍，包括直立性低血压，血压下降至少 30/20 mmHg；严重的尿潴留、尿失禁或勃起功能障碍。

（6）发病 3 年内由于平衡障碍反复（＞1 次 / 年）跌倒。

（7）发病 10 年内出现不成比例的颈部前倾或手足挛缩。

（8）发病 5 年内未出现任何一种常见的非运动症状。

（9）其他原因不能解释的锥体束征。

（10）双侧对称的帕金森综合征。

结合上述诊断标准，该患者没有绝对排除标准，符合支持标准的第 1 和第 3 条，无警示征象，故诊断为临床确诊的帕金森病。

患者本次就诊的主要目的是缓解睁眼困难，综合患者目前表现及神经系统查体，考虑张睑失用（apraxia of lid opening，ALO）。诊断依据：患者睁眼困难 1 年，表现为双眼睑开启困难，尤以用力闭目后再开启时更明显，未见眼睑痉挛，考虑 ALO。ALO 的临床诊断标准：短暂性启动睁眼困难；眼轮匝肌无进行性的收缩；开始睁眼时强有力地额肌收缩；无眼球运动异常，无眼交感神经异常及眼部肌病。

【鉴别诊断】

1. 帕金森叠加综合征

主要包括皮质基底节变性、多系统萎缩、进行性核上性麻痹及路易体痴呆等。患者对左旋多巴反应良好，出现剂末现象，符合 MDS 2015 年新版帕金森病诊断标准。而不典型帕金森综合征多进展迅速，早期可累及锥体外系及其他多个系统（皮质、锥体束、脑干、小脑及自主神经功能系统），目前诊断不支持。

2. 重症肌无力

眼肌型重症肌无力是重症肌无力的一种常见临床表现，患者表现为一个或多个眼外肌麻痹，可出现上睑下垂和（或）复视的眼部症状，瞳孔功能、感觉功能和视力不受累。患者症状有波动性，重复或持续的肌肉活动后加重（即疲劳），休息、睡眠可部分缓解。该患者需警惕重症肌无力眼肌型的可能，进一步完善乙酰胆碱受体抗体、肌电图重频刺激有助于明确诊断。

3. 眼睑痉挛

眼睑痉挛属于局灶性肌张力障碍，主要临床表现为睁眼困难，强光刺激或情绪波动时加重，部分患者伴有干眼症，查体可见眼周肌肉不自主收缩。严重程度因人而异差异较大，严重时双眼可完全难以睁开，出现功能性盲。本患者主要表现为睁眼时启动困难，并未见眼周肌肉不自主痉挛收缩，不支持眼睑痉挛的诊断。

【进一步辅助检查】

1. 主要检查

（1）常规检查：血、尿、便常规，肝肾功能，心电图，胸片。

（2）抗乙酰胆碱受体抗体检查、新斯的明试验。

（3）头颅 CT 检查（因完善头颅 MRI 需关机进行，考虑患者目前帕金森病症状不适合关机，可先完善头颅 CT 检查，若提示有异常，进一步完善 MRI 检查）或头颅 MRI。

（4）肌电图检查。

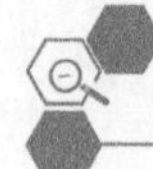

2. 主要检查结果

（1）血常规、生化、甲状腺功能、免疫全套、抗乙酰胆碱受体抗体等均无明显异常。

（2）多巴丝肼 187.5 mg 测评：MDS-UPDRS Ⅲ最大改善 35%。

（3）头颅 CT：DBS 术后改变（图 19-1）；脑白质缺血性改变。

（4）新斯的明实试验：阴性。

（5）胸腺 CT 平扫未见明显异常。

（6）肌电图重复电刺激：未见高频递减。

（7）MMSE 评分：28 分；MoCA 评分：27 分。

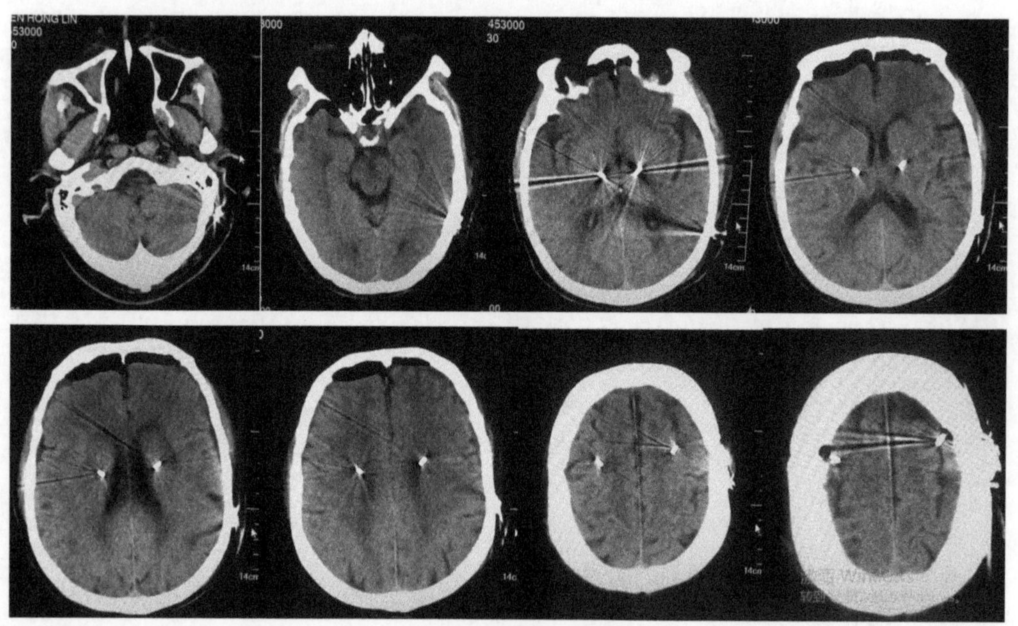

DBS 术后改变；脑白质缺血性改变。

图 19-1 头颅 CT

【治疗过程】

患者有运动迟缓、姿势步态异常等症状，继续目前抗帕金森病药物及调整 DBS 参数治疗。服用药物：多巴丝肼 125 mg，3 次 / 日；恩他卡朋 0.2 g，3 次 / 日；吡贝地尔 50 mg，3 次 / 日；雷沙吉兰 1 mg，早饭后。患者步态障碍较前改善，但服药前后睁眼困难无明显改善。考虑目前 ALO 不排除与 DBS 手术相关，尝

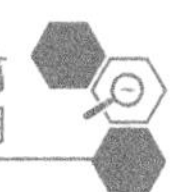

试调整 DBS 参数：由原先的参数左侧电压 1.8 V、脉宽 65 μs、频率 135 Hz，右侧电压 1.6 V、脉宽 60 μs、频率 130 Hz，调整为左侧电压 1.6 V、脉宽 60 μs、频率 135 Hz，右侧电压 1.5 V、脉宽 60 μs、频率 130 Hz，睁眼困难无明显改善，抖动较前加重，后恢复原参数。

针对 ALO，给予肉毒毒素双眼周肌内注射，共 40 U，1 周后患者睁眼困难症状明显改善，持续约 4 个月。

【最终诊断】

帕金森病

H-Y 分期（开期 3 级，关期 5 级）

剂末现象

DBS 术后

张睑失用

讨论与分析

患者帕金森病的诊断明确，此次就诊目的主要是缓解睁眼困难。睁眼困难表现为双眼睑开启困难，尤以用力闭目后再开启时更明显，未见眼睑痉挛，考虑 ALO。ALO 也叫睁眼失用，是指某些中枢神经系统疾病所致双侧或非优势侧半球损害，导致提上睑肌功能异常抑制，临床表现为睁眼困难。

1965 年 Glodstein 等首先提出 ALO 概念，用以描述发生于某些中枢神经系统疾病（双侧或非优势侧半球损害）所致非麻痹性运动障碍（提上睑肌功能异常抑制），主要表现为一侧或双侧眼睑非痉挛性地睁眼困难。ALO 的临床标准：①短暂性启动睁眼困难；②眼轮匝肌无进行性的收缩；③开始睁眼时强有力的额肌收缩；④无眼球运动异常、眼交感神经异常及眼部肌病。

ALO 可见于多种病因，常见于额颞叶损伤、帕金森病、多系统萎缩、进行性核上性麻痹、卒中、药物（氟桂利嗪）等。

ALO 需要与重症肌无力、眼睑痉挛等相鉴别。眼睑痉挛是一种局灶性肌张力障碍，临床表现为双侧眼睑不自主闭合，焦虑、疲劳、亮光、驾驶、阅读和自我注意等均可加重，放松可短暂缓解。嘱患者用力闭眼后迅速睁眼，ALO 患者用力闭眼后再睁眼时，尽管已出现明显的皱额及抬眉等代偿动作，却仍难以睁开眼睛；眼睑痉挛患者表现为再睁眼时眼轮匝肌持续地不自主收缩。本患者再睁眼时未见眼轮匝肌的不自主收缩，不支持眼睑痉挛。此外，患者新斯的明试验、血清乙酰胆碱受体抗体及重复电刺激等检查均未见异常，不支持重症肌无力。

治疗上可尝试采用 A 型肉毒毒素局部注射治疗 ALO，部分患者可能有效。不同研究改善度有所差异。本患者双眼周局部注射 A 型肉毒毒素后，自觉症状改善 60%，效果维持 3 ～ 4 个月，整体改善满意。另有报道称佩戴护眼镜也可以改善患者的日常生活质量。

（马凌燕）

参考文献

[1] CIMMINO A T，VITALI F，IORIO R. Teaching video neuroImage：bilateral eyelid opening apraxia in a patient with top of the basilar syndrome. Neurology，2023，100（15）：734-735.

[2] MOHAN M，THOMAS R，SASIKUMAR S. Elevation of the lower eyelid：a sign to differentiate pretarsal blepharospasm from Apraxia of eyelid opening. Mov Disord Clin Pract，2021，8（5）：782-784.

[3] LEPORE F E，DUVOISIN R C. “Apraxia” of eyelid opening：an involuntary levator inhibition. Neurology，1985，35（3）：423-427.

[4] SEPE-MONTI M，GIUBILEI F，MARCHIONE F，et al. Apraxia of eyelid opening in a case of atypical corticobasal degeneration. J Neural Transm（Vienna），2003，110（10）：1145-1148.

[5] KAIBORIBOON K，OLIVEIRA G R，LEIRA E C. Apraxia of eyelid opening secondary to a dominant hemispheric infarction. J Neurol，2002，249（3）：341-342.

[6] YOON W T，CHUNG E J，LEE S H，et al. Clinical analysis of blepharospasm and apraxia of eyelid opening in patients with parkinsonism. J Clin Neurol，2005，1（2）：159-165.

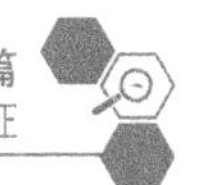

病例 20　发作性全身抖动 10 年——肌阵挛 - 肌张力障碍综合征

病例介绍

【主诉】

患者，女，21 岁，主诉："发作性全身抖动 15 年，加重 2 年。"

【病史询问思路】

（1）首先围绕抖动的特点进行询问，包括抖动的频率、性质、主要受累部位，每次抖动模式固定与否，一天内的波动情况，加重及缓解因素；是否伴有意识障碍、四肢抽搐、二便障碍，有无口中发声、清嗓、秽语，有无姿势异常，有无舞蹈样动作，是否影响正常生活等。同时询问发作间期情况。

（2）需询问患者在外院检查、诊断及治疗情况，抖动对各种药物的反应情况，特别是抗癫痫及安定类药物。

（3）应询问患者有无认知及情绪、精神心理方面的问题，包括有无反应慢、记忆力减退、性格改变、抑郁、焦虑、对事物兴趣减低等。询问抖动与情绪的相关性。

（4）围绕幼年时情况进行询问，包括出生时是否为足月顺产，有无窒息史，学会讲话和走路的年龄，智力发育情况，幼年时学习及体育成绩。

（5）了解饮食、睡眠、体重变化及大小便等一般情况。

（6）询问患者既往史及家族史情况。既往有无相关疾病，父母是否近亲结婚，有无家族遗传病病史及食物药物过敏史、传染病病史、毒物接触史、吸烟饮酒史。

询问结果如下。

现病史：患者15年前（6岁左右）出现头部、颈部及上肢不自主抖动，起初轻微颤抖，幅度较小，不影响正常生活及活动，家人未予重视，未就诊。此后不自主抖动逐渐加重，出现全身抖动，累及头颈部、躯干、双上肢，较前频繁，幅度较前增大，抖动的速度较快。情绪紧张、压力大时抖动频繁出现。抖动出现时无肢体麻木无力，无大小便失禁，无意识障碍、精神异常等，发作间期四肢活动正常，未规律诊治。2年前症状明显加重，紧张、处于陌生环境时抖动发作增多，幅度增大，全身抖动时日常活动受影响，并发现写字动作有时不受控制，写字困难。放松心情或分散注意力后症状可部分缓解。就诊于外院，短程脑电图未见明确癫痫放电，考虑“焦虑抑郁状态”，曾予利培酮、帕罗西汀、氯硝西泮及心理治疗，患者自觉服用氯硝西泮后抖动较前明显改善，其他药物改善不明显，自行停药。患者无意发现饮酒可使抖动明显缓解，近期经常饮酒，每次啤酒1瓶或白酒小半杯（＜50 g）。

患者病程中无构音障碍，无不自主发声，无姿势异常，无肢体舞蹈样动作，无走路不稳，无智能减退等。患者病程中逐渐出现情绪低落、焦虑及自卑心理。大小便正常，体重无明显变化。否认皮疹、光过敏、口腔溃疡、口干眼干、关节肿痛及雷诺现象等。

既往史、个人史及家族史：既往体健。无高血压、糖尿病、肝脏及肾脏疾病等病史。否认手术、重大外伤及输血史，否认肝炎、结核等传染病病史及接触史，否认食物及药物过敏史。足月顺产，出生时无窒息史，儿童期语言、运动能力基本同同龄人。近1年因欲控制抖动发作间断饮酒，否认吸烟史。父母非近期结婚，父亲头颈部、上肢也有间断抖动病史，但未诊治、服药。

【体格检查】

1. 体格检查前分析

该患者在体格检查时应在系统全面检查的基础上注意以下几方面。

（1）内科系统：发育与营养状况，有无面容、毛发、视力、体型及关节等异常，是否有皮疹、肿大的淋巴结等。

（2）在神经系统专科检查时主要观察抖动的模式、速度、受累部位，有无意识障碍、不自主发声、姿势异常等。考虑到既往外院诊断考虑抖动与焦虑抑郁有关，查体过程中应着重观察患者抖动与情绪的关系。

（3）其他神经系统查体应注意颅神经的检查，观察眼底是否有 K-F 环，警惕肝豆状核变性。

（4）查体过程中应尽量明确患者主诉中“抖动”的运动模式类型，主诉为“抖动”，运动模式可包括震颤、肌张力障碍、肌阵挛、舞蹈、抽动等运动模式，在查体过程中要仔细分辨。此外，在查体中应注意有无其他运动障碍。

（5）最后需要注意对患者智能及情绪进行评估，可选用 MMSE 及 MoCA 评估智能，HAMA 及 HAMD 评估情绪。

查体：患者发育正常，营养良好，无特殊面容，皮肤黏膜无苍白、水肿，无干燥脱屑，无皮疹，浅表淋巴结未触及肿大。心肺无异常，肝脾不大，无关节红肿压痛等。神经系统专科检查：神清语利，颅神经未发现异常，视力、视野粗测正常，未见 K-F 环。可见患者间断出现全身快速、闪电样刻板抖动，躯干及上肢近端明显。四肢肌力 5 级，肌张力正常，四肢腱反射对称引出。右手写字时可见右手五指及右手手腕不自主屈曲，写字困难，写出的字不工整。四肢深浅感觉正常。双侧病理征阴性。颈软，双侧 Kernig 征（+），Brudzinski 征（–）。MMSE 评分：30 分；MoCA 评分：29 分；HAMA 评分：13 分；HAMD 评分：15 分。

2. 体格检查后分析

神经系统检查异常主要表现为全身快速、闪电样抖动，躯干及上肢近端明显，需进行不自主运动所属运动障碍模式的判断。临床上相关的模式可能有震颤、肌张力障碍、舞蹈、肌阵挛、抽动等。①肌阵挛：指一次突然快速的不自主的肌肉收缩，是起源于中枢或周围神经系统的突然、快速、短暂、闪电样的不自主肌肉收缩或放松。通常一次肌阵挛的单次发作时间＜ 0.2 秒。②震颤：是一种节律性、交替性动作，指主动肌和拮抗肌节律性收缩，通常明显比肌阵挛慢。帕金森病典型静止性震颤频率范围通常是 4 ～ 6 Hz；小脑及其传出通路疾病的震颤频率是 2 ～ 3 Hz；生理性震颤的频率更快，经常是 8 ～ 10 Hz。但是震颤偶尔也可能呈抽动性及不规律性，很像肌阵挛，需行电生理检查来鉴别。③肌张力障碍：以主动肌与拮抗肌收缩不协调或过度收缩引起的异常动作和姿势为特征的运动障碍疾病，具有不自主性和持续性的特点，其病因可分为原发性和继发性。④舞蹈样动作：指出现不自主舞蹈样动作，一般幅度较大，无规律性。通常是一种快速、不规则、非节律性、非持续性的不随意运动，运动的时间、方向及分布均不恒定，是随机变化的，容易与肌阵挛相区别。⑤抽动：临床表现为突然、自发、无目的的简单和复杂的运动或发声，典型的情况是在抽搐前常伴有一种想动的冲动感，并且完成抽搐后则常会有一种轻松感。抽动呈短暂性，但可以人为地被暂时抑制。综合以上特点，患者主诉的“抖动”，考虑运动模式符合肌阵挛。此外，患者进行写字动作时，可见右手五指及右手手腕不自主屈曲，考虑存在肌张力障碍，即右上肢书写痉挛。综上，患者存在肌阵挛和肌张力障碍两种运动障碍模式。

【初步诊断】

一、定位诊断

大脑皮质或锥体外系。

基于对患者症状与体征的分析结合上述辅助检查结果，提示存在肌阵挛。根据其病因不同，肌阵挛可由皮质、皮质下、脊髓、周围神经受累等多种部位异常导致。根据患者目前症状，考虑大脑皮质或锥体外系受累可能。此外，患者写字时出现书写痉挛，属于肌张力障碍，考虑锥体外系受累。

二、定性诊断

患者青年女性，慢性病程，进行性加重，临床上表现为肌阵挛和肌张力障碍，紧张时加重，服用氯硝西泮及饮酒后可缓解。肌阵挛根据病因，可分为生理性、痫性、原发性和继发性。外院脑电图未见明显异常，且存在阳性家族史，首先考虑原发性肌阵挛的可能。其中患者的肌阵挛症状在服用酒精后有明显改善，回顾文献，对酒精有反应的肌阵挛并不多见，可见于以下疾病：①肌阵挛 - 肌张力障碍综合征；②进行性肌阵挛癫痫；③缺氧后肌阵挛等。根据患者目前肌阵挛和肌张力障碍症状，结合阳性家族史，首先考虑肌阵挛 - 肌张力障碍综合征。该病可同时出现肌阵挛和肌张力障碍，其中肌阵挛是主要致残症状，主要累及躯干和上肢，姿势、动作及精神因素可加重，肌阵挛对酒精反应良好；肌张力障碍一般为轻到中度，多表现为痉挛性斜颈和书写痉挛。除肌阵挛和肌张力障碍症状外，患者还可出现精神症状，表现为精神障碍、焦虑、抑郁、强迫症等。需进一步完善基因以明确诊断。

【鉴别诊断】

1. 肌阵挛癫痫

肌阵挛癫痫是肌阵挛的常见病因，需依靠脑电图有无癫痫放电诊断。该患者既往脑电图未见癫痫放电，此次需复查进一步明确。

2. 惊吓综合征

惊吓综合征表现为外界刺激可引起震颤、肌阵挛等不自主运动，与环境因素明确相关，为良性病变，一般预后较好。该患者虽有外界诱因，但肌阵挛发作频繁，影响正常生活，不支持。

3. 功能性疾病

精神性运动障碍在躯体化障碍、抑郁的患者中可以见到，其临床表现多样，患者全身抖动发作多于情绪紧张、激动时出现，被人关注或处于陌生环境时发作增多，精神性因素可能。该病为排除性诊断，需完善相关检查除外器质性病变后方可诊断。

4. 抽动秽语综合征

抽动秽语综合征的特征性临床表现为不自主、突发、快速、重复的抽动，伴有不自主发声和秽语，头面部症状可出现眨眼、噘嘴、点头，可发展至其他部位，如颈部、肩部、肢体和躯干。患者病程中无不自主发声的临床表现，抖动形式不符合抽动的特征，为不支持点。

5. 风湿性舞蹈症

风湿性舞蹈症是和急性风湿病有关的一种疾病，多见于 5 ～ 15 岁女童，表现为不自主、无规律的急速舞蹈动作、肌张力降低和精神障碍。患者目前年龄稍大，病程长，不支持，可完善 ASO 检查以明确诊断。

6. 重金属中毒

锰、铜等重金属中毒也可出现不自主运动，但患者无重金属接触史，目前不支持，必要时可完善血毒物筛查。

7. 神经棘红细胞增多症

神经棘红细胞增多症可表现为肢体不自主运动，半数以上患者有认知障碍和人格改变，血细胞形态学分析有助于诊断。

【进一步辅助检查】

1. 主要检查

（1）常规检查：血、尿、便常规，肝肾功能，心电图，胸片。

（2）视频脑电图：明确发作时是否有异常放电，排除癫痫发作。

（3）血清铜、铜蓝蛋白：是否存在金属铜代谢异常，有助于明确肝豆状核变性所致运动障碍。

（4）血涂片：看有无棘形红细胞及其比例，主要排除有无棘红细胞增多症所致运动障碍。

（5）ASO、血清重金属水平：由于 ASO 与风湿性舞蹈症有关，应注意筛查；重金属中毒或水平增高可导致多种症状，少数患者可出现运动障碍表现，此处应注意。

（6）免疫指标、炎性指标：抗核抗体、抗中性粒细胞质抗体、红细胞沉降率、ASO、类风湿因子等。

（7）其他代谢方面检查：血乳酸、甲状腺功能、尿有机酸。

（8）遗传学检测：患者存在家族史，建议完善基因学检测明确有无基因突变，对于诊断有重要意义。

（9）头颅 MRI 平扫 + 增强：明确患者有无颅内病变。

2. 主要检查结果

（1）血常规、尿便常规、肝肾功能、血脂、心电图、胸片：未见明显异常。

（2）铜蓝蛋白：0.27 g/L（0.2 ～ 0.6 g/L）。

（3）甲状腺功能、免疫指标、补体、ASO、类风湿因子、红细胞沉降率：正常范围。

（4）血涂片：红细胞、白细胞、血小板数量及形态大致正常。

（5）尿有机酸：未见明显异常。

（6）头颅 MRI+MRA：未见明显异常（图 20-1）。

（7）脑电图：正常脑电图。

（8）肌电图：未见神经源性或肌源性损害。

（9）眼科会诊：未发现 K-F 环。

（10）基因筛查：*SGCE* 基因发现一处杂合变异：c.771_772del（p.Cys258Ter11），HGMDpro 数据库报道为致病变异，父亲存在同样突变（图 20-2）。

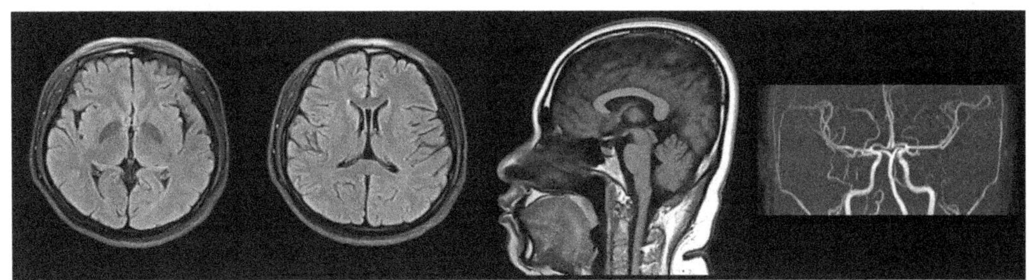

图 20-1　头颅 MRI+MRA 未见明显异常

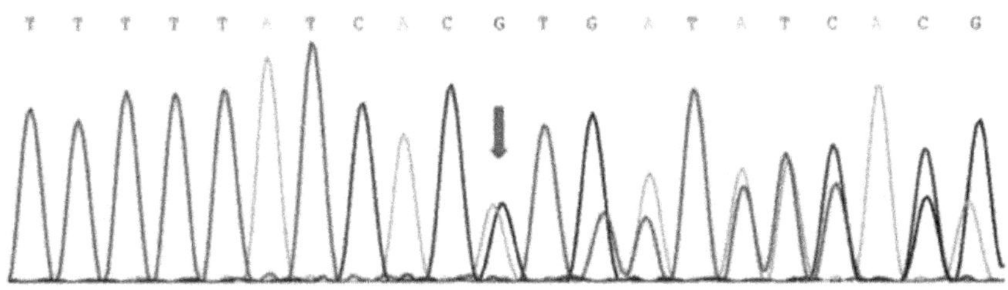

患者 *SGCE* 基因发现一处杂合变异：c.771_772del（p.Cys258Ter11）。

图 20-2　基因筛查

【治疗过程】

患者通过基因检测，*SGCE* 基因发现一处杂合变异，诊断考虑肌阵挛 – 肌张力障碍综合征，给予氯硝西泮 1 mg，3 次 / 日，控制肌阵挛，苯海索 1 m，2 次 / 日，改善肌张力障碍。患者存在焦虑抑郁，予草酸艾司西酞普兰 2.5 mg，1 次 / 日，逐渐加量至 10 mg，1 次 / 日。患者不自主运动明显缓解，情绪改善。

【最终诊断】

肌阵挛 – 肌张力障碍综合征

SGCE 基因突变

讨论与分析

患者临床上表现为快速、闪电样抽动，不伴有意识丧失、抽搐等，考虑为肌阵挛。肌阵挛有多种原因，可分为生理性、痫性、原发性和继发性。生理性肌阵挛多见于夜间睡眠时，正常人可存在。肌阵挛癫痫是癫痫中常见的一种，发作时伴有脑电图的异常放电。原发性肌阵挛多与遗传有关，例如肌阵挛 – 肌张力障碍综合征。症状性肌阵挛也称为继发性肌阵挛，是疾病的继发表现之一，多有其他症状，原发病好转后肌阵挛可消失。该患者病程较长，肌阵挛紧张时加重，饮酒后可明显减轻，脑电图未见癫痫性放电，未见其他器官受累证据，各项辅助检查基本正常，考虑原发性肌阵挛，肌阵挛 – 肌张力障碍综合征可能性大。*SGCE* 基因存在异常，肌阵挛 – 肌张力障碍综合征可以确诊。

肌阵挛 – 肌张力障碍综合征是一种罕见的常染色体显性遗传病，儿童、青少年起病，主要表现为肌阵挛和肌张力障碍，前者是本病的主要症状，可单独存在，多累及躯干和上肢，动作或精神因素可加重，对酒精反应好。由于肌阵挛对酒精有反应的这一特点，即饮酒后肌阵挛可有不同程度改善，患者因此可长期饮酒，询问病史时需注意；肌张力障碍主要表现为斜颈和书写痉挛。此外，绝大多数患者存在精神障碍，包括抑郁焦虑、强迫障碍、人格异常、注意

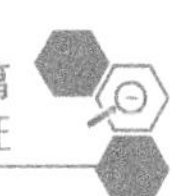

缺陷多动障碍等。该患者存在焦虑抑郁，且外院曾考虑抖动是焦虑抑郁所致，考虑与肌阵挛 - 肌张力障碍综合征相关，亦支持本诊断。

30% 左右患者可检测到 *SGCE* 基因（*DYT11*）突变，该基因位于 7q21。SGCE 可能与细胞黏合和组织完整性有关。SGCE 包含 11 个外显子，在胚胎及成人脑组织（如基底节、小脑）中高效表达。新突变分散在外显子 3、4、5、6、7 中，以外显子 3 中出现最多。

目前该病的诊断标准：①早发（年龄＜20 岁）；②肌阵挛主要位于上肢，伴或不伴肌张力障碍；③阳性家族史；④排除其他疾病，如小脑共济失调、痉挛性截瘫、痴呆等；⑤头颅 MRI 正常。

治疗方面包括药物及手术治疗，药物治疗是主要治疗方法。尽管酒精可以显著改善肌阵挛 - 肌张力障碍综合征的症状，但长期应用易产生成瘾性，故不作为常规治疗药物。苯二氮䓬类药物可以改善肌阵挛的症状，常用的药物是氯硝西泮，对肌阵挛中度有效，疗效与酒精接近。有报道称抗癫痫药物、抗胆碱药、左旋多巴类药物对部分患者有效，但非首选。手术方面，DBS 手术通过植入相关电极，可以对深部脑组织的特定部位提供刺激连续脉冲。DBS 是治疗难治性运动障碍疾病的一种有效手段。目前有多篇报道应用 DBS 手术治疗 MDS 取得较好疗效，是未来治疗趋势。

（马凌燕）

参考文献

[1] TIAN X J，DING C H，ZHANG Y H，et al. Clinical and genetic analysis of childhood-onset myoclonus dystonia syndrome caused by SGCE variants. Zhonghua Er Ke Za Zhi，2020，58（2）：123-128.

[2] WANG X，YU X. Deep brain stimulation for myoclonus dystonia syndrome：a meta-analysis with individual patient data. Neurosurg Rev，2021，44（1）：451-462.

[3] RACHAD L，E L OTMANI H，KARKAR A，et al. Screening for SGCE mutations in Moroccan

sporadic patients with myoclonus-dystonia syndrome. Neurosci Lett，2019，703：1-4.

[4] RACHAD L，E L KADMIRI N，SLASSi I，et al. Genetic aspects of myoclonus-dystonia syndrome（MDS）. Mol Neurobiol，2017，54（2）：939-942.

[5] AKBARI M T，MIRFAKHRAIE R，ZARE-KARIZI S，et al. Myoclonus dystonia syndrome：a novel ε-sarcoglycan gene mutation with variable clinical symptoms. Gene，2014，548（2）：306-307.

[6] FRUCHT S J，BORDELON Y，HOUGHTON W H. Marked amelioration of alcohol-responsive posthypoxic myoclonus by gamma-hydroxybutyric acid（Xyrem）. Mov Disord，2005，20（6）：745-751.